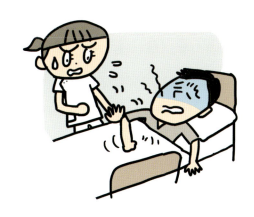
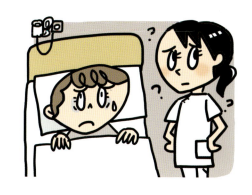

いまさら聞けない！
急変対応
Q&A

[編著] 道又元裕　露木菜緒

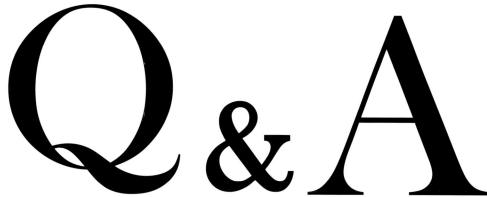
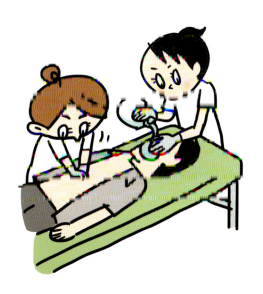
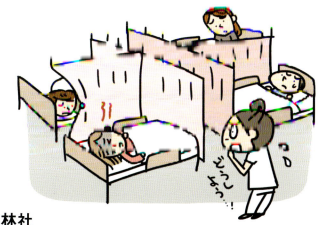

照林社

はじめに

　急変とは、患者が突然、生命の危機的状態に陥った状況です。それは、誰もが最も期待しない出来事であり、医療者にとって最も切迫した場面です。急変がひとたび起こったら、当然、看護師には、患者の生命を救うべく適切な対応を行うことが求められます。しかし、そうは言っても、現実には「患者の状態に相応した対応をうまく行えなかった」「頭では理解しているのに躊躇してしまい行動できなかった」「何が何だかわからなくなって、パニック状態に陥ってしまった」などの経験をもつ方もいることでしょう。

　突然、患者の生命が危機的状態に陥る状況に、はじめて遭遇したら、気が動転するのも当然です。しかし、私たち看護師は、プロフェッショナルですから、そのような場面にも対応できる知識と技術を持ち、それを態度と行動として表現できなければなりません。

　では、患者の急変に適切に対応できるようになるために、私たち看護師は、何を研鑽すればよいのでしょうか。

　患者の健康状態はさまざまです。疾病はあるが表面的にはおおむね問題ない患者も、疾病の急性期にあって合併症を併発するかもしれない患者も、そもそも既に生命の維持が厳しい状態にある患者もいます。しかし、すべての患者に共通するのは、どのような状態であれ、急変が起こる際には、何らかの前ぶれサインを発していることが少なくない、ということです。したがって、急変対応の第一歩は、急変の前ぶれサインを見抜く力を養うこと、といえます。

　日常の患者の観察やバイタルサインの変化から「おや？　何か変」「何かおかしいかもしれない」と感じたことをそのまま放置（無意味な経過観察）せず、真相を探って問題がないかを明らかにする推察（アセスメント）を行うこと。その結果、緊急性はどれくらい高いのか、重症度はどの程度かを判別できるよう、日々の看護実践と知識とを照合しながら学習を重ねることが必須です。そのうえで、日ごろからBLSにはじまる種々の基本的対応を正しく実践できるためのトレーニングを重ね、どのような状況下で起こった急変にも対応できるよう、さまざまなスキルを個人とチームで磨いていくことが、患者の生命を救うことにつながります。

　また、急変対応では、時として「こんなとき、どうすればいいだろう？」「これって、正しい？　間違っていない？」という場面に遭遇します。それぞれの医療施設によってさまざまな規制が相定され、ガイドラインなどだけではわからないギモンも出てくるでしょう。最近では、臨床で頻繁に使われるようになったDNARという用語が、正しく理解されぬままひとり歩きしたことによる問題も生じています。

　本書は、編集部に寄せられた、現場のさまざまな「なぜ？」を解消すべく、臨床の第一線で活躍する経験豊富なナースの方々に答えてもらったものです。急変の「対応の実際」から、基本的に押さえておくべき重要事項と、やや変則的なパターンを取り上げて執筆していただきました。本書が、明日からの皆さんの看護活動の助けになることを願っています。

2018年8月

道又元裕

● 編集

道又元裕	Critical Care Reserch Institute（CCRI）代表
露木菜緒	Critical Care Reserch Institute（CCRI）／集中ケア認定看護師

● 執筆（五十音順）

安彦　武	東北大学病院 高度救命救急センター 副看護師長／救急看護認定看護師
生田正美	神奈川県立足柄上病院 看護局／救急看護認定看護師
池尾昭典	公立西知多総合病院 看護局／集中ケア認定看護師
石井恵利佳	獨協医科大学埼玉医療センター ICU師長／救急看護認定看護師
植木　玲	杏林大学医学部付属病院 HCU／集中ケア認定看護師
上山一樹	三重県立総合医療センター救命救急センター 看護部主任／救急看護認定看護師
牛島めぐみ	白十字病院 看護部／集中ケア認定看護師
及川真奈	日本医科大学多摩永山病院 救命救急センター／救急看護認定看護師
大沢　隆	東海大学医学部付属病院 ７B病棟（ICU・CCU）／集中ケア認定看護師
太田文子	旭川赤十字病院 HCU・救急外来／救急看護認定看護師
小越優子	滋賀医科大学医学部附属病院 看護部管理室看護師長／救急看護認定看護師
影山圭子	松江赤十字病院 NICU／救急看護認定看護師
笠原真弓	浜松医療センター 看護部 看護長／救急看護認定看護師
上川智彦	山梨県立中央病院 救命救急センター看護局救急看護認定看護師
川崎沙羅	杏林大学医学部付属病院 高度救命救急センター 副主任／救急看護認定看護師
神田直樹	北海道医療大学 看護福祉学部看護学科成人看護学講座／急性・重症患者看護専門看護師
喜井なおみ	三豊総合病院 看護部 地域救命救急センター 主任／救急看護認定看護師
清末定美	社会保険大牟田天領病院 看護部／救急看護認定看護師
小池伸享	前橋赤十字病院 看護部／救急看護認定看護師
後藤順一	河北総合病院 看護部／急性・重症患者看護専門看護師
小林英貴	千葉県救急医療センター 救急外来・手術室主任／救急看護認定看護師
坂本直美	山口県済生会下関総合病院 消化器・呼吸器科病棟 副看護師長／救急看護認定看護師
佐藤千雪	八戸赤十字病院 看護師長／救急看護認定看護師
清水明美	公立昭和病院 看護部 副看護部長／救急看護認定看護師
杉本尚子	元・東京都立広尾病院 救命救急センター・ICU／救急看護認定看護師
菅原直子	杏林大学医学部付属病院 看護部 主任／集中ケア認定看護師
瀬谷陽子	東京警察病院 集中治療センター 看護主任／集中ケア認定看護師
染谷泰子	帝京平成大学健康メディカル学部医療科学科講師／救急看護認定看護師
髙西弘美	高槻病院 看護部／救急看護認定看護師
高野理映	那覇市立病院 集中治療室 主任／脳卒中リハビリテーション看護認定看護師
高橋ひとみ	杏林大学医学部付属病院 看護部・師長補佐／救急看護認定看護師
田口裕紀子	札幌医科大学附属病院 高度救命救急センター 主任／救急看護認定看護師
竹内真也	長岡赤十字病院 看護部／集中ケア認定看護師
田中　浩	東京都立広尾病院 救命救急センター主任／救急看護認定看護師
田中裕子	高松赤十字病院 集中治療室 看護部／救急看護認定看護師
田中雄也	東海大学医学部付属八王子病院 看護部 副主任／救急看護認定看護師

田向宏和	浜田医療センター診療部／診療看護師
露木菜緒	Critical Care Reserch Institute（CCRI）／集中ケア認定看護師
手塚知樹	杏林大学医学部付属病院 高度救命救急センター／救急看護認定看護師
徳永里絵	桜橋渡辺病院 看護部（外来）外来師長／救急看護認定看護師
中谷真弓	杏林大学医学部付属病院 高度救命救急センター 看護部／救急看護認定看護師
永谷ますみ	藤田医科大学病院 中央診療部FNP室／診療看護師
中野英代	佐賀大学医学部附属病院 看護部／救急看護認定看護師
成田亜紀子	弘前大学医学部附属病院 高度救命救急センター 副看護師長／救急看護認定看護師
成瀬暁生	高崎総合医療センター 救命センター／集中ケア認定看護師
西尾宗高	杏林大学医学部付属病院 看護部／救急看護認定看護師
橋本多門	杏林大学医学部付属病院 高度救命救急センター／救急看護認定看護師
濵井 章	杏林大学医学部付属病院 腎・透析センター 師長補佐／透析看護認定看護師
濵本実也	公立陶生病院 集中治療室 看護師長／集中ケア認定看護師
林 晶子	杏林大学医学部付属病院 高度救命救急センター／救急看護認定看護師
日高志州	ゆずりは訪問診療所 訪問看護ステーション／救急看護認定看護師
平井美恵子	東京医科歯科大学医学部附属病院 看護部／救急看護認定看護師
福田ひろみ	徳島赤十字病院 ICU・ER 看護師長／救急看護認定看護師／急性・重症患者看護専門看護師
藤永純一	大阪府三島救命救急センター 看護部 救急外来主任／救急看護認定看護師
藤田智和	藤枝市立総合病院 ICU／集中ケア認定看護師
渕本雅昭	東邦大学医療センター大森病院 看護部／急性・重症患者看護専門看護師
普天間誠	那覇市立病院 集中治療室 主任看護師／集中ケア認定看護師
古堅 健	中頭病院 救急診療部 主任／救急看護認定看護師
本荘弥生	名古屋医療センター 救命救急センター 副看護師長／集中ケア認定看護師
又吉 努	琉球大学医学部附属病院 ICU 副看護師長／救急看護認定看護師
松下聖子	済生会熊本病院 集中治療室主任／集中ケア認定看護師
松橋詩織	JCHO東京高輪病院 診療部循環器内科 診療看護師
道又元裕	Critical Care Reserch Institute（CCRI）代表
宮腰龍弥	東京女子医科大学東医療センター 救命ICU／救急看護認定看護師
宮沢 寿	新潟市民病院 検査放射線科急患外来／救急看護認定看護師
宮地さやか	兵庫県立尼崎総合医療センター 看護部／慢性心不全看護認定看護師
宮原聡子	大阪市立総合医療センター 医療安全管理部 主査／集中ケア認定看護師
村上香織	近畿大学病院 救命救急センター 看護長／急性・重症患者看護専門看護師／救急看護認定看護師
望月 桂	杏林大学医学部付属病院 高度救命救急センター／救急看護認定看護師
望月由貴子	杏林大学医学部付属病院 高度救命救急センター／小児救急看護認定看護師
森田千秋	聖隷佐倉市民病院 外来係長／救急看護認定看護師
森安恵実	北里大学病院 集中治療センター RST・RRT室係長／集中ケア認定看護師
門馬 治	日本医科大学武蔵小杉病院 看護部 救命救急センター 看護係長／救急看護認定看護師
山中雄一	日本赤十字社大阪赤十字病院 救命救急センター 看護師長／救急看護認定看護師／特定看護師
山部さおり	三菱京都病院 看護部 師長／慢性心不全看護認定看護師
山本宏一	国立病院機構 災害医療センター 救命救急病棟 副看護師長／救急看護認定看護師
山水美紀	本庄市立病院 ICU 副看護師長／集中ケア認定看護師
吉﨑秀和	北海道医療センター統括診療部 救命救急部救急科 診療看護師
吉田聡子	熊本赤十字病院 救命救急センター 看護係長／救急看護認定看護師
渡邊好江	杏林大学医学部付属病院 高度救命救急センター 師長補佐／急性・重症患者看護専門看護師

CONTENTS

総論 急変対応って、結局、どうすればいいの？ .... 道又元裕　1

Part 1 「対応の実際」に関するギモン

ココがポイント❶ 急変発見。その後、どう動く？ .... 道又元裕　10

【発見直後の動き方】
Q01 心肺停止の患者を発見。まず何をする？　呼吸の確認？ 応援要請？ それとも血圧測定？ .... 中野英代　12
Q02 吐血で周囲が血まみれ！ でもマスク・エプロン・手袋しかない。そんなとき、どうする？ .... 小林英貴　13
Q03 医師指示なしで、看護師が行える急変対応の範囲は？ 酸素投与？ 12誘導心電図？ .... 安彦　武　14
Q04 治療方針が決まっていない患者が急変。どう対応すればいい？ .... 普天間誠　16

【気道確保】
Q05 「下顎挙上法」って、どんなときに使えばいいの？ .... 橋本多門　17
Q06 急変患者の口腔に異物が！ いつ除去する？ 除去しきれないときは、どうすればいい？ .... 橋本多門　18

【胸骨圧迫】
Q07 胸骨圧迫の強さと速さ、どうすれば一定に保てる？ .... 中野英代　19
Q08 BLSからALSに移行したら、胸骨圧迫はやめてもいい？ .... 村上香織　20
Q09 とても小柄でやせた患者が心停止。胸骨圧迫は、片手で行う？ 両手で行う？ .... 門馬　治　21
Q10 褥瘡予防のエアマットレス。胸骨圧迫時、背板を入れても沈んでしまう…。 .... 門馬　治　22
Q11 ペースメーカ植込み直後の心停止。胸骨圧迫を行うと、リードがズレてしまう…。 .... 髙西弘美　23
Q12 開胸術後の患者が心停止。「胸骨圧迫は禁忌」なら、何をすればいい？ .... 松下聖子　24
Q13 大部屋で患者が心停止！ 個室に移動して対応する間も、胸骨圧迫は実施すべき？ .... 田中雄也　26

【換気補助】
Q14 バッグバルブマスクでの人工呼吸。バッグを押しても胸が膨らまない…。 .... 髙西弘美　27
Q15 バッグバルブマスクのエア漏れは、どうすれば防げる？ .... 影山圭子　28
Q16 意識レベル低下患者を臥位にしたら下顎呼吸に。こんなとき、まず、何をする？ .... 永谷ますみ　29
Q17 気管挿管後の換気補助。「30：2」でなく「非同期」で行うのはなぜ？ .... 田中　浩　30

【AED】
Q18 AEDと心電図モニタが同時に到着。どちらを優先させるべき？ .... 古堅　健　31
Q19 医師の指示がなくても、看護師の判断でAEDを使っていいの？ .... 古堅　健　32
Q20 DCは病棟にあるが、AEDはない。そんなとき、DCを使って除細動を行ってもいい？ .... 平井美恵子　33
Q21 ペースメーカ植込み患者が心停止。AEDは使うべき？ パッドはどう貼ればいい？ .... 山本宏一　34
Q22 AEDパッド装着部位に貼付薬が…。はがすべき？ そのままでいい？ .... 宮腰龍弥　35

【酸素投与】
Q23 呼吸数の急な増加。指示どおり、酸素を10Lに上げたがSpO$_2$が上がらない…。 .... 松橋詩織　36
Q24 COPD患者のSpO$_2$が顕著に低下。それでも酸素投与は控えるべき？ .... 松橋詩織　38

【心電図】

Q25 モニタで不整脈が出たら、まず、何をする? やっぱり12誘導心電図? …………………… 田向宏和　40

Q26 「脈ありVT」ってどういうこと? 波形だけでわかる? ……………………………………… 田向宏和　42

Q27 モニタ上の不整脈。「緊急!」と判断すべき波形は、どれ? ………………………………… 大沢　隆　44

Q28 スローVTって、どんな波形? VTとつくから、やっぱり緊急? …………………………… 大沢　隆　46

【気管挿管】

Q29 気管挿管時の喉頭展開。なぜ、肩枕を入れないの? …………………………………………… 生田正美　47

Q30 気管挿管時、リドカインスプレーは、使う? 使わない? …………………………………… 生田正美　48

Q31 気管挿管後の確認。「EDD（食道挿管検知器）の信頼性は低い」というのは、本当? …… 吉崎秀和　49

Q32 環境設定を行う前に医師が気管挿管を指示。先にスペース確保をしなくていいの? ……… 吉崎秀和　50

【薬剤投与】

Q33 心肺蘇生時、アドレナリン投与後に、なぜ「3分の時間計測」を行うの? ………………… 又吉　努　51

Q34 急変時には、どのような薬剤を使う? 何に注意して使えばいい? ………………………… 植木　玲　52

Q35 心拍再開後、ドパミン投与の指示。輸液ポンプを取りに行くべき? 手動投与でいい? … 森田千秋　54

【個別の対応】

Q36 心不全の患者。起座呼吸なのに、酸素マスクや点滴を嫌がる…。どうすればいい? ……… 宮地さやか　55

Q37 気管切開患者の窒息。どう対応すればいい? ………………………………………………… 清末定美　56

Q38 低血糖で意識レベル低下。血糖測定、意識レベル確認のほかに、何をする? …………… 村上香織　58

Q39 抗けいれん薬でも止まらない重積けいれん。呼吸確保、体位保持のほかに、何をする? … 又吉　努　59

Q40 「心原性ショックには下肢挙上が禁忌」ならば、どうするのがベストなの? ……………… 手塚知樹　60

Q41 転倒後、バイタルサインや意識レベル、神経症状の異常がなければ、すぐ動かして大丈夫? ……… 望月由貴子　62

Q42 転倒後、外傷がなければ、毎日服用している睡眠薬を、そのまま投与しても大丈夫? …… 及川真奈　63

【記録】

Q43 いつも、対応後の記録に困る。どうすれば、適切な記録を残せるの? ……………………… 渡邊好江　64

Q44 2人夜勤時、患者が心肺停止。処置に夢中で記録があいまいに…。どうすればよかった? ……… 宮原聡子　66

Part 2 「夜間の急変」に関するギモン

ココがポイント① 日中の急変と夜間の急変。対応は、どう違う? …………………………………… 道又元裕　68

Q45 急変発生と同時に鳴ったナースコール。夜間は、どちらを優先すべき? ………………… 沖谷泰子　70

Q46 2人夜勤の急変対応中、他患者からナースコール。医師も来ないし、どうすれば…? …… 太田文子　71

Q47 夜間の急変でのドクターコール。主治医が先? 当直医が先? ……………………………… 日高志州　72

Q48 夜間の急変。当直医に連絡しても、一向に来てくれない。どう伝えれば来てくれる? …… 日高志州　73

Q49 夜間、徐々に状態悪化。何度も医師に報告したが「経過観察」のまま…。どうすればいい? ……… 清水明美　74

Q50 夜間の急変。CPRコールをしたが「処置中で対応できない」と言われた。どうすればいい? ……… 上川智彦　76

Part 3 「場所」に関するギモン

ココがポイント① ベッド上以外で急変が起きた場合 ……………………………………………………… 道又元裕　78

【トイレでの急変】

Q51 トイレで患者が急変! ベッドに戻してから対応する? それともトイレで対応する? ……………… 露木菜緒 　80

Q52 ポータブルトイレ上で患者が心停止。ベッドに戻すマンパワーがないとき、どうする? ……………… 永谷ますみ 　82

【病室内での急変】

Q53 病室の床に患者が倒れている! 対応は、ベッドに戻してから? それとも、その場で? ……………… 濱本実也 　83

Q54 大部屋の患者が急変! 対応は、重症部屋に移してから? それとも、その場で? ……………… 藤田智和 　84

【病室外での急変】

Q55 検査のための移動中、患者が急変! どう対応すればいい? ……………………………………… 池尾昭典 　86

Q56 手術室で患者が急変。どう対応すればいい? …………………………………………………………… 小林英貴 　87

Q57 外来や健診センターでの急変。情報や医療機器が不十分だが、どうすれば? ……………… 髙西弘美 　88

Q58 在宅で急変発生。どう対応すればいい? ……………………………………………………………… 清末定美 　90

Q59 特別支援学校で生徒が急変。医療機関でない学校でも、処置を行っていいの? ……………… 川崎沙羅 　92

Part 4 「役割分担」に関するギモン

ココがポイント❶ スタッフの役割／リーダーの役割 ……………………………………………………… 道又元裕 　94

【受け持ち看護師の役割】

Q60 急変発生! 受け持ち看護師は、どう動けばいい? ……………………………………………… 菅原直子 　96

Q61 新人看護師と急変対応を行うとき、先輩看護師は、どう動けばいい? ……………………… 高橋ひとみ 　98

Q62 急変発生! 医師も看護師も大勢来たが、誰もリーダーシップをとれずに大混乱…。………… 後藤順一 　99

Q63 急変発生! でも、周囲に誰もいない…。こんなときでも、その場を離れてはダメ? ……… 太田文子 　100

Q64 普段急変の少ない病棟での急変。応援に来たのは新人だけ…。どうすればいい? ……………… 宮原聡子 　101

【リーダー看護師の役割】

Q65 急変発生! リーダー看護師は、どう動けばいい? ……………………………………………… 菅原直子 　102

Q66 応援要請すると全スタッフが来てしまい、他患者のケアがおろそかに。どう役割采配する? ……… 西尾宗高 　104

Part 5 「アセスメント」に関するギモン

ココがポイント❶ 緊急度判断と前ぶれサインの察知 ………………………………………………… 道又元裕 　106

【緊急度の判断】

Q67 その症状が「緊急」か「少し様子をみていい」かは、どう判断すればいい? ……………… 中谷真弓 　108

Q68 自覚症状はないが、モニタには変化がある。そんなとき、どうアセスメントする? ……… 石井恵利佳 　110

Q69 症状がわかりにくい患者や、ナースコールを押せない患者の急変サイン、どう察知する? ……… 森安恵実 　112

Q70 患者家族の「何かおかしい、つらそうだ」という訴えから急変を見抜くポイントは? ……… 石井恵利佳 　114

Q71 バイタルサインがもともと悪い患者の場合、「急変かどうか」を、どう判断する? ……………… 森安恵実 　115

Q72 急変対応は「何か変」と気づくことからはじまる。でも、そもそも「何か変」と気づけない…。………… 山本美紀 　116

Q73 「緊急コール」か「ドクターコール」か、判断が難しい…。………………………………………… 杉本尚子 　118

【症状の見きわめ】

Q74 「熟睡」と「意識レベル低下」。どうすれば見きわめられる? ………………………………… 田中裕子 　119

Q75 起座呼吸ってどんなもの？ 横になってもらわないとわからない？ …………… 山部さおり 120
Q76 「喘息発作の喘鳴」と「心不全からの喘鳴」。どうすれば見きわめられる？ …………… 山部さおり 121
Q77 「普段よくある体調変化」から、急変を見抜くポイントは？ ………………………… 林 晶子 122
Q78 「死戦期呼吸」って、どんなもの？ 一目で見抜ける？ ……………………………… 林 晶子 123
Q79 一見、症状と疾患が結びつかないことがあるのは、なぜ？ ……………………………… 望月 桂 124

【急変サイン】

Q80 その日に限って「眠れない」「夜中に突然目が覚める」と訴えるのは、急変のサイン？ ………… 喜井なおみ 126
Q81 「トイレに行きたい」という訴えは、急変のサイン？ ……………………………… 喜井なおみ 127
Q82 「腹部膨満」は、急変のサイン？ ……………………………………………………… 笠原真弓 128
Q83 透析患者の「頭痛・頭重感」は、急変のサイン？ ……………………………………… 濵井 章 129
Q84 「発汗」「血圧高め」は、ショックのサイン？ ………………………………………… 宮沢 寿 130
Q85 「ショックの5P」。5つそろわないと、ショックじゃないの？ …………………………… 宮沢 寿 131

【危険な症状の見抜き方】

Q86 「気胸」は、フィジカルアセスメントだけで見抜けるの？ ……………………………… 田中裕子 132
Q87 「腹部大動脈瘤」と「腹部大動脈解離」。フィジカルアセスメントだけで見抜けるの？ ………… 成田亜紀子 134
Q88 「腹膜炎」は、フィジカルアセスメントだけで見抜けるの？ …………………………… 佐藤千雪 136
Q89 「気道浮腫」による気道閉塞は、フィジカルアセスメントだけで見抜けるの？ ………… 牛島めぐみ 137
Q90 「敗血症」患者はICU以外にいる？ フィジカルアセスメントで、敗血症は見抜けるの？ ……… 吉田聡子 138
Q91 「脳卒中」では、必ず頭痛が出る？ フィジカルアセスメントで脳卒中は見抜ける？ ………… 高野理映 139

【注意したい危険な処置】

Q92 「気管吸引後は急変に注意」というけれど、何に、どう注意すればいいの？ …………… 成瀬暁生 140
Q93 「体位調整後は急変に注意」というけれど、何に、どう注意すればいいの？ …………… 瀬谷陽子 142

Part 6 「ドクターコール」に関するギモン

ココがポイント❶ うまく伝わる「報告」「連絡」 ………………………………………… 道又元裕 144

Q94 心室頻拍（VT）が出現。すぐにドクターコール？ しばらく様子をみる？ …………… 杉本尚子 146
Q95 X線検査前。嫌な予感がするので、モニタ装着指示がほしい。どう医師に伝えればいい？ ……… 小越優子 148
Q96 SBARを使ったドクターコール。「S」「B」はいいけれど、「A」「R」は伝えにくい…。 …………… 上山一樹 149
Q97 報告時、いつも医師に「何を言っているのかわからない」と言われる。どうすれば伝わる？ ………… 小越優子 150
Q98 自信はないけれど、医師の指示に疑問があるとき、どう確認すれば怒られない？ ………… 小越優子 152

Part 7 「DNAR」に関するギモン

ココがポイント❶ DNARの正しい知識 ……………………………………………… 道又元裕 154

Q99 DNAR患者の急変。本当に、何もしなくていいの？ …………………………………… 神田直樹 156
Q100 DNAR患者の急変。医師によって「どこまで実施するか」が異なる…。どうすればいい？ ………… 神田直樹 157
Q101 DNARの終末期患者に、心室頻拍（VT）が頻発。どう対応する？ 家族へのフォローは？ ………… 田口裕紀子 158
Q102 DNARかどうかわからない患者が心停止。家族への連絡を含め、どう対応すればいい？ ………… 田口裕紀子 159
Q103 心肺停止で再来院の患者。気管挿管後、DNARと判明。どうすれば伝達ミスがなくなる？ ………… 徳永里絵 160

Q104 DNARの患者が心停止。すると家族が「助けてください」と言いだした。気持ちはわかるが、どうすれば?‥徳永里絵　162

Part 8 「コミュニケーション」に関するギモン

ココがポイント❗急変時のコミュニケーション ‥‥‥‥‥‥‥‥‥‥‥‥‥‥‥‥‥ 道又元裕　164

【家族とのコミュニケーション】
Q105 急変時、どのタイミングで家族へ連絡する? 医師の指示を得てから?　それともすぐ? ‥‥ 坂本直美　166
Q106 急変した患者の家族への連絡。どう伝えれば、落ち着いて理解してもらえる? ‥‥‥‥‥ 坂本直美　167
Q107 急変後の家族対応。どうすれば、こじれずに済む? ‥‥‥‥‥‥‥‥‥‥‥‥‥ 福田ひろみ　168
Q108 急変対応を行ったが、患者が亡くなってしまった場合、家族にどう対応すればいい? ‥‥‥‥ 本荘弥生　169

【スタッフとのコミュニケーション】
Q109 2人の患者が同時に急変し、救急カートの奪い合いに…。こんなとき、どうする? ‥‥‥‥ 藤永純一　170
Q110 急変時、落ち着いてほしい師長がパニックに。どうすれば冷静に対応してもらえる? ‥‥‥ 福田ひろみ　171
Q111 経験の浅いスタッフが、少なくとも「リーダーに報告できる」ようにするには、どう指導する? ‥‥‥‥ 髙西弘美　172

【医師とのコミュニケーション】
Q112 急変時、医師がたくさん来て、誰の指示を受ければいいかわからない。どうすればいい? ‥‥‥‥‥ 山中雄一　173
Q113 急変時、主治医が来てくれず、なかなか治療方針が立たない…。どうすればいい? ‥‥‥‥‥ 山中雄一　174
Q114 医師が、蘇生ガイドラインに沿った指示を出してくれないときは、どうすればいい? ‥‥‥‥ 藤永純一　176
Q115 気管挿管のため、かなり長く胸骨圧迫を中断。医師に「心肺蘇生が優先」と伝えてよい? ‥‥‥‥ 小池伸享　176
Q116 急変時、医師が指示を出してくれない…。どうすればいい? ‥‥‥‥‥‥‥‥‥ 牛島めぐみ　177

Part 9 「わかるのに、できない」に関するギモン

ココがポイント❗"わかる"を"できる"にする方法 ‥‥‥‥‥‥‥‥‥‥‥‥‥‥‥ 道又元裕　180

Q117 頭ではわかるのに、その場に立つと何もできない。どうトレーニングしたら動けるようになる? ‥‥‥‥‥ 渕本雅昭　182
Q118 頭ではわかっているのに、いざ急変が発生すると、何を優先すべきかわからない…。 ‥‥‥‥‥‥ 渕本雅昭　183
Q119 病棟スタッフに「急変対応」への意識づけを促すには、どんな勉強会が効果的? ‥‥‥‥‥ 竹内真也　184

略語一覧 ‥‥‥ 185
索引 ‥‥‥ 187

●本書で紹介しているアセスメント法、手技、薬剤投与法などは、各執筆者が臨床例をもとに展開しています。実践により得られた方法を普遍化すべく努力しておりますが、万一、本書の記載内容によって不測の事故等が起こった場合、編者、著者、出版社はその責を負いかねますことをご了承ください。
●本書に記載している薬剤・機器等の選択・使用法などについては、出版時最新のものです。薬剤や機器等の使用にあたっては、個々の添付文書や取扱説明書を参照し、適応や使用法等については常にご留意ください。
●本書における心肺蘇生の解説は、出版時最新のガイドラインである「心肺蘇生ガイドライン2015」に基づいて展開しています。ガイドラインの詳細は、下記をご参照ください。
・JRC（日本蘇生協議会）：http://www.japanresuscitationcouncil.org/
・AHA（American Heart Association）：https://www.heart.org/

カバーデザイン：野村義彦（株式会社LILAC）　　カバー・本文イラスト：朝倉千夏
本文デザイン：GT BROS　　本文DTP：明昌堂

総論 急変対応って、結局、どうすればいいの?

● そもそも「急変」って何?

急変という言葉は、これまで、一般にはあまり使われていない言葉でした。しかし、現在では、辞書にも「状態・様子が急に変わること」「にわかに起こった事変」「病状が急変する」などと記されるようになっています。

医療の現場で急変という言葉は、患者の健康状態が急激に悪化し、患者が生命にかかわる危機的状態に陥っていることを示します。

❶ 急変＝代償機転の破綻

生体は、常に恒常性（ホメオスタシス）を保とうとしています。通常は、身体にとって不都合な変化（侵襲）が生じても、生体に備わっている予備能がすみやかにはたらくこと（代償機転）により、恒常性が維持されているのです。

しかし、生体に備わっている予備能は、無限ではありません。侵襲の程度が大きくなって予備能の限界を超えると、代償機転が破綻します。その結果、生体は、恒常性を維持できなくなり、急激に状況が悪化していきます。これが、急変です（図1）。

つまり急変は、疾病や病態の生理学的重症度にかかわらず緊急性が高い状態であり、現在の状態から可能な限りすみやかに回復させることが必要で、それをしないと短時間内に命が絶たれる緊急事態だ、といえるでしょう。

❷ 急変と呼ばれる病態

臨床で遭遇する急変の代表的疾病・病態は、心肺停止、ショック、呼吸困難、致死的不整脈、意識障害、急激な胸痛、けいれん、吐血・下血など、緊急性の高いものばかりです。

このなかで、最も全身への侵襲度が高いのは、いうまでもなく心肺停止です。

急変対応の基本として広く知られているBLS（一次救

図1　急変の構造

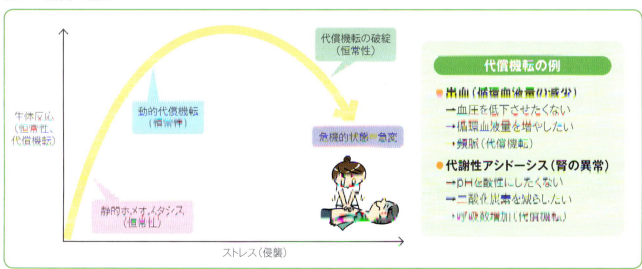

図2 BLS（医療者用）

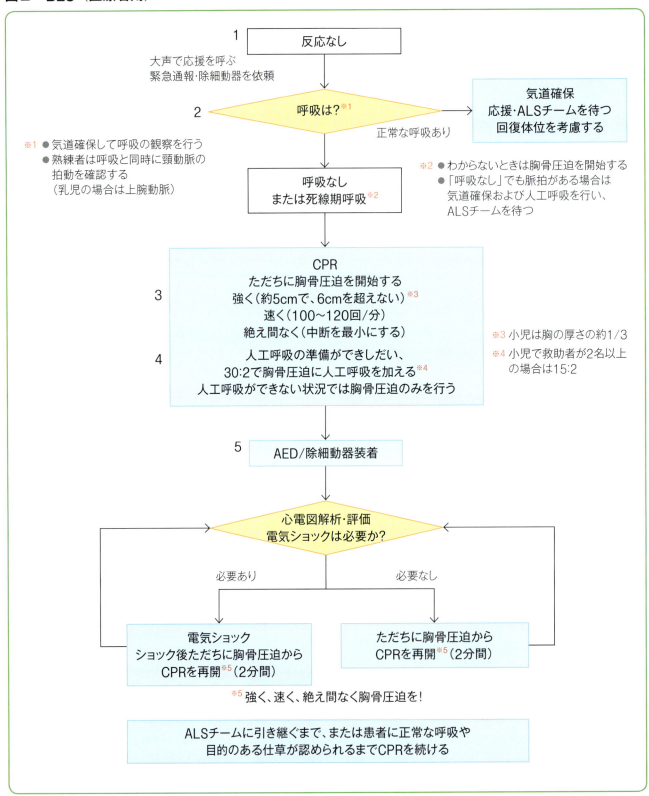

日本蘇生協議会 監修：JRC蘇生ガイドライン2015．医学書院，東京，2016：49．より転載

図3　心停止アルゴリズム（BLS→ALSの流れ）

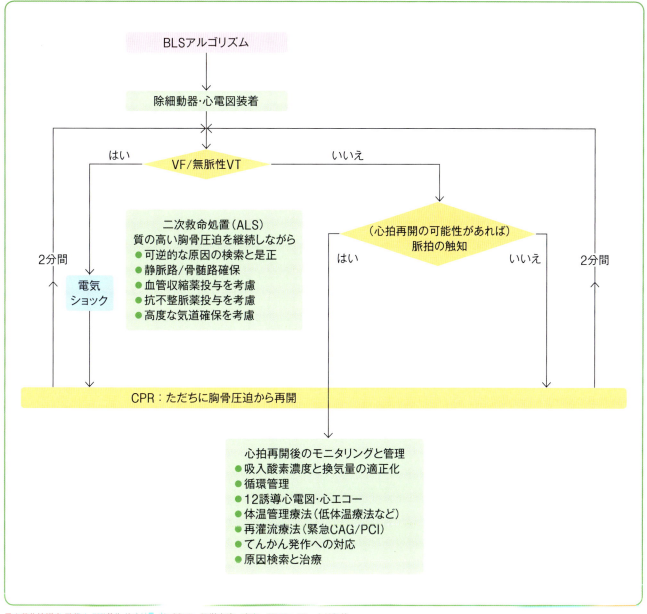

日本蘇生協議会 監修：JRC蘇生ガイドライン2015．医学書院，東京，2016：48．より転載

命処置、図2）やALS（二次救命処置、図3）は、心肺停止に対する対応です。
　心肺停止の次に全身への侵襲度が高いのが、ショックです。
　生体機能を維持するためには、血液循環によって供給される十分な酸素と栄養が必要です。この血液循環が急に得られなくなると、種々の異常が、きわめて短時間のうちに引き起こされます。これが、ショック（急性の全身性循環障害）です。
　ショックは、急激に発生するクリティカルな病態であり、適切な対応がなされなければ、患者は不幸な転帰をとることになります。

❸急変を疑うサイン

急変患者の多くは、誰が見ても「異常だ！」と判断できるサインや症状を呈します。しかし、その状態に至る前にも、患者が何かしらのサインや症状（**前ぶれサイン**）を発していることも、少なくありません。

急変の前ぶれサインは、注意深く観察してもよくわからないものから、意図的に観察すればわかるものまで、さまざまです。これらのサインや症状に気づき、「もしかしたら、これは急変の前ぶれかもしれない」と適切に判断するには、そのためのアセスメント（**フィジカルアセスメント**）能力と、それを根拠に「いつもと違う、何かおかしい」と思えるセンスや経験が必要となるのです。

そうはいっても急変は、多くの場合、きわめて短時間のうちに急激に起こります。また、前ぶれサインがまったくない場合も、理論的な説明がつかないこともあります。したがって「急変が起こりそう」と明確に予測することは、現実的にはそう簡単ではありません。

●「急変対応」ってどんなこと？

急変対応とは、患者の様子の異常に気づくことからはじまります。気づきがあるから原因を探ろうとするわけです。きわめて短時間のうちに、その**気づき**を、患者の健康状態にかかわる看護問題として取り上げ、解決の糸口を探り、対応を実践してゆく一連の流れのことを**急変対応**といいます。

急変は、いつでも、どこでも、起こります。時、場所、人的・物的環境などを選ぶことはできないのです。そのことをふまえて、以下に、急変対応の流れを概説していきます。

❶まずは異常と「意図的に」出合う

患者と会話をする観察などの場面で、「いつもと表情が違う」「視線が違うほうにいっている」「声の調子が昨日と違う」「体の動き・動作が普段と違う」などと感じることはありませんか？　これら1つひとつは、単なる**データ**にすぎません。しかし、これらを「異常だ」と判断したとき、これらのデータは**情報**に変わり、はじめて意味をもつのです。

つまり、急変に出合うためには、常に「患者の状態が正常ではないかもしれない」と疑う思考と観察行動が必要となるのです。

❷その異常が「緊急かどうか」を判断する

急変患者に対応するときは、まずは即時評価を優先させることを頭に叩き込みましょう。

即時評価は、患者の状態がよいのか悪いのか、その程度はどうなのかを知るために、短時間（数秒〜十数秒）にすばやく俯瞰的に観察する技術の1つです。これを支えるのが、患者の既往歴、原疾患の把握、バイタルサインの変化への気づきと、意味ある観察です。

そこでは「経験」と「知」に裏づけられた**フィジカルアセスメント**が重要になります。バイタルサインを測定し、的確にフィジカルアセスメントすることは、正常と異常を見きわめるだけでなく、病態の把握と重症度・緊急度の判断、対処方法の決定まで左右します。

つまり、急変に適切に対応するには、異常と正常（基準）を見きわめるためのフィジカルイグザミネーションの技術、アセスメントを行うために必要となる知識が不可欠なのです。

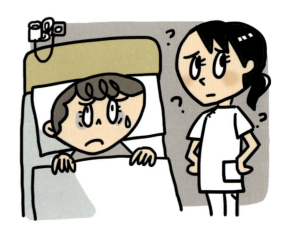

図4 体位調整がもたらす生体への影響

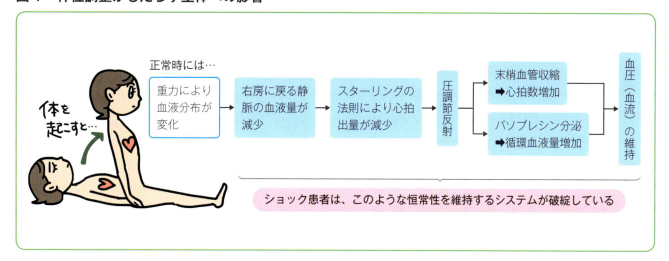

❸ 緊急であれば、即刻、対応を開始する

即時評価で「患者の命に影響する重大な事象がある」と判断した場合、即刻、対応へと進めていくことになります。

その対応は、究極的にはBLS、ALSに尽きますが、そこに至るまでのプロセスとして、チームメンバーの応援要請の方法と各関係者の役割発揮、与えられた環境のなかでの最大限の対応方法（特殊環境下含む）、限界性を考慮した対応内容、重要他者への連絡、他患者への対応など、さまざまなduty（責務）があります。これは、個人の研鑽で解決するのではなくチームで研鑽すべきことです。

❹ 対応の方法は、患者の状態によって異なる

病棟や外来で急変が起こった場合、患者の搬送が必要になります。しかし、この搬送が、患者の状態をさらに悪化させてしまう可能性があることを、忘れてはいけません。

例えば、ショックに陥っている患者を、無理やり「車椅子で運ぼう」とは思いませんよね。循環不全に拍車がかかってしまい、患者が失神したり、心肺停止に至ったりすることが十分に予測できるためです（図4）。ストレッチャーで搬送したとしても、どのような体位を選択するかによって、病態への影響も異なります。

つまり、急変時に搬送ばかりを優先させる、あるいはその方法を考慮しないということは、患者の重症度・緊急度に関する即時評価ができていないことになってしまうのです。先ほど「即時評価が重要」と述べた理由は、ここにあります。

🟢 急変の「前ぶれサイン」は、どう見抜く？

急変の前ぶれを察知するのは、なかなか難しいのも事実です。しかし、「何か変だな、おかしいな」と認識できるよう、出現する症状と急変に至る健康障害との関連を知っておくことは、看護師にとって、とても大切なことです。

それでは、急変の可能性が高い患者の前ぶれサインを見抜くフィジカルアセスメントは、どのようにすべきでしょうか。そのコア（核）として位置づけられるべきものが、バイタルサインです。

バイタルサインは、それぞれが、相互に密接に関連し合っています。その意味を理解し、侵襲に対する生体反応の特性とレベルを判断して対応することが、きわめて

表1　バイタルサインのチェックポイント

自覚症状に変化はない？	●はじめて、あるいは過去に体験した異常な症状の認知と変化 ●特に、痛みの出現とその性状と変化
意識状態に変化はない？	●会話における、いつもと異なる応答や行動（多弁、不要な言動、表情の変化）
血圧に変化はない？	●安静時の収縮期血圧の上昇または低下（20～30％） ●拡張期血圧の異常な上昇（120～130mmHg以上） ●脈圧（収縮期血圧と拡張期血圧の差）の狭小化
脈拍に変化はない？ 1分間測定	●頻脈（100回/分以上）または徐脈（60回/分以下） ●脈拍欠損（10回/分以上） ●交互脈（大脈と小脈が交互に出現）
呼吸に変化はない？ 1分間測定	●呼吸回数の増加（25回/分以上は頻呼吸） ●異常な呼吸音 ●異常な呼吸パターン（胸郭の動きが左右非対称、鼻翼呼吸・下顎呼吸・肩で息をするなど努力呼吸、起座呼吸、睡眠時の舌根沈下） ●チアノーゼ
体温に変化はない？	●異常な熱型（特に弛張熱に注意） ●悪寒・戦慄
皮膚に変化はない？	●冷汗　　●湿潤 ●末梢冷感　●チアノーゼ

図5　発熱における呼吸・循環・代謝の関係

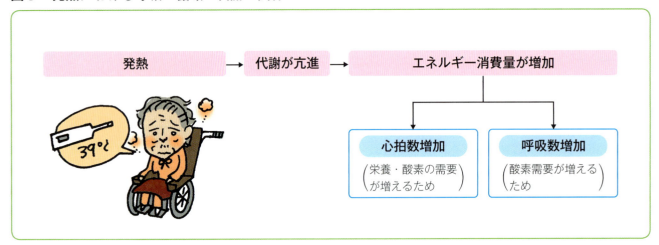

重要となります。

患者の状態がクリティカルになればなるほど、その関連性がダイナミックかつ複雑に出現すると考えて間違いないでしょう。

バイタルサインのチェックポイントを**表1**に示しますので、参考にしてください。

❶呼吸・循環・代謝の関連を理解する

呼吸・循環・代謝は、常に関連し合っています。例えば「発熱時には、呼吸数と心拍数が増加する」ことなどが、よい例です（**図5**）。この一連の変化をいち早く察知し、症状がどのような原因によって起こっているのかをアセスメントすることこそが「急変の前ぶれを見抜く」

ことなのです。

生体への侵襲が軽度であれば、代償機転によって現れるサインや症状は、医療者も、患者自身も気づかないほど静的です。しかし、生体の健康が損なわれるほど大きな侵襲が加わった場合、代償機転の変化も動的となり、「血圧の低下→心拍数だけでなく呼吸数も増加する」といった大きな変化が起こるわけです。このような侵襲が遷延したり重度となったりすると、その代償機転が破綻し、生命の危機的状況（ショック）に陥るのです。

つまり、ショックのように急性に全身性の循環障害をきたす場合でも、生体は何かしらの「前ぶれ」としてのサインを発していることがとても多いのです。

❷ 急変の前ぶれ

■出血性ショックは「顔色」から見抜く！

出血が起きたからといって、すべての患者がすぐさま著しい血圧低下をきたし、ショックに陥るわけではありません。

生体は、約1,000mL以内の出血（循環血液量減少）であれば、末梢血管を収縮（末梢血管抵抗の上昇）させて血圧を維持しようとします。また、心拍数を増加させて組織への酸素運搬を正常化させるしくみもはたらきます*1。つまり、定量的計測で得られたバイタルサインからは、一見、普段と何ら変わりないように見えるのです。

そこで、見逃してはならないのが眼瞼結膜や顔色の変化です。末梢血管の収縮とは、すなわち血管が細くなることですから、顔色が白っぽくなります。それとともに、会話でチェックできる精神的不安や軽いめまい、軽度の冷汗などが重要なサインであることを、私たち看護師は知っておかなければなりません。

■心不全によるショックは「呼吸状態」と「CRT」から見抜く！

左心不全の場合、左室の機能不全に伴って左房圧が上昇し、肺うっ血が生じます。その結果、呼吸困難感、咳嗽、血痰が認められ、短い時間に血圧が低下してしまいます。肺うっ血の前ぶれとして一般的にみられるのが起座呼吸（起座位で行う呼吸活動）です。心不全の患者が起座呼吸を呈する場合や、妙に咳き込むことが増えたときは、ただちに呼吸状態（呼吸音）を確認しましょう。

そして、意外と重要なのが爪部圧迫によるCRT（毛細血管再充満時間）です。もし、爪の圧迫を解除してから2～3秒経っても爪の赤みが戻らないときは、末梢循環に何らかの障害が起こっていると判断すべきです。また、末梢循環不全の症状として、冷汗がみられる場合もあります。

その他、循環不全によって生じたうっ血が消化管にも及んだ場合、消化管浮腫が起こり、嘔気などの消化器症状を伴うこともあります。

> **ワンポイント**
> - 顔色は「一目でわかる」非常に重要なサインです。以下の3つは、顔色からわかる「代表的な異常のサイン」です。参考にしてみてください。
> ①赤ら顔：発熱、血圧上昇など
> ②青白い顔（蒼白）：ショック、高度の貧血など
> ③口唇が紫色：低酸素状態（チアノーゼ）

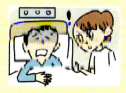

> **ワンポイント**
> - CRT（毛細血管再充満時間）は、時間もかからず簡単にチェックできるため、臨床では非常に役立ちます。
> - ただ、1つ覚えておいてほしいのは「CRTは、あくまで検査で得られるサインの1つ」ということです。
> - つまり「CRTが早いから絶対大丈夫」とはいえないため、必ず問診や視診を行ったうえで確認しましょう。

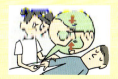

■敗血症性ショックは「末梢の温感」から見抜く!

　敗血症性ショックの初期に「末梢の皮膚がポカポカと温かい」のは、**感染・炎症**によって過剰に産生された一酸化窒素[*2]によって、末梢血管(細動脈)が過剰に弛緩・拡張するためです。本来ならば、血圧を維持するために末梢血管を収縮させたいのに、末梢血管が拡張してしまうのです。その結果、末梢組織が多くの酸素を要求するため、心拍出量が代償的に増加(高循環動態)します。この状態を**warm shock**(ウォーム ショック)(温かいショック)と呼びます。つまり、ショックは最終的には血圧が低下して末梢冷感を生じるものの、初期からそうならないこともあるのです。

　また、敗血症特有ではないものの、感染が存在する場合には、発熱(弛張熱、ひどい**シバリング**を伴う)、消化器症状(**腹痛、腹部膨満**など)も急変を示唆する重要なサインとしてとらえられます。

＊

　急変対応について、種々の知見と技術を研鑽するうえで、前提としておさえておくべきことは「患者が抱える健康障害の多くは、基礎疾患の病状が進展・悪化するだけではなく、むしろ、それに物理的な刺激要素(合併症など)が加わったりして起こる」ということです。

　急変対応とは、患者のかすかなサインを見逃さない**経験**と**根拠の知**によって急変を回避する可能性を探ること、また、急変に陥った際、患者に最も効果的かつ侵襲性の少ないケアを提供すること、その結果、救える患者を救うことだといえるでしょう。

（道又元裕）

ワンポイント

- warm shockは「一般病棟だからこそ」見抜けるサインです。なぜなら、ICUに入ってくるときには、たいていの場合、患者はすでにcold shock(コールド ショック)に陥っているからです。
- つまり、warm shockのうちに気づいて早期に対応できていれば、患者がcold shockに至らずに済む可能性も高いのです。
- 敗血症は、集中治療の場だけで問題になる病態ではありません。病棟看護師の「アセスメントの腕の見せどころ」ともいえるでしょう。

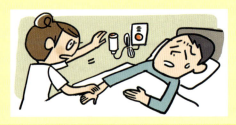

文献
1) 石松伸一 監修：実践につよくなる 看護の臨床推論. 学研メディカル秀潤社, 東京, 2014.

---

* 1　吐血の場合は、嘔吐反射(迷走神経反射)によって、血圧が低下しても徐脈になる。
* 2　一酸化窒素：強い血管拡張性作用をもつケミカルメディエーターの一種である。

Part 1 「対応の実際」に関するギモン

- 発見直後の動き方
- 気道確保
- 胸骨圧迫
- 換気補助
- AED
- 酸素投与
- 心電図
- 気管挿管
- 薬剤投与
- 個別の対応
- 記録

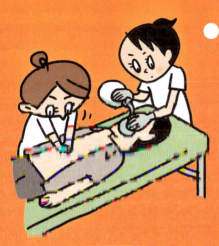

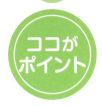

急変発見。その後、どう動く?

　急変は、時刻、場所、人的体制、患者構成など、シチュエーションを選ばず発生します。
　急変に陥った患者にとって、生命にかかわる究極の状態は**心肺停止**です。つまり、心肺停止の状態にどのように対応するかが救命の鍵になります。

原理原則に則って臨機応変に対応

❶ 急変対応の原理原則とは

　心肺停止か明らかではないけれど、様子がおかしい患者が座っている、横たわっている、倒れている…。
　いずれの状態においても、看護師は、自らが置かれた環境が安全か否かを確認したうえで、患者（傷病者）の生命反応を確認することが必要です。
　つまり、自らの**安全確保**を優先しつつ、患者が心肺停止状態である可能性を前提に、**バイタルサイン**を確認（呼吸の有無と脈拍の確認）し、現実的に可能な方法を用いて**応援要請**することが基本です。

❷ 基本に沿いつつ、臨機応変に対応を

　しかし、急変の場面では救命活動のためのすべての条件が整っていない場合もあり、しばし迷ってしまうこともあります。とはいえ、どんなときでも原理原則——究極的には**BLS**（一次救命処置）と**ALS**（二次救命処置）——を遵守することが鉄則です ▶右頁 Check。
　ここでは、急変の場面でしばしば浮上する変則的な場面での動き方や、実際に対応を行ったときに生じた「あれ？　こんな場合には、どう対応すべき？」という事象を取り上げて解説します。
　もちろん、各項目において各執筆者が解説した内容がすべてではありません。それ以外にも、実際の場面では、さまざまな考え方と方法があるでしょう。しかし、ここで述べられた多くの細やかな内容が、実践で参考になるはずです。

（道又元裕）

> **ワンポイント**
> - 急変対応を学ぶ際、混乱しがちな要因として「ガイドラインが２種類あり、どちらに沿って実践すればいいのかわかりづらい」という点が挙げられます。日本蘇生協議会による「JRC蘇生ガイドライン」と、アメリカ心臓協会による「AHA蘇生ガイドライン」の２種類のことです。
> - JRC蘇生ガイドラインも、AHA蘇生ガイドラインも、どちらも国際蘇生連絡委員会のコンセンサスに沿ってつくられているため、内容に大きな違いはありません。そのため、究極的には「どちらに沿って行ってもよい」と考えて差し支えありません。
> - JRC蘇生ガイドラインとAHA蘇生ガイドラインの違いは、日本とアメリカにおける国内事情や、想定される患者の体格の違いによって生じています。そのため、原則としてJRC蘇生ガイドラインに沿って行えば問題はありません。しかし、AHA蘇生ガイドラインに沿って行うのは間違いだ」と考える必要もない、といえます。

Check! **急変対応の基本的な流れ**

まずは 応援要請
- 何はともあれ、まずは「応援を要請」するのが基本である
- PHSやナースコールを使って、まずはスタッフを呼ぶ。その際は「急変発生！ すぐ来てください」とはっきり伝えること
- 特に夜間など人手が少ない場合、急変であることをはっきり伝えないと、応援要請を受けたスタッフは「今、実施している患者のケアが終わってから行こう…」と考えてしまい、応援到着が遅れてしまう危険もある

忘れずに 感染防御
- どんなときでも、感染防御を忘れてはいけない
- 標準予防策（スタンダードプリコーション）は、医療者だけでなく、患者を守るためにも大切である。病室の入口などには、手袋・マスクだけでなく、エプロンも用意しておこう
- 人工呼吸は、ポケットマスクかバッグバルブマスクを用いて行う

迅速判断 緊急度判断
- まずは「第一印象」を確認！ 致命的な状態を見逃さないよう、五感を使って、意識→症状→呼吸（呼吸数、喘鳴、努力呼吸の有無）→循環（脈拍数、末梢冷感・湿潤の有無）→外観（顔色、チアノーゼ、出血、けいれんなどの有無）をすばやく評価しよう
- この段階で求められるのは緊急度の判断、すなわち「すみやかな救命が必要か」である
- 重篤な状態（心停止、呼吸停止、意識消失、けいれん）と判断したら、その時点でドクターコールし、BLSを開始する

超緊急なら BLS/ALS
- 心停止、呼吸停止、意識消失は超緊急！ ただちに応援を要請し、BLSを開始する。応援到着前から胸骨圧迫を開始し、応援が到着したらバッグバルブマスクなどによる換気補助を開始する。医師や蘇生チームが到着したら、BLS→ALSの流れに乗ることになる
- なお「呼吸なし、脈拍あり」の場合は、気道確保と人工呼吸を行って一次評価に移る
- けいれんの場合は、安全確保（二次損傷防止）と気道確保を行って一次評価に移る

一次評価
- 超緊急（心停止、呼吸停止、意識消失、けいれん）以外の場合は、応援が到着したら、「何が問題か」を把握するため一次評価に移る
- 一次評価で行うのがフィジカルアセスメント。器具を使って、症状→気道（嗄声、舌根沈下の有無）→呼吸（呼吸数、呼吸音、胸郭挙上・喘鳴・補助呼吸筋使用の有無、呼吸パターン、SpO_2）→循環（創部・ドレーン異常、胸部膨満や体温測定など）を評価しよう

一次評価に応じ 対応開始
- 一次評価で判明した異常に対し、初期対応を開始する。包括的指示の有無により、医師到着前にできることは異なる。赤字で示した「看護師の判断で実施できる行為」以外は、包括的指示がなければ、ドクターコール時に確認が必要である
- 気道の異常：頭部後屈あご先挙上、ハイムリック法（気道異物除去）、エアウェイ挿入、気管切開
- 呼吸の異常：バッグバルブマスク、酸素投与、気管挿管、胸腔穿刺
- 循環の異常：ルート確保、モニター心電図、12誘導心電図、心嚢穿刺
- その他の処置：ドレーン抜去への対応、体位調整、薬剤準備

対応終了後 記録
- 患者の状態が落ち着いたら、記録を行う
- ケースごとに、チームで振り返りを行うと、次回以降の急変対応がスムーズになるだろう

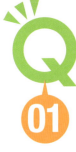

Q01 発見直後の動き方
心肺停止の患者を発見。まず何をする？呼吸の確認？ 応援要請？ それとも血圧測定？

A 心肺停止の患者であれば、応援要請をして心肺蘇生を開始します（図1）。

倒れている傷病者を発見した場合、最初に「周囲の安全確認を行った後、傷病者に声をかけて反応を確認する」のが一般的です。

まずは応援要請

反応がみられなければ、応援要請を行います。
病院外であれば大声で周囲に助けを求めたり、携帯端末を用いて救急対応システムに通報したりします。
病院内であれば、ナースコールなどを用いて応援を要請し、心肺蘇生に必要な物品（AEDや救急カートなど）を依頼します。「患者のそばを離れない」のが鉄則です。

10秒以内で呼吸・脈拍を確認

応援を呼んだら、呼吸の確認と脈拍の確認を同時に10秒以内で行い、心肺停止かどうかを判断する必要があります。
呼吸の確認では「呼吸停止（呼吸をしていない）」または「死戦期呼吸[*1]を呈している」かを、脈拍の確認では「頸動脈に触れて10秒以内に確実に脈が触知できる」かを確認します。

呼吸をしておらず（または死戦期呼吸を呈している）、脈拍がない場合には心肺停止と判断し、心肺蘇生（CPR）を開始します。

ちなみに血圧は、脈拍がある場合しか測定できないため、心肺停止患者では測定不可能です。

（中野英代）

文献
1) American Heart Association：心肺蘇生と救急心血管治療のためのガイドライン アップデート2015ハイライト. https://eccguidelines.heart.org/wp-content/uploads/2015/10/2015-AHA-Guidelines-Highlights-Japanese.pdf ［2018.7.2アクセス］.
2) American Heart Association：BLSヘルスケアプロバイダー受講者マニュアル AHAガイドライン2010準拠. シナジー, 東京, 2011：8.

[*1] 死戦期呼吸：心停止から数分のうちに生じる正常ではない呼吸のこと。口を開き、あえぎとともに下顎・頭部・頸部を動かしながら呼吸しているように見える。

図1　急変対応の流れ

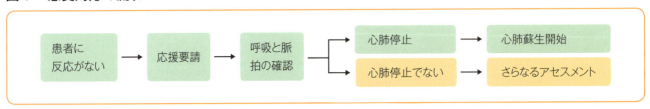

★AHAの蘇生ガイドライン[1]では、「無反応の傷病者を発見したヘルスケアプロバイダー（HCP）は、周囲に助けを求めなければならないが、HCPならば、救急対応システムへの完全な出動要請（または応援要請）よりもむしろ、引き続き呼吸と脈拍の同時評価を行うのが現実的」とされており、必要に応じて順序が異なる場合がある。

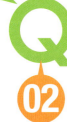

Q02 発見直後の動き方

吐血で周囲が血まみれ！でもマスク・エプロン・手袋しかない。そんなとき、どうする？

A 標準予防策と経路別予防策に準じたPPE（個人用防護具）を装着しなければなりません。吐血の場合、ゴーグルとキャップも必須です。

患者の急変時、迅速な対応と安全確保は、患者にとって重要です。同時に、医療者自身の安全確保も必要です。医療者の職場環境は、常に自らが感染する危険性をはらんでいます。看護師がケアを行う対象は、感染症のある（あるかもしれない）患者です。

標準予防策の原則は「あらゆる人の血液、すべての体液、分泌物、汗以外の排泄物、創傷のある皮膚、および粘膜には感染性があると考えて取り扱う」ことで、「感染性病原体の存在が疑われるかどうかにかかわらず、あらゆる医療環境のすべての患者ケアに適用する」ことを意図しています（**図1**）。

PPE選択のポイント

PPE（個人用防護具）の選択において最も重要なのは、①湿性生体物質の曝露・汚染から身体・白衣を防護できるものを選ぶ、②必要なときに適切な方法で確実に実行する、の2点です。

この標準予防策は、すべての患者に実施する必要がありますが、患者の疾患によって菌やウイルスが特定され、標準予防策に追加して実施する予防策として、接触感染・空気感染・飛沫感染に対する経路別予防策も必要となることを理解する必要があります。

吐血患者に対応する場合は、時間的猶予の有無にかかわらず、血液の浸透しないサージカルマスク・ガウンや身体を覆えるエプロン、手袋、ゴーグルやフェイスシールド、キャップなどの装着を確実に行ってから対応してください。可能なら、同室患者の隔離も考慮するし、感染拡大予防につながります。

図1　PPEの選択

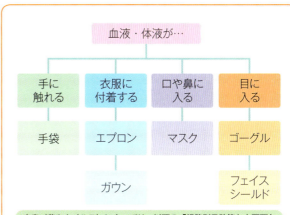

疾患（菌やウイルス）によっては、以下の「経路別予防策」も不可欠
- MRSA（メチシリン耐性黄色ブドウ球菌）、多剤耐性緑膿菌、メタロβラクタマーゼ産生菌、ノロウイルスなど（接触感染）…手袋、ガウン、個室管理
- 季節性インフルエンザなど（飛沫感染）…マスク、個室管理。経口挿管を行っている場合はゴーグルとN95マスクを使用
- 結核、麻疹、水痘（空気感染）…N95マスク、個室管理

感染防止の基本である標準予防策を正しく理解しましょう。特に、感染予防に効果の高いPPEと**手指衛生**については、習慣化しておく必要があります。

（小林寛伊）

文献
1) 岩山治子：感染症対策の標準化とチームでの対応．(2) Standard Precaution
2) Garnar JS 著，小林寛伊 監訳：病院における隔離予防策のためのCDC最新ガイドライン．メディカ出版，大阪，1996.

03 発見直後の動き方

医師指示なしで、看護師が行える急変対応の範囲は？ 酸素投与？ 12誘導心電図？

A 原則として「BLSまで」です。酸素投与と12誘導心電図は、医師の包括的指示のもとで実施します。

臨床で、患者の急変を発見する頻度が最も多いのは看護師です。急変対応の遅れは、患者の生命予後を悪化させる可能性があるため、看護師には、迅速かつ的確な対応が求められます。

では、急変時に看護師が独自の判断で行える行為には、どんなものがあるでしょうか？

BLSは医師指示不要

医行為が含まれる「診療の補助」を、看護師のみの判断で行うことは禁止されています。しかし「緊急時の手当て」はこの限りではなく、急変対応そのものが禁止されているわけではありません ▶p.32 Q19 。

とはいえ、現時点で「急変時、看護師は、どのような行為を、どの段階で行ってよいか」という全国的に統一された基準はありません。このような状況のもと、看護師のみの判断で実際に行える急変対応は、BLS（一次救命処置）と考えるのが妥当でしょう（図1）。

❶BLSは非医療者でも実施できる

心肺蘇生法の教育は一般市民にも浸透し、患者が心停止だった場合に行われるCPR（心肺蘇生）やAED（自動体外式除細動器）使用は、一般市民でも実施できるようになりました。

よって、これらが含まれるBLSは、医療知識をもつ看護師であれば、実施して当然です。

❷ALSは包括的指示のもとで実施

BLSに続くALS（二次救命処置）、そしてROSC（自己心拍再開）後のモニタリングと管理には、薬剤や高度な医療機器の使用、低体温療法や再灌流療法など、専門的な知識と高度な技術を要する行為が含まれています。そのため、看護師の判断で実施できると断言はできません。

もちろん、ALSの実践において、看護師は医療チームの重要な一員です。ALSのトレーニングを受けた看護師も多いでしょう。しかし、看護師は絶対的医行為には踏み込めません。

各施設で患者が急変した場合に、どのように対応するかを医師と決めておく、また、そのような事態に備えて患者ごとに包括的指示を受けておくなど、あらかじめ決められた方法に従って看護師が判断し、実施することが必要です。

看護師は、法律のもとで臨床看護実践を行わなければならないのです。

急変時、酸素投与は必要？

心停止または低循環の場合には、酸素投与が必須です。なぜなら、酸素が細胞に行きわたらないと、生体は生命を維持できないからです。

日本蘇生協議会によるJRC蘇生ガイドライン2015では「CPR中は可能な限り高い吸入酸素濃度を選択する」[1]とされています。100％酸素とそれ以外の酸素濃度とを直接比較した研究はありませんが、CPR中のPaO_2（動脈血酸素分圧）が高いほどROSCが得られやすいためです[1]。

ちなみに、JRC蘇生ガイドライン2015では、ROSC後は「心停止後に自己心拍が再開した成人において、いかなる状況においても、低酸素症は回避する。また高酸

図1　BLS・ALS・ROSC後の対応

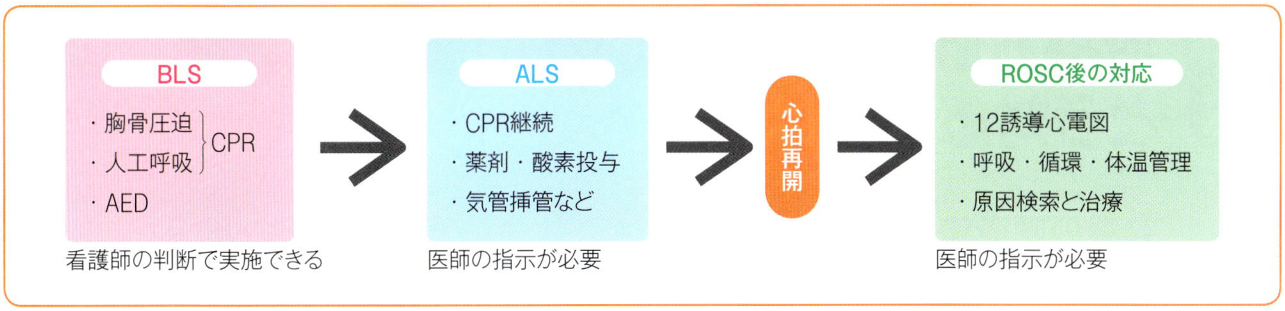

BLS	→	**ALS**	→	心拍再開	→	**ROSC後の対応**
・胸骨圧迫 ⎫ ・人工呼吸 ⎬ CPR ・AED		・CPR継続 ・薬剤・酸素投与 ・気管挿管など				・12誘導心電図 ・呼吸・循環・体温管理 ・原因検索と治療
看護師の判断で実施できる		医師の指示が必要				医師の指示が必要

素症も回避するが、SaO_2（動脈血酸素飽和度）またはPaO_2が確実に測定されるまで100%酸素吸入濃度を使用する」[2] とされています。

つまり、高濃度酸素投与によって懸念される二酸化炭素の蓄積は、心拍が再開し、循環動態が安定した状態で考えればよい、ということです。

いつ12誘導心電図をとる?

12誘導心電図は、わずか数分（計測時間は数十秒）で、皮膚に電極をつけるだけで実施できる、簡単で患者に苦痛を与えない検査です。

ただし、12誘導心電図は、あくまで心臓からの電気信号を描写するだけなので、心臓疾患か否かなどを100%診断できるわけではありません。急性冠動脈閉塞による心停止でも、ST上昇や左脚ブロックなど、典型的なSTEMI（ST上昇型心筋梗塞）所見を示さないこともあります。

そうはいっても、突然の心停止の可逆的な原因として、ACS（急性冠症候群）や致死的不整脈の鑑別は重要です。搬送前の12誘導心電図を記録して病院へ事前通知すると、STEMI疑いの患者の死亡率改善、再灌流までの時

間短縮が可能になる[3] との報告もあり、12誘導心電図検査をできるだけ早く行う必要性は、疑いようがありません。

しかし、12誘導心電図は、数分とはいえ、電極を貼付してリードを接続するまでに時間がかかります。また、検査中は、筋電図や外部からのノイズが描出されないよう、患者に刺激を与えないようにしなければなりません。計測時間そのものは数十秒だとしても、正確な心電図を記録するために不必要な刺激を避けなければならない時間があることから、12誘導心電図をとるタイミングは「ROSC後で循環動態が保たれているとき」となります。

自己心拍が再開していないにもかかわらず、12誘導心電図を優先し、CPRを中断するようなことは、決して行ってはいけません。

（安彦　武）

文献
1) 日本蘇生協議会 監修：JRC蘇生ガイドライン2015. 医学書院, 東京, 2016：54.
2) 日本蘇生協議会 監修：JRC蘇生ガイドライン2015. 医学書院, 東京, 2016：115-117
3) 日本蘇生協議会 監修：JRC蘇生ガイドライン2015. 医学書院, 東京, 2016：295-299.

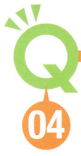

Q04 発見直後の動き方
治療方針が決まっていない患者が急変。どう対応すればいい?

A 突然の呼吸停止や心停止などでは、救命のために最善を尽くします。しかし、がん末期患者などの急変では、その患者にとって最善と考えられる治療を選択します。

急変時には、患者の背景にかかわりなく、救命のために最善の治療を行う必要があります。

しかし、適切な治療を尽くしても救命の見込みがないと思われるケースがあります。例えば、がん末期の患者や、不治の進行性疾患患者の急変です。さらに、このようなケースで、患者が希望する治療が事前に確認されず、治療方針が決まっていない場合もあります。

終末期の患者では、事前に意思確認ができていれば、その意思に沿った治療を選択します。また、患者の意思が不明な場合は、患者にとって最善と考えられる治療を選択し、優先することが必要です（表1）。そのなかで、心肺蘇生を行わないことを事前に指示する**DNAR**（蘇生適応除外）があります ▶p.155 Check 。

DNARは、**患者の意思**を尊重する権利に基づいて行われます。そのため、患者本人による決定を基本とします。このとき注意したいことは、DNARの決定には「心肺蘇生を実施しても、患者にとって無益であるという**医学的な判断**も必要となる」ということです。つまり、DNARとは、心肺蘇生を実施しないということで、それ以外の処置もすべて実施しないということではないのです。医師をはじめとする医療者が、適切な情報提供と説明を行い、それに基づいて患者がどのような治療を希望するのか十分に話し合うことが必要です。

また、患者にとって最善の治療方針をとるためには、患者の**意思決定能力**が低下あるいは喪失する前に、患者の意思を早期に確認することが重要となります。決して「急変時に人工呼吸器につながれ、患者や家族の意思とは違う結果になってしまった」とならないようにしなければなりません。そのため、医師や看護師などからなる医療チームで、日常的に終末期を含めた急変時の対応について議論・検討を深めることが必要です。

（普天間誠）

文献
1) 日本救急医学会：救急医療における終末期医療に関する提言（ガイドライン）. http://www.jaam.jp/html/info/info-20071116.pdf ［2018.7.2アクセス］.
2) 厚生労働省：終末期医療の決定プロセスに関するガイドライン. http://www.mhlw.go.jp/shingi/2007/05/dl/s0521-11a.pdf ［2018.7.2アクセス］.

表1 終末期医療・ケア方針の決定手続き

患者の意思が確認できる場合	患者の意思が確認できない場合
①専門的な医学的検討をふまえたうえでインフォームドコンセントに基づく患者の意思決定を基本とし、多専門職種の医療従事者から構成される医療・ケアチームとして行う ②治療方針の決定に際し、患者と医療従事者とが十分な話し合いを行い、患者が意思決定を行い、その合意内容を文章にまとめる ③このプロセスにおいて、患者が拒まない限り、決定内容を家族にも知らせることが望ましい	次のような手順で、医療・ケアチーム内で慎重に判断 ①家族が患者の意思を推定できる場合、その推定意思を尊重し、患者にとって最善の治療方針をとることを基本とする ②家族が患者の意思を推定できない場合、患者にとって何が最善であるか家族と十分に話し合い、患者にとって最善の治療方針をとることを基本とする ③家族がいない場合および判断を医療・ケアチームに委ねる場合は、患者にとって最善の治療方針をとることを基本とする

厚生労働省：終末期医療の決定プロセスに関するガイドライン. http://www.mhlw.go.jp/shingi/2007/05/dl/s0521-11a.pdf ［2018.7.2アクセス］. より引用

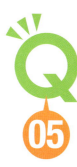

気道確保

Q05 「下顎挙上法」って、どんなときに使えばいいの？

A 外傷による頸椎・頸髄損傷の存在を否定できないものの、気道確保が必要な場合に使います。

下顎挙上法は、徒手的気道確保の1方法です（図1）。一般的に行われる頭部後屈あご先挙上法（p.29 Q16）と異なり、頸椎の正中中間位を保ったまま気道を確保でき、頸椎の過伸展を回避できるため、頸椎・頸髄損傷を予防できるのがメリットです。

脊髄損傷を疑う場面

脊髄損傷の原因で、最も多いものは**転落**や**交通事故**です。しかし、**高齢者**は骨強度の低下・骨粗鬆症を合併していることが多いため、**転倒**でも容易に脊髄損傷をきたします。

転倒や転落などの目撃情報がない場合には、**周囲の状況**や患者の**外観**から推察します。
- 周囲の状況からの推察：床頭台などが散乱している、階段の下で倒れている、重い物が付近に落ちている　など
- 外観からの推察：頭部や顔面に出血や打撲痕がある、患者の眼鏡が破損している　など

最優先は気道確保

下顎挙上法は、頭部後屈あご先挙上法と比べ、手技が難しいとされています。下顎挙上法での気道確保が困難な場合には、すみやかに頭部後屈あご先挙上法へ切り替えましょう。

緊急時には「気道を確保する」ことが最優先であることを、忘れてはいけません。

（橋本多門）

図1　下顎挙上法の実際

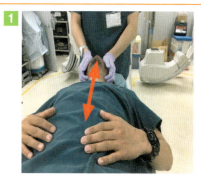

1
- 両手掌で患者の頬部を挟み込むように保持し、顎先と臍を直線上で合わせる

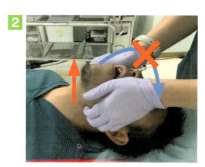

2
- 頭部後屈はさせず、患者の下顎に当てた母指で開口させながら、環指と小指を用いて下顎角を前方に押し上げる

文献
1) 益子邦洋, 松本尚 監修：写真でわかる外傷基本手技. インターメディカ, 東京, 2009：8-12.
2) 日本蘇生協議会 監修：JRC蘇生ガイドライン2015. 医学書院, 東京, 2016：24-25.

Q06 気道確保

急変患者の口腔に異物が！いつ除去する？除去しきれないときは、どうすればいい？

A 一刻も早く除去しましょう。除去しきれない場合は無理をせず、すみやかに応援要請とドクターコールをしてください。

　口腔の異物をそのままにしておくと、気道の完全閉塞（いわゆる**窒息**）を招く可能性があります。

　異物による気道閉塞は、あらゆる年齢層の患者に起こり得ます。気道が完全に閉塞してしまうと、低酸素血症→**意識消失**、呼吸停止→**心停止**に陥るため、一刻も早く異物を取り除かなければなりません。

異物除去の方法

❶ 意識がある患者の場合

　ハイムリック法（図1）や、**背部叩打法**（図2）、または胸部突き上げ法を実施します。

❷ 意識のない患者の場合

　口・鼻腔吸引、フィンガースイープ（指掻き出し法）、マギール鉗子（喉頭展開して可視範囲の場合）、気管支鏡、開胸術・気管支切開術などが選択されます。

　ただし、**窒息**によって**意識消失**した場合は、ただちに**胸骨圧迫**を開始します。異物の除去に固執してCPR（心肺蘇生）の開始を遅らせないよう、注意してください。

「処置」による悪化を防ぐ

　不用意な体位調整や、フィンガースイープ、バッグバルブマスク換気などの処置は、異物を移動させ、気道の不完全閉塞→完全閉塞を引き起こす可能性があります。**外科的気道確保**（気管挿管や輪状甲状靱帯切開・穿刺）が必要になる場合もあるため、すみやかに準備を行いましょう。

（橋本多門）

図1　ハイムリック法

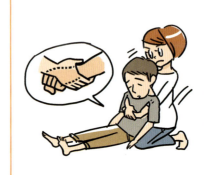

①背部から両腕で患者を抱える
②上腹部に握り拳を置き、もう一方の手で突き上げるようにする

図2　背部叩打法

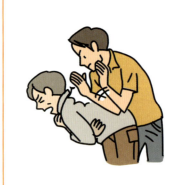

①体幹を前屈させる
②手根部で、肩甲骨の間を4～5回叩く

文献
1) 日本蘇生協議会 監修：JRC蘇生ガイドライン2015. 医学書院, 東京, 2016：33-34.
2) 志賀隆, 林寛之 監修, 則末泰博 編：必勝！気道管理術. 学研メディカル秀潤社, 東京, 2015：230-235.
3) 樫山鉄也, 清水敬樹 編：ER実践ハンドブック. 羊土社, 東京, 2015：64-65.

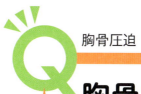

胸骨圧迫

07 胸骨圧迫の強さと速さ、どうすれば一定に保てる？

A 速さ（テンポ）は目視で確認できますが、強さ（深さ）はわかりにくいです。
浅くなりすぎないように意識しましょう。
AEDのフィードバック機能を活用する方法もあります。

適切な強さと速さ

❶ 成人の場合、強さ（深さ）は「5cm以上で6cmを超えない程度」

AHA蘇生ガイドライン2010（G2010）[1]では「胸骨を少なくとも5cmの深さで圧迫」とされていましたが、最新のAHA蘇生ガイドライン2015（G2015）[2]では「5cm以上の深さまで圧迫すべきだが、過度に深く（6cm超）ならないようにする」と変更されています（表1）。変更の理由は、以下の2点です。
① 約9,000名の院外心停止患者を対象として胸骨圧迫の深さ（平均値）と生存率などを比較すると**約4.6cm**が最適の深さであったという研究がある
② 圧迫の深さが6cmを超えると肋骨骨折や胸骨骨折などの発生率が高まりうる

❷ 成人の場合、速さ（テンポ）は「100〜120回/分」

G2010[1]では「少なくとも100回/分」とされていましたが、G2015[2]で「100〜120回/分」と変更されています。変更の理由は、以下の2点です。
① テンポが低下すると自己心拍再開率が有意に激減する
② テンポが速いと冠動脈血流が減少しうる

強さの評価は難しい

胸骨圧迫の質は、目視での観察によって評価できます。しかし、目視での評価には限界があります。G2015[2]でも「フィードバック器具（AED付属の加速度センサや圧力感知パッド）を用いず胸骨圧迫の深さを評価するのは困難」とされています。

最近のAEDは、内蔵されたフィードバック器具で実施状況をリアルタイムに測定し、胸骨圧迫の質を評価する機能がついているものが多いです。病棟や外来で自分が使う可能性のあるAEDの機能を確認しておきましょう。

なお、フィードバック器具を用いて胸骨圧迫を評価すると「深すぎる場合より浅すぎる場合が多い」といわれています。胸骨圧迫実施時は、浅くなりすぎないよう意識することが大切です。

（中野英代）

文献
1) American Heart Association：BLSヘルスケアプロバイダー受講者マニュアル AHAガイドライン2010準拠，シナジー，東京，2011：10．
2) American Heart Association：心肺蘇生と救急心血管治療のためのガイドライン アップデート2015ハイライト．https://eccguidelines.heart.org/wp-content/uploads/2015/04/2015-AHA-Guidelines-Highlights-Japanese.pdf［2018.7.2アクセス］．
3) 畑中哲生：救急蘇生のガイドライン2015．救急救命 2016；18（2）：16-19．

表1 胸骨圧迫の強さと速さ（AHA蘇生ガイドライン2015）

要素	成人	小児	乳児
速さ	100〜120回/分		
強さ	5cm以上で、6cmを超えない	胸の厚さの1/3以上、約5cm	胸の厚さの1/3以上、約4cm

★JRC蘇生ガイドラインでは、小児の圧迫の強さは「胸の厚さの約1/3」とされている。

Q08 胸骨圧迫

BLSからALSに移行したら、胸骨圧迫はやめてもいい？

A 心拍が再開しない限り、胸骨圧迫は継続すべきです。

BLS（一次救命処置）のみでは自己心拍再開（ROSC）が得られないときは、ALS（二次救命処置）に移行しても胸骨圧迫は継続しなければなりません。

ALSに移行しても、BLSと同様に胸骨圧迫の中断はできるだけ避け、質の高い胸骨圧迫を継続する必要があります（図1）。

やむを得ず胸骨圧迫を中断するのは、以下の3つの場面のみです。

① 人工呼吸を行うとき
② 心電図波形やROSCを評価するとき
③ 電気ショックを実施するとき

胸骨圧迫は心肺蘇生の要

ALSは、BLSだけではROSCが得られない場合に実施する高度な処置です。

ROSCを得るためには、質の高いCPRを実施しながら、心停止の可逆的な原因（表1）の検索と是正、静脈路・骨髄路の確保、血管収縮薬・抗不整脈薬投与や、高度な気道確保（気管挿管など）の検討などを行うことが、ALSでは重要となります。

そして、ROSCが得られた後は、吸入酸素濃度と換気量の適正化、循環管理、12誘導心電図・心エコー、体温管理療法（低体温療法など）、再灌流療法、てんかん発作への対応、原因の検索といったモニタリングと管理を行う必要があります。

（村上香織）

図1 質の高い胸骨圧迫

強く
- 圧迫の深さは、胸が約5cm（6cmを超えない）沈む程度

速く
- 圧迫の速さ（テンポ）は、100〜120回/分

絶え間なく
- 中断は最小限に

正しい圧迫部位
- 胸骨の下半分

圧迫解除時の除圧
- 圧迫と圧迫の間に胸壁に力をかけない

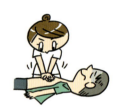

表1 心停止の可逆的な原因

A	アシドーシス
B	大量出血
C	心タンポナーデ
D	薬物中毒
E	肺塞栓症
F	低体温
G	低酸素血症
H	高カリウム・低カリウム血症
I	急性心筋梗塞
J	緊張性気胸

これらは、PEA/Asystoleの原因10項目として知られている

文献
1) 日本蘇生協議会 監修：JRC蘇生ガイドライン2015. 医学書院, 東京, 2016：48-70.

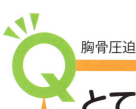

Q09 胸骨圧迫
とても小柄でやせた患者が心停止。胸骨圧迫は、片手で行う? 両手で行う?

A 姿勢を安定させるためにも、両手で圧迫したほうがいいでしょう。

成人は「両手で圧迫」が原則

日本の心肺蘇生ガイドライン[1]では、胸骨圧迫を両手で行うか、片手で行うか、どちらが患者にとって有益もしくは有害かを論じていないのが現状です。

胸骨圧迫で重要なのは、押す強さに加え、しっかり圧迫解除して心臓に戻ってくる血液量を増やし、冠血流量を増加させることです。

片手で胸骨圧迫を行うと、施行者が上半身のバランスを失って患者の胸壁にもたれかかってしまい、しっかり圧迫解除できなくなる可能性が高くなります。そのため、小児並みの体格の患者であっても、片手での圧迫は行わないほうがよいでしょう。

なお、両手で圧迫する場合、従来の方法(片手の手根部を胸のまんなかに置き、もう一方の手をその手に重ねて圧迫する方法)を指導する場合には、「手の位置が胸骨の下半分にくるよう実演指導する」[1]ことをガイドラインでは推奨しています(図1)。

「5cm以上」の圧迫は必須

標準的な体格の成人に対する胸骨圧迫の強さは、現在「6cmを超える過剰な圧迫を避け、約5cmの深さで行う」[1]ことが推奨されています。これは、圧迫の深さが6cm以上の場合、外傷の発生率は63%という研究結果が1件あり、有害発生を示唆するという理由からです。

その一方で、5cm以上の圧迫が、神経学的転帰やROSC(自己心拍再開)率を向上させたという研究結果は多数存在します。

小柄でやせた患者でも、胸骨圧迫するときは、正しい姿勢を保持し、両手を使った5cm以上の圧迫と確実な除圧(圧迫解除)、さらに、過度な圧迫を避ける努力をするのが望ましいでしょう。

(門馬 治)

文献
1) 日本蘇生協議会 監修:JRC蘇生ガイドライン2015. 医学書院, 東京, 2016.

図1 両手での胸骨圧迫

胸骨圧迫

Q10 褥瘡予防のエアマットレス。胸骨圧迫時、背板を入れても沈んでしまう…。

A エアマットレスの緊急脱気を行いましょう。

　エアマットレスの大半には、心肺停止状態など緊急時の対策として、約20～25秒で完全に空気が抜ける（脱気）機能が備わっています。脱気方法は、メーカーによって異なりますが、機械本体とマットレスをつなぐ送気チューブの接続（赤字でCPRと書かれていることが多い）を外して脱気するものが大半です。機械本体と送気チューブに接続がある（図1）ものもありますが、筆者の経験では、多くの場合、足元左側のエアマットレスに接続があります。

　JRC蘇生ガイドライン2015[1]には「CPR中は空気で膨らんだマットレスを常に脱気すべき」と述べられています。

　万が一、緊急脱気の前に胸骨圧迫を開始したならば、脱気のために胸骨圧迫を中断せず、応援スタッフに脱気を指示しましょう。

図1　緊急脱気システム（例）

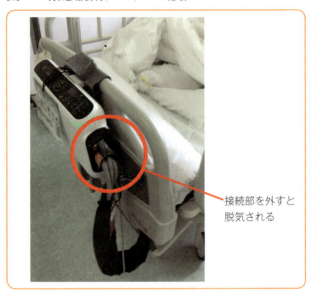

接続部を外すと脱気される

「床におろす」はハイリスク

　患者を床におろして胸骨圧迫を行う方法もあります。ガイドラインにも「ベッド上の胸骨圧迫はしばしば浅くなるため、可能ならば傷病者をベッドから床におろす」との記載があります。一方で「その危険性と利点を検討した研究はない」とも書かれています。

　ベッドから患者をおろす行為は、点滴ラインの事故抜去や転落外傷の危険が非常に高く、特に胸骨圧迫の中断が起こることから、緊急脱気のほうが理にかなっているといえます。

背板は常に使うもの？

　脱気後、硬いベッド本体に臥床した状態なら、背板（バックボード）の使用にこだわる必要はありません。

　エアマットレスでなく、ウレタン素材のマットレスなどでは、背板を用いたほうが、より圧迫の力が心臓に伝わりやすくなります。

（門馬　治）

文献
1) 日本蘇生協議会 監修：JRC蘇生ガイドライン2015. 医学書院, 東京, 2016.

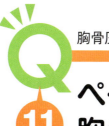

胸骨圧迫

Q11 ペースメーカ植込み直後の心停止。胸骨圧迫を行うと、リードがズレてしまう…。

A 心肺蘇生で最も優先されるのは胸骨圧迫です。
たとえリードがズレても、心拍再開後に対応すれば大丈夫です。

　心停止が起こった場合、何をおいても、まずは**胸骨圧迫**を行うことが優先されます。そのため、ペースメーカのリードのズレに関しては、心拍再開後、リードの位置を確認するしかありません。

　どんな状況下でも、心停止時の対応で最も重要なのは「正しい位置を圧迫すること」です。

直後のリードはズレやすい

　ペースメーカ植込み術を行ったにもかかわらず心停止を起こすケースの多くは、リード先端の外れ、または、リードの断線と考えられます。

　一般に、ペースメーカのリードは、植込み術の際に固定されるわけではありません。術後数週間が経つと、徐々にリードの先端と心筋が癒着し、引っ張ってもなかなか抜けないくらい固定されますが、植込み直後はリードの先端（ヒゲのような部分）が心臓内壁の組織に引っかかることで、抜けやズレを防いでいるだけなのです（**図1**）。

　個人差があるものの、リードが固定されるまでには、1～3か月かかるといわれています。それまでの間は、

図1　ペースメーカのリード

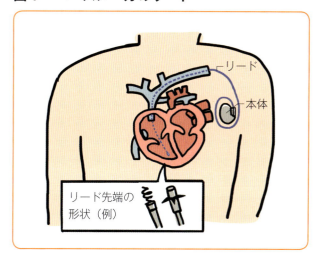

植込み側の腕を肩よりも頭側に動かすだけでリードが引っ張られ、移動してしまうこともあります。

（髙西弘美）

文献
1）日本蘇生協議会 監修：JRC蘇生ガイドライン2015. 医学書院, 東京, 2016：14-41.

胸骨圧迫

Q12 開胸術後の患者が心停止。「胸骨圧迫は禁忌」なら、何をすればいい?

A 原因が心室性不整脈なら除細動、徐脈性不整脈ならペーシングを行います。これらが1分以内に実施できない場合は胸骨圧迫が必要です。

通常、CPA（心肺停止）であれば、胸骨圧迫の実施を最重要視します。しかし、開胸術後患者への胸骨圧迫は、胸郭内構造物や心血管縫合部の外傷リスクが高くなるため、必要最小限にする必要があります。

欧州心臓・胸部外科学会（EACTS）では、心臓術後に特化した蘇生ガイドライン（EACTSガイドライン）を発表しています（図1）。

開胸術後の心肺蘇生のポイント

❶ 胸骨圧迫を即座に行うべきではない

胸骨圧迫に伴う二次性外傷（血管縫合部の破裂、大量出血）を最小限にするため、即座に胸骨圧迫を行うことはありません。

ただし、1分以内に除細動またはペーシングが行えない場合、また緊急再開胸が行えない状況であれば、胸骨圧迫を躊躇すべきではありません。心停止後は分単位で神経学的転帰が悪化するためです。

❷ 心室性不整脈からの心停止では、まずは除細動を行う

除細動は、回数を増すごとに成功率が下がります。最大3回が望ましいとされています。

❸ 徐脈性不整脈からの心停止では、まずはペーシングを行う

心臓術後患者の多くには、心外膜ペーシングリードが挿入されています。高度の徐脈や心静止では、すぐにペースメーカを装着し、ペーシングを行えば、心拍出量が回復する可能性があります。

❹ ルーチンでアドレナリンを投与しない

盲目的なアドレナリン投与は、自己心拍再開後、重度の高血圧から大量出血を引き起こす危険性があるため、実施を避けます。

❺ 蘇生の見込みが乏しい場合、早期に再開胸またはVA-ECMOを行う

再開胸のメリットは、構造的な原因（心タンポナーデや出血など）が早期に解除できること、また、胸骨圧迫と比べて開胸心マッサージの有効性が高いことが挙げられます。

心肺蘇生が5～10分以上必要と予測される場合、緊急再開胸やVA-ECMO（体外式膜型人工肺）を選択肢の1つとして考慮します。

（松下聖子）

文献
1) 神尾直, 松永渉, 大塚祐史：胸骨正中切開術後の心肺蘇生. インテンシヴィスト 2016；8（1）：49-59.
2) Dunning J, Fabbri A, Kohl PH, et al. Guideline for resuscitation in cardiac arrest after cardiac surgery. Eur J Cardiothorac Surg 2009；36：3-28.
3) American Heart Association：心肺蘇生と救急心血管治療のためのガイドライン アップデート2015ハイライト. https://eccguidelines.heart.org/wp-content/uploads/2015/10/2015-AHA-Guidelines-Highlights-Japanese.pdf ［2018.7.2アクセス］.

図1 EACTSガイドラインにおける心停止への対応

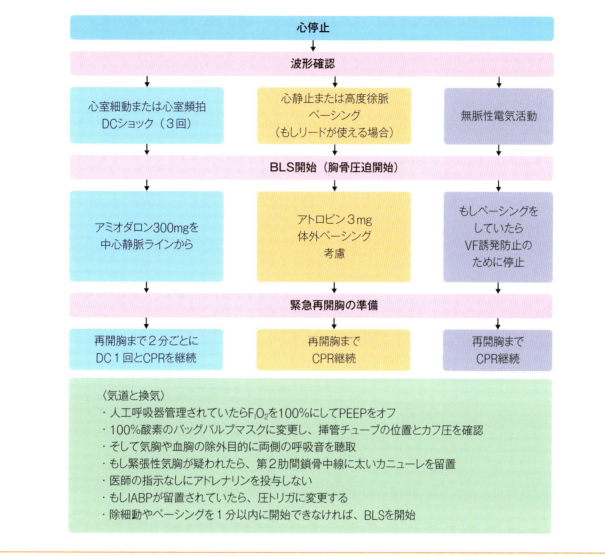

Dunning J, Fabbri A, Kohl PH, et al. Guideline for resuscitation in cardiac arrest after cardiac surgery. *Eur J Cardiothorac Surg* 2009 ; 36 : 3-28.

ワンポイント

- 医療現場では、電気的除細動のことをDCと呼ぶことが多いです。カウンターショックという言葉も用いられますが、これは「除細動（defibrillation）」と「カルディオバージョン（cardioversion）」を合わせた意味で用いられています。

- JRC（日本蘇生協議会）の蘇生ガイドラインでは、除細動を電気ショック、カルディオバージョンを同期電気ショックと表記しており、近年は、このガイドラインに沿った表記に統一されつつあります。

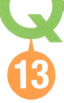

Q13 胸骨圧迫
大部屋で患者が心停止！個室に移動して対応する間も、胸骨圧迫は実施すべき？

胸骨圧迫が最優先。移動時でも「絶え間なく」続けることが重要です。

　BLS（一次救命処置）でポイントとなるのは、胸骨圧迫に重点を置いた、迅速で、質の高いCPR（心肺蘇生）です。院内で心停止患者を発見したら、すみやかに胸骨圧迫を開始します。

　質の高いCPRでは、絶え間ない胸骨圧迫がポイントとなります。胸骨圧迫の中断は10秒未満に抑え、極力中断しないように対応しなくてはなりません。酸素投与も大切ですが、最近では「より胸骨圧迫を優先するべき」と、循環の重要性が強調されています（図1）。

胸骨圧迫＝循環の確保

　すぐにバッグバルブマスクが使えない場合は、気道確保や酸素投与ではなく、胸骨圧迫が優先されます。なぜなら心原性の心停止の場合、最初の数分間は血液中に多くの酸素が含まれているからです。

　脳や心臓の循環を確保するためには、胸骨圧迫を優先しなければならないことを知っておきましょう。

移動時も胸骨圧迫は継続

　もちろん、個室に移動するときでも、胸骨圧迫は継続して行います。移動中のストレッチャーの上でも「絶え間なく」胸骨圧迫を続けましょう。

　なお、BLS中は「不要な移動を避けるべき」とされています。そのため、人数がそろい、ストレッチャー上で胸骨圧迫を継続できる体制が整うまでは、その場で胸骨圧迫を行うべきです。まずはナースコールなどで応援スタッフを集め、人数を確保してから、安全に移動を開始してください。

（田中雄也）

文献
1) American Heart Association：ACLSプロバイダーマニュアル AHAガイドライン2015準拠．シナジー，東京，2017：37．

図1　急変対応の優先順位

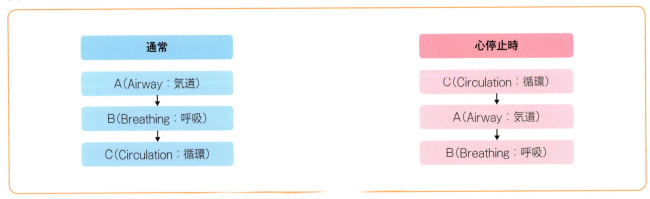

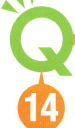

換気補助

Q14 バッグバルブマスクでの人工呼吸。バッグを押しても胸が膨らまない…。

A 気道確保が確実にできており、マスクがしっかり密着していても胸が膨らまない場合は、気道異物を疑って対応しましょう。

まずは「正しい手技か」確認

　バッグバルブマスクを用いた人工呼吸で胸が膨らまない原因の多くは、不十分な気道確保です。まずは、気道確保がしっかりできているか、再度確認する必要があります。

　次に、患者の顔にしっかりマスクが密着しているか確認しましょう。バッグバルブマスクでの人工呼吸の基本は、母指と示指をマスクに乗せ、残りの3指で下顎骨を保持し、下顎を挙上するEC法（図1-A）です。

　しかし、その場にスタッフが2人以上いる場合は、1人が両手でマスクを保持し、もう1人が換気を行います（母指球法、図1-B）。そのほうが、気道確保を維持でき、マスクを顔にしっかり密着させながら換気することができます。

考えられるその他の原因

❶気道異物

　それでも胸が膨らまないときや、バッグを押したときに抵抗を感じるときは、気道異物による気道閉塞かもしれません。

　気道異物を疑ったら、口腔内の異物の有無を確認し、必要であれば背部叩打や口腔吸引を行って異物の除去に努め、人工呼吸を再開します。

❷過量換気

　また、不適切な換気方法による過量換気が原因のこともあります。

図1　バッグバルブマスクによる換気（EC法）

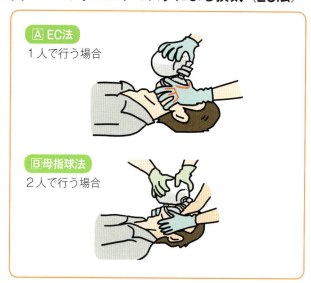

A EC法
1人で行う場合

B 母指球法
2人で行う場合

　ガイドラインでは、一回換気量は「胸の上がりがみられる量[*1]」を約1秒かけて送気することとなっています[1]。短時間で一気に送気したり、バッグを握りつぶすように強く送気したりすると、過量換気となり、気道内圧が過度に上昇します。すると、気道確保が確実になされていても、食道送気となって胃が膨満した結果、横隔膜が挙上して換気が阻害されてしまいます。加えて、胃内容物が食道に逆流し、誤嚥の原因ともなります。

　換気はバッグを握りつぶさず、約1秒かけてていねいに送気しましょう。

（髙西弘美）

文献
1) 日本蘇生協議会 監修：JRC蘇生ガイドライン2016．医学書院，東京，2016：14-41．
2) American Heart Association：BLSヘルスケアプロバイダー受講者マニュアル AHAガイドライン2010準拠．シナジー，東京，2011：14-17．

[*1] 胸の上がりがみられる量は、約500〜600mLがめやすとなる。

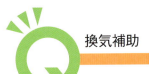

換気補助

Q15 バッグバルブマスクのエア漏れは、どうすれば防げる？

A 患者の体格に合ったサイズのマスクを選択し、確実に気道確保を行って、マスクをしっかり顔にフィットさせれば、エア漏れを防げます。

急変対応において、マスク換気はとても重要です。急変時の呼吸管理でよく用いられるのは、リザーバ付きバッグバルブマスク（**図1**）です。

バッグバルブマスクのバルブには**1方向弁**が付いています。そのため、患者の唾液や血液が直接逆流することはありません。また、**リザーバ**を付けると、通常の酸素マスクに比べて高濃度の酸素を投与できるのが特徴です。

エア漏れを防ぐポイント

エア漏れを防ぐポイントは、以下の2つです。これらを理解して正しく使用し、ていねいに保管することが、エア漏れ防止につながります。

❶ 対象に合ったマスクを選ぶ

リザーバ付きバッグバルブマスクには、成人用、小児用、乳児用、新生児用サイズがあります（**図2**）。患者の体格などに合ったマスクを選択しましょう。

❷ 確実にフィットさせること

エア漏れがあるからといって、強い圧迫を加えることは、逆効果です。適切に固定しなおすことが大切です。

マスクの固定法は、**EC法**と、**母指球法**の2種類 ▶p.27 Q14 ですが、片手での固定（EC法）がうまくできていないときに、エア漏れが起こりやすいと考えられます。その場合、両手での固定（母指球法）にすると安定します。

（影山圭子）

文献

1) 芦川和高 監修：New 図解救急ケア．学研メディカル秀潤社，東京，2006：54-55．
2) 谷幸一：酸素投与器具あれこれ．エマージェンシーケア 2014；27（7）：38-39．

図1 リザーバ付きバッグバルブマスク

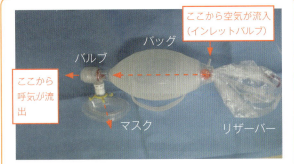

● インレットバルブに酸素を接続すると、リザーバ内に酸素が充填されて膨らむ

図2 マスクのサイズ

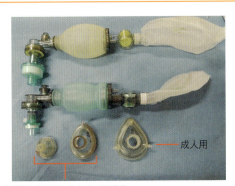

小児用（体格に合わせて選択）　成人用

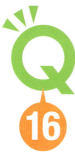

換気補助

Q16 意識レベル低下患者を臥位にしたら下顎呼吸に。こんなとき、まず、何をする?

A 気道確保(頭部後屈あご先挙上法など)を行って、応援を要請し、バッグバルブマスクで換気を開始します。酸素投与より換気が優先です。

意識レベル低下に気づいたら、まず、刺激を加えて「反応があるか」確認します。反応がない場合は、できる限りその場を離れず、応援要請と気道確保を行います。

酸素投与よりも、まずは換気が優先です。気道が確保されていないと換気できないため、いくら酸素を投与しても血中の酸素濃度は上昇しないからです。

急変時には、1人で対応せず、すみやかに応援を要請してください。応援要請の際には、救急カートやAED(自動体外式除細動器)、生体情報モニタなどの必要物品も依頼します。応援スタッフが来たら、処置しやすいよう環境づくり(ベッドの位置を調整し、ベッドの柵を取り外すなど)を開始します。

下顎呼吸=気道閉塞

下顎呼吸は、呼吸中枢の機能を失ったときに生じる異常呼吸パターンの1つです。口をパクパクさせてあえぐような努力様呼吸がみられます。

このような呼吸をしていたら、舌根が沈下し、気道閉塞を起こしているため、まずは、頭部後屈あご先挙上法(図1)で気道確保を行って、呼吸状態の判断をします。

気道確保を行っても十分な呼吸がない場合は、バッグバルブマスク換気を開始します。

バッグバルブマスクで換気する場合は、空気が漏れないようにEC法(図2)を用いながら、胸郭の上がり具合を確認して、他方の手でバッグを押して換気します。1回の換気量のめやすは、約500~600mL(約6~7mL/kg)です。この量を約1秒かけて換気します。

(永谷ますみ)

文献
1) 坂本哲也:BLS(一次救命処置)の「ここが変わった」.エキスパートナース 2016;32(1):10-17.

図1 頭部後屈あご先挙上法

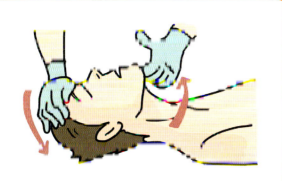

- 片手を患者の額に当て、もう片方の手をあご先に当てて、あごを持ち上げて気道を確保する

図2 EC法

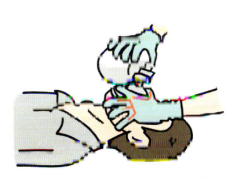

- 母指と示指で「C」をつくってマスクを保持
- 残りの3本指で「E」をつくって下顎をおさえ、マスクを密着させる

換気補助

Q17 気管挿管後の換気補助。「30:2」でなく「非同期」で行うのはなぜ？

A 気管挿管後は、吐物による誤嚥の危険が少ないためです。

　CPR（心肺蘇生）実施時に、バッグバルブマスクを用いて人工呼吸を行う際は、施行者が1人でも2人以上でも、同期CPR（胸骨圧迫30回と人工呼吸2回を交互に行うこと）で行います。

　一方、高度な気道確保（気管挿管など）が実施された場合は、非同期CPR（胸骨圧迫を中断せず、同時に人工呼吸を行うこと）が可能です。この場合、1人が胸骨圧迫を連続的に行う一方で、もう1人がバッグバルブマスクで人工呼吸を行います。

気管挿管前は「30:2」

　気管挿管前に、人工呼吸と胸骨圧迫を同時に実施すると、口や鼻から入る空気と、肺から押し出される空気がぶつかることになります（図1）。その結果、何が起こるでしょうか？

　マスクの隙間から空気が漏れるだけではなく、逃げ場を失った空気が食道に押し出され、胃に流れ込みます。その結果、膨張した胃が限界を超え、口腔へ胃内容物とともに空気が逆流し、嘔吐が生じてしまうのです。

　気管挿管前の胸骨圧迫と人工呼吸は30:2で実施し、同時に行わない（＝同期CPR）のは、そのためです。

気管挿管後は「約10回/分」

　気管挿管後は、気管チューブによって確実に空気が肺に送られるため、食道から胃に空気が流入する危険は減ります。そのため、非同期CPRでも問題がないのです。

　なお、非同期CPRにおける人工呼吸は約10回/分（約6秒に1回）が適切とされています。非同期CPRでは

図1　バッグバルブマスク換気時の空気の流れ

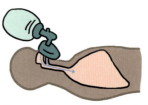

- バッグバルブマスク換気では、患者の口と鼻をマスクで覆って送気するため、空気は「口と鼻→気道→肺」の順で流れ込む

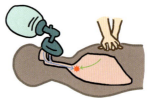

- 胸骨圧迫中は、胸が圧迫されて肺が圧縮しているため、空気は「肺→口や鼻」に向かって押し出される。そのため、非同期でバッグバルブマスク換気を行うと、空気が気道でぶつかり、食道に流れ込む危険がある

換気回数が過剰になりやすいとの指摘[1]があるため、注意が必要です。人工呼吸回数が多すぎると、平均胸腔圧が上昇し、静脈灌流が妨げられ、冠灌流圧が低下し、ひいては蘇生率が低下してしまう可能性があるためです。

　ちなみに、バッグバルブマスクによる人工呼吸は、同期CPRでも非同期CPRでも、1回当たり1秒で胸郭が上がる程度の換気量がめやすとなります。

（田中　浩）

文献
1) 日本救急医療財団心肺蘇生法委員会 監修：救急蘇生法の指針2015 医療従事者用 改訂5版．へるす出版，東京，2016：70．
2) 日本救急医学会 監修：標準救急医学 第5版．医学書院，東京，2014．

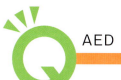

Q18 AED

AEDと心電図モニタが同時に到着。どちらを優先させるべき？

**A： AEDが優先です。
AEDの成功率は、時間の経過とともに下がるためです。**

VF（心室細動）やpVT（無脈性心室頻拍）を起こすと、3〜5秒で意識が消失し、呼吸が停止します。その際、迅速にCPR（心肺蘇生）、すなわち胸骨圧迫・人工呼吸を開始すると、低酸素による脳への障害を遅延させることができます。

しかし、CPRだけでは、VFやpVTの状態から回復させることができません。けいれんしている心臓のリズムを正常な状態に戻すには、AED（自動体外式除細動器）を早期に用いて心臓に電気的ショックを加えることが不可欠です。

早期除細動は救命のカギ

CPA（心肺停止）時の心臓のリズムは、VF・pVTが多いです（図1）。この2つに対する適切な対処法はAEDによる除細動です。

時間の経過とともに、除細動の成功率はどんどん低下します。除細動の実施が1分遅れると、約7〜10％の割合で成功率が低下するといわれます（図2）[1]。蘇生および社会復帰のためには、心肺停止後、早期にAEDを使うことが重要です。

また、VFが持続するのは数分間にすぎません。つまり、早期にAEDによる除細動を開始しないと、除細動が無効な心静止に至ってしまうのです（図3）。

早期除細動の必要性を考えると、心電図モニタよりAEDが優先です。

（古堅　健）

文献
1) Larson MP, Eisenberg MS, Cummins RO, et al. Predicting survival from out-of-hospital cardiac arrest : a graphic model. *Ann Emerg Med* 1993 ; 22 : 1652-1658.

図1　AEDの適応となる波形

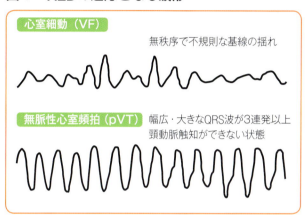

図2　迅速な除細動による救命の可能性

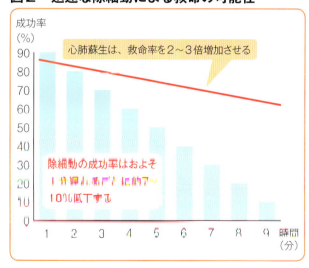

図3　心静止（AEDが無効）

平坦な波形。電気的活動も消失した状態

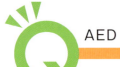

AED

Q19 医師の指示がなくても、看護師の判断でAEDを使っていいの?

A 看護師の判断でAEDを使用しても、問題ありません。
医師の包括的指示があると、よりよいでしょう。

　看護師は、医師の包括的指示のもとで医行為を行うものと法的に位置づけられています。なかでも、侵襲性の高い除細動は、医師のみが行うと慣習的に認知されてきました。では、医師の包括的指示がないとAED（自動体外式除細動器）は使えないのでしょうか?
　VF（心室細動）やpVT（無脈性心室頻拍）によるCPA（心肺停止）に対しては、早期除細動の有効性が、科学的に立証されていますから、看護師もAEDを迅速に使用すべきです。
　ここで、法的視点から考えてみましょう。

AEDは「臨時応急の手当」

　医師の包括的指示があれば、看護師がAEDを使用しても、医師法第17条または保健師助産師看護師法第37条により、法的な問題はありません（表1）。では、医師の包括的指示がない場合はどうでしょう?
　保健師助産師看護師法第37条では包括的指示がない場合「医師又は歯科医師が行うのでなければ衛生上危害を生ずるおそれのある行為をしてはならない。ただし、臨時応急の手当をする場合はこの限りではない」とされています。つまり、AEDは、医師の診療を受けるまで患者を放置すると患者の身体に重大な危害が生じる恐れがあるときに行う必要最小限の処置、すなわち臨時応急の手当と考えられるため、看護師は自らの判断でAEDを使用できるのです。
　もちろん、可能なら包括的指示のもとで実施するのが理想ですから、皆さんの施設でもAED使用時の包括的

表1　法的な視点

医師法 第17条
医師でなければ、医業をなしてはならない

保健師助産師看護師法 第37条
保健師、助産師、看護師又は准看護師は、主治の医師又は歯科医師の指示があった場合を除くほか、診療機械を使用し、医薬品を授与し、医薬品について指示をしその他医師又は歯科医師が行うのでなければ衛生上危害を生ずるおそれのある行為をしてはならない
ただし、臨時応急の手当をし、又は助産師がへその緒を切り、浣腸を施しその他助産師の業務に当然に付随する行為をする場合は、この限りでない

表2　包括的指示の成立要件

①対応可能な患者の範囲が明確にされていること
②対応可能な病態の変化の範囲が明確にされていること
③指示を受ける看護師が理解し得る程度の指示内容（判断の規準、処置・検査・薬剤の使用の内容等）が示されていること
④対応可能な病態の変化の範囲を逸脱した場合に、早急に医師に連絡を取り、その指示が受けられる体制が整えられていること

厚生労働省：チーム医療の推進について. https://www.mhlw.go.jp/shingi/2010/03/dl/s0319-9a.pdf [2018.7.2アクセス]. より引用

指示を明文化しておくとよいでしょう（表2）。
　ちなみに、現在、医療者がすみやかに対応できない場合では、一般市民がAEDを用いても医師法違反とはなりません。
(古堅　健)

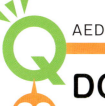

Q20 AED

DCは病棟にあるが、AEDはない。そんなとき、DCを使って除細動を行ってもいい?

A 「AEDモード」のあるDCであれば、看護師もDCによる除細動を行えます。

AED（自動体外式除細動器）は、一般市民でも使えるようにつくられた除細動器です。コンピューターが自動で心電図を解析し、危険のないエネルギー量までしか出力できないように設定されています。

一方、DC（直流除細動器）は、医療現場にしかありません。DCは、医師が心電図を判断し、除細動の適応やエネルギー量を決定する機器です。しかし、最新型のDCには、AEDと同じ機能をもつAEDモードが搭載されています。

VF（心室細動）やpVT（無脈性心室頻拍）は、早期除細動が重要です ▶p.31 Q18。蘇生および社会復帰のため、遠くのAEDより、近くのDCを使って早期除細動を行いましょう。

DC使用時の注意点

❶ AEDモードがあるか

まず、病棟のDCにAEDモードがあるか確認しましょう（図1）。

❷ 使い捨て電極パッドがあるか

DCには、通常、パドルがセットされています。しかし、AEDモード時は、使い捨て電極パッドでしか使用できないため、交換が必要です。

図1　DCのAEDモード

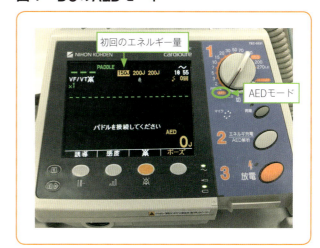

❸ AEDモードの音声ガイドに従って操作

DCのダイヤルを「AED」にセットすると、音声ガイドが流れます。その後は、音声ガイドの指示に従って操作することになります。

操作方法や除細動時のエネルギー量は、機種によって異なります。急変時にスムーズに対応できるよう、使用方法を熟知し、定期的に点検・訓練することが大切です。

また、それぞれの施設で、DCの使用について明文化しておくと、よりよいでしょう ▶p.32 Q18。

（平井美恵子）

Q21 ペースメーカ植込み患者が心停止。AEDは使うべき？ パッドはどう貼ればいい？

A 迷わず、AEDを使いましょう。
パッドは、ペースメーカ本体（膨らみ部分）を避けて装着します。

　ペースメーカは、刺激電動系の障害で起こる徐脈の治療で使用されます。刺激伝導系の機能を補い、必要に応じた脈拍数を維持するための機器です。あくまで「刺激伝導系に電気信号を送るだけ」の機器であり、心停止時に十分な血液を送り出すことはできません。

　ペースメーカ植込み患者であっても、心停止と認識した場合、応援を呼び、BLS（一次救命処置：質の高い胸骨圧迫と人工呼吸、早期除細動など）からALS（二次救命処置）へつなげられるようにすることが重要です。

BLSは必須

　心停止には、VF（心室細動）、pVT（無脈性心室頻拍）、心静止（asystole）、PEA（無脈性電気活動）が含まれます。心電図モニタ装着中ならモニタ波形を確認しながら、すみやかにBLSを行う必要があります。

　心停止の原因がVFやpVTであれば、救命率からみても早期除細動が必須となるため、迷わずAED（自動体外式除細動器）を使用すべきです ▶p.31 Q18。

パッドは8cm以上離す

　ペースメーカ植込み患者にAED（自動体外式除細動器）を用いる場合、パッドは、ペースメーカ本体（膨らみ部分）を避けて貼りましょう（図1）。

図1　ペースメーカとパッドの距離

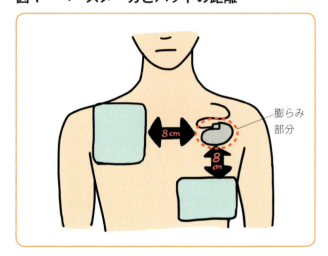

　ガイドラインには「パッドをペースメーカ本体より少なくとも8cm離すことで、ペースメーカによるセンシングや心室捕捉に明らかな支障はなかった」[1]という研究結果が紹介されています。

（山本宏一）

文献
1) 日本蘇生協議会 監修：JRC蘇生ガイドライン2015. 医学書院, 東京, 2016：89.

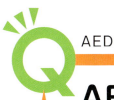

AED

Q22 AEDパッド装着部位に貼付薬が…。はがすべき？ そのままでいい？

A AEDを使用するときには、貼付薬は、はがします。

患者が心停止に陥り、AED（自動体外式除細動器）を使用する際、一刻も早くパッドを貼らなければ、と焦ることでしょう。

確かに、早期除細動は救命のカギです。しかし、効果的な除細動には、気をつけるべきことがあります。パッドの装着も、ポイントの1つです。

パッドは皮膚に直接貼る

❶ 皮膚に密着させないと効果が得られない

急変対応の学習に欠かせないAHAのガイドライン[1]には「貼付薬の上にAEDパッドを貼り付けない」と記載されています。

貼付薬をつけたままパッドを貼ると、パッドと皮膚がしっかり密着しないため、効果的な除細動が行えません。これでは、AEDを装着した意味がなくなってしまいます。

❷ 貼付薬をはがさないと熱傷が生じうる

貼付薬の上からパッドを貼って除細動を行うと、熱傷が生じる可能性があります。貼付薬の添付文書には「AEDの妨げにならないように貼付部位を考慮するなど、患者・家族等に指導することが望ましい」と記載されています。

特に、心疾患治療に用いる貼付薬（ニトログリセリンテープやフランドル®テープなど）の場合、AED使用を考慮し、添付文書で注意喚起がなされています。

図1　貼付薬がある場合の対応

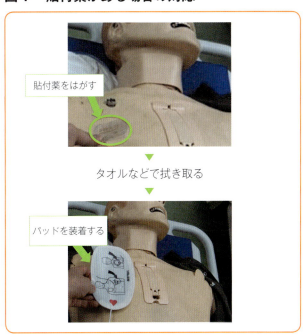

貼付薬をはがす
↓
タオルなどで拭き取る
↓
パッドを装着する

最優先は患者の救命

鎮痛薬が貼付されている場合、「はがすと救命後に痛みが出るのでは…」と心配になるかもしれません。しかし、心停止とは、痛みの除去より、救命を優先すべき状況です。貼付薬ははがし、タオルなどで軽く拭いてから、パッドを貼り、患者の救命に全力を注ぎます（図1）。

貼付薬を再度使用するかなどは、心拍再開後、全身状態が安定してから、医師に確認するとよいでしょう。

（宮腰龍弥）

文献
1) American Heart Association：BLSプロバイダーマニュアルAHAガイドライン2015準拠. シナジー，東京，2016：39.

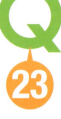

Q23 酸素投与
呼吸数の急な増加。指示どおり、酸素を10Lに上げたがSpO₂が上がらない…。

A SpO₂が正しく測れているか確認し、身体的・環境因子を確認して医師に報告します。そのうえで高流量システムに変更し、酸素化改善の有無を観察してもよいでしょう。

SpO₂＜90%は緊急対応

最初に、緊急に「ドクターコールが必要か」のアセスメントが必要です。

まずは、バイタルサインや、呼吸徴候など呼吸パターンに異常がないか、確認します（表1）。

また、発症の状況・経過の速度も重要です。突然の発症（発症時間が特定できる）か、徐々に悪化したかを把握し、医師への報告内容に加えると、呼吸状態変化の誘因鑑別につながります。

加えて、SpO₂の測定値に影響を及ぼす因子があるので、きちんと測定できているかの確認も必要です（表2）。

正常であればSpO₂は96%以上です。ヘモグロビン酸素解離曲線（図1）からも、SpO₂が90%を下回るようなら呼吸不全と考え、発症が急であれば緊急な処置が必要となります。

デバイスの変更も考慮

酸素供給の方法には、低流量システム（表3）と高流量システム（ベンチュリマスク、ネブライザ付ベンチュリ装置、ネーザルハイフロー）の2種類があります。

10Lまで酸素投与をしても酸素化が改善しない場合、酸素マスクからリザーバマスクやネーザルハイフローに変更し、酸素化改善の有無を観察する方法もあります。

「SpO₂上昇＝安心」ではない

酸素濃度を上げて一時的にSpO₂が上昇しても、高濃度酸素を必要とする原因が解決した訳ではありません。

原因検索を行いながら、NPPV（非侵襲的陽圧換気）を含めた人工呼吸管理の必要性をきちんとアセスメントし、人工呼吸器へ移行するタイミングを遅らせないようにします。

酸素濃度を上げて経過をみているうちに、病態悪化を招くことのないよう、注意しなければなりません。

＊

SpO₂低下は、身体的な要因だけでなく、処置やケアなどの影響や機器トラブルなど、外的な要因によっても生じます。

やみくもに酸素流量を上げるのではなく、状況をアセスメントし、まず、身体的・環境因子を確認し、医師へ報告するようにしましょう。

（松橋詩織）

文献
1) 日本呼吸器学会COPDガイドライン第4版作成委員会 編：COPD（慢性閉塞性肺疾患）診断と治療のためのガイドライン第5版. メディカルレビュー社, 東京, 2013.
2) 日本呼吸器学会NPPVガイドライン作成委員会 編：NPPV（非侵襲的陽圧換気療法）ガイドライン改訂第2版. 南江堂, 東京, 2015.
3) 金子正博：SpO₂が低下している場合の鑑別診断は？. レジデントノート 2015；17（8）：166.
4) 相馬一亥：酸素療法. 3学会合同呼吸療法認定士認定委員会 編, 3学会合同呼吸療法認定士認定講習会テキスト, 東京, 2010：237-246.
5) 落合慈之 監修, 石原照夫 編：呼吸器疾患ビジュアルブック. 学研メディカル秀潤社, 東京, 2011：20.

表1　SpO₂低下時の観察項目

- 体温
- 脈拍
- 血圧
- 自覚症状の有無（呼吸困難感、胸痛、心不全徴候、消化器症状）
- 気道の開通（窒息の有無）
- 体位によるSpO₂変化の有無

- 呼吸
  - 呼吸数（30回/分以上は重症の徴候）
  - 呼吸リズム（不規則な呼吸パターンの有無）
  - 呼吸音（肺胞呼吸音・気管支音の左右差・副雑音の有無）
  - 胸郭の動き・左右差の有無
  - 末梢冷感・チアノーゼの有無

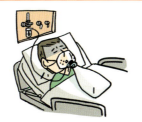

図1　ヘモグロビン酸素解離曲線

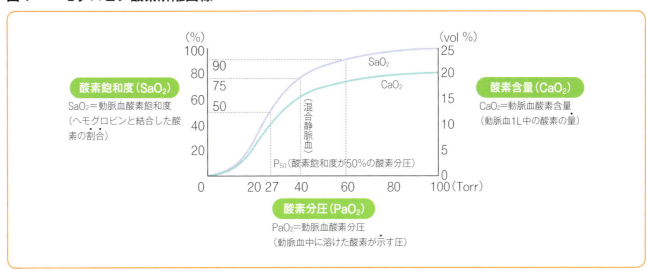

- 酸素飽和度（SaO₂）
  SaO₂＝動脈血酸素飽和度
  （ヘモグロビンと結合した酸素の割合）

- 酸素含量（CaO₂）
  CaO₂＝動脈血酸素含量
  （動脈血1L中の酸素の量）

- 酸素分圧（PaO₂）
  PaO₂＝動脈血酸素分圧
  （動脈血中に溶けた酸素が示す圧）

表2　SpO₂に影響する因子

色素製剤	インドシアニングリーン、メチレンブルーなどの投与
爪の状態	変形、傷、マニキュア、ネイルアート　など
患者の体動	鎮静を保てない患者、乳幼児　など
末梢循環不全	圧迫感の影響、センサーの固定がきつすぎる　など
不適切なセンサ装着	発光部と受光部を逆に取り付けている、発光部と受光部が直線上に並んでいない　など
光の影響	外部からの光（日光、蛍光灯など）がセンサーに入り込んでいる　など

表3　低流量計での酸素流量と吸入酸素濃度

デバイス	酸素流量	吸入酸素濃度
鼻カニューレ 鼻腔カテーテル	1～6L	24～44%
酸素マスク	5～10L	40～60%
リザーバマスク	6～10L	60～100%
	10～15L	100%

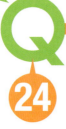

Q24 酸素投与
COPD患者のSpO₂が顕著に低下。それでも酸素投与は控えるべき?

A CO₂ナルコーシスよりも、低酸素血症のほうが危険です。SpO₂が90%を切ったら低酸素血症のリスクを考え、すぐに医師に報告し、指示をあおぎましょう。

COPDの病態

COPD（慢性閉塞性肺疾患）は、主にタバコ煙などの有害物質を長期に吸入曝露することで生じた肺の炎症性疾患です（図1）。呼吸機能検査では、不可逆的な気流閉塞を示します。

気流閉塞の原因は、以下の2タイプに分けられます。
①末梢気道病変：気道が線維化などで狭窄し、分泌物が増加して、気道が閉塞する場合
→二酸化炭素を吐き出せない
②気腫性病変：肺胞壁が破壊されることで、肺胞の牽引拡張作用（呼気時に肺胞が縮むとき、周囲の末梢気道を牽引して拡げるはたらき）が失われた場合
→酸素を取り込めない

この気流閉塞は、末梢気道病変と気腫性病変がさまざまな割合で複合的に作用することで生じ、徐々に進行していきます（単独で存在する場合も、両者が合併する場合もあります）。

現れる症状は、体動時に徐々に生じる呼吸困難や咳・痰などです。

最も危険なのは低酸素血症

「COPD患者に高濃度の酸素を供給すると、CO₂ナルコーシスになりやすい」という話を、皆さんも聞いたことがあると思います。なぜ、CO₂ナルコーシスをきたしやすいのでしょうか?

❶ COPD患者の換気を促すのは「血中二酸化炭素濃度」ではなく「血中酸素濃度」

前述したように、COPD患者は、「二酸化炭素を吐き出せない」だけでなく、「酸素を取り込めない」状態でもあります。これらの病変は、換気血流不均等を招き、肺胞低換気の原因となります。

また、COPDが重症化するにつれ、二酸化炭素を吐き出す換気能力が著しく低下し、血液中の二酸化炭素の量が上昇します。

このように、COPD患者は二酸化炭素が多い状態に慣れてしまい、換気を促す刺激（＝血中二酸化炭素の増加）を感知する中枢化学受容器の活動性が低下します。そのため、COPD患者の場合、末梢化学受容器（頸動脈小体や大動脈小体）が、換気を促す刺激（低酸素血症＝PaO₂の低下）を感知することで換気がなされます。

では、低酸素血症が進行したCOPD患者に高濃度酸素を投与するとどうでしょう? PaO₂が急激に上昇するため、末梢化学受容器の活動が弱まり、換気回数が減少します。その結果、二酸化炭素がさらに蓄積して高二酸化炭素血症を助長し、CO₂ナルコーシスとなってしまうのです（図2）。

❷ COPD患者でも、SpO₂が90%を切ったら、すぐに医師に報告し、酸素投与を検討

COPD患者で問題となるのは「動脈血中二酸化炭素分圧（PaCO₂）が上昇しすぎること」です。しかし、呼吸不全に陥っている場合は、躊躇せず酸素投与を行い、CO₂ナルコーシスに陥るリスクを念頭に置きながら低酸

図1　COPDの病態

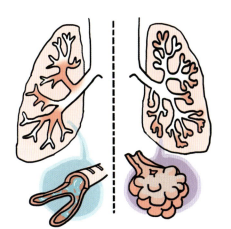

A：末梢気道病変
気道の線維化
↓
気道狭窄、分泌物増加
↓
気道閉塞
↓
二酸化炭素を吐き出せない

B：気腫性病変
肺胞壁が破壊され弾力が低下
↓
肺胞の牽引拡張作用低下
↓
末梢気道が拡張できない
↓
酸素を取り込めない

図2　CO_2ナルコーシス

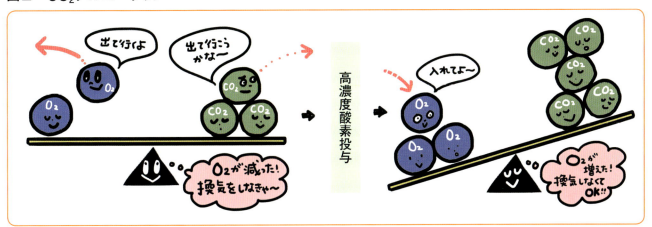

素血症を是正する必要があります。すみやかに医師に報告し、酸素投与を開始します。可能であれば、包括的指示をあらかじめ受けておきましょう（p.14 Q03）。

酸素療法は、PaO_2 60Torr未満あるいはSpO_2 90%未満が適応となり、PaO_2 60Torr以上かつSpO_2 90%以上を目標として行います。動脈血ガス値やSpO_2値、呼吸状態、チアノーゼの有無、意識レベルの変化を確認してください。

$PaCO_2$が45Torrを超え、かつpH 7.35未満の場合には、換気補助療法（第一選択はNPPV）の適応を医師に検討してもらってください。

（松橋詩織）

文献

1) 日本呼吸器学会COPDガイドライン第4版作成委員会 編：COPD（慢性閉塞性肺疾患）診断と治療のためのガイドライン第5版. メディカルレビュー社, 東京, 2013.
2) 日本呼吸器学会NPPVガイドライン作成委員会 編：NPPV（非侵襲的陽圧換気）ガイドライン改訂第2版. 南江堂, 東京, 2015.
3) 山下千鶴：COPD看護に活かす呼吸の知識と看護のコツ. エキスパートナース 2015；17 (9)：100.
4) 相馬 泉：酸素療法. 3学会合同呼吸療法認定士認定委員会 編, 3学会合同呼吸療法士認定士認定講習会テキスト, 東京, 2016：237-246.
5) 落合慈之 監修, 石原照夫 編：呼吸器疾患ビジュアルブック. 学研メディカル秀潤社, 東京, 2011：20.

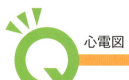

心電図

モニタで不整脈が出たら、まず、何をする？
やっぱり12誘導心電図？

A まずは、意識レベルを含めたバイタルサインを確認しましょう。12誘導心電図をとるのは、意識があり、循環が安定している場合です ▶p.14 Q03。

　モニタで不整脈が出た場合には、まず、患者の**意識レベル**とともに、血圧および脈拍などの**バイタルサイン**をチェックします。

　意識レベルが低下し、血行動態が不安定な場合には、ただちに救命処置を開始します。

　意識が保たれており、血行動態が安定している場合には、モニタ監視とともに12誘導心電図を施行します。12誘導心電図を施行した場合、以前の心電図との比較も重要です。

表1　不整脈の分類

徐脈	P波あり	PP間隔：規則正しい	●洞性徐脈 ●Ⅱ度またはⅢ度房室ブロック	
		PP間隔：延長	●洞房ブロック ●伝導されない上室性期外収縮	●洞停止
	異所性P'波		●心房調律	●房室接合部調律
	f波あり	RR間隔：規則正しい	●完全房室ブロックを伴う心房細動	
		RR間隔：不規則	●徐脈性心房細動	
	F波あり		●徐脈性心房粗動	
	その他	QRSが幅広い	●心室調律	
		QRSが正常	●房室接合部調律	●心房停止
		テント状T波など高カリウム血症所見あり	●洞室調律	
頻脈	幅が狭いQRS波	規則正しい	●洞性頻脈、洞結節性頻脈 ●心房粗動（F波） ●房室結節性頻拍	●心房頻拍 ●房室回帰性頻脈
		不規則	●心房細動	
	幅の広いQRS波	規則正しい	●心室頻拍	●脚ブロックを伴う上室性頻拍
		不規則	●心室細動 ●WPW症候群の心房細動 ●多形性心室頻拍（torsade de pointesなど）	●頻拍性心房細動

図1 頻脈時の心電図の見かた

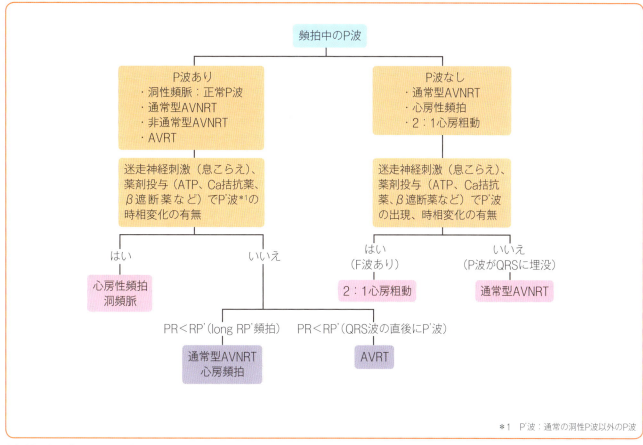

久賀圭祐：頻脈（幅の狭いQRSで規則的なもの）．渡辺重行，山口巖 編，心電図の読み方パーフェクトマニュアル．羊土社，東京，2006：310．より一部改変のうえ転載

モニタで徐脈／頻脈をみる

　不整脈の原因は、大きく**徐脈**と**頻脈**に分かれます（**表1**）。12誘導心電図と照合し、原因となる不整脈を検索します。

　徐脈では、一時ペーシング、薬剤による治療が行われます。

　頻脈を心電図で鑑別する際は、**P波の有無、QRS波の幅**（狭いか広いか）**とリズム**（規則的か）をみていきます（**図1**）。薬剤投与などの治療を行う場合、12誘導心電図の持続モニタリングを行い、前後で波形を比較します。通常、治療は専門医が行いますが、**救急処置**が必要となる場合があるため、**救急カートや除細動器**を準備しておきましょう。

（田向宏和）

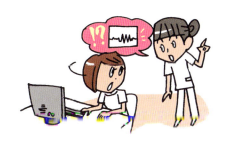

文献
1) American Heart Association 2010 American Heart Association Guidelines for Cardiopulmonary Resuscitation and Emergency Cardiovascular Care. Circulation 2010；122（18 suppl 3）
2) 日本循環器学会，日本小児循環器学会，日本心臓病学会，他：心臓脈薬物治療に関するガイドライン（2009年改訂版）．http://www.j-circ.or.jp/guideline/pdf/JCS2009_kodama_h.pdf［2018.7.2アクセス］
3) 平山篤志，伊苅裕二．循環器内科ゴールデンハンドブック 改訂第3版．南江堂，東京，2013
4) 渡辺重行，山口巖 編．心電図の読み方パーフェクトマニュアル．羊土社，東京，2006
5) 久賀圭祐：頻脈（幅の狭いQRSで規則的なもの）．渡辺重行，山口巖 編，心電図の読み方パーフェクトマニュアル．羊土社，東京，2006：310．

Q26 心電図

「脈ありVT」ってどういうこと？波形だけでわかる？

A 心室頻拍があるものの、意識があり、循環が保たれている状態が「脈ありVT」です。モニタを装着し、救命処置の準備を行ってください。

VT（心室頻拍）は「心拍数120回/分以上で心室期外収縮が3連発以上出現するもの」と定義されます。

VTには、**持続性**（30秒以上持続）と**非持続性**（30秒以内に消失）があり、心電図波形で**単形性**（波形が同じ）と**多形性**（1つひとつ波形が異なる）に分類されます。

持続性で多形性のVTは、血行動態の破綻をきたす可能性が高いため、ただちに救命処置の準備を行う必要があります（**図1**）。

脈ありVT＝意識あり

VTがみられるものの、意識レベル低下がなく、血行動態が比較的保たれている状態を**脈ありVT**と呼びます。

❶モニタ装着患者の場合

モニタでVTを発見した場合、患者の**意識レベル**を確認し、主治医に報告するとともに静脈路確保、酸素投与、12誘導心電図、除細動器、救急カートなどを準備します。

意識レベル低下、血圧低下を伴う場合は、救命処置を開始します（**図2**）。意識レベル低下＝有効な血行動態

図1　VT（心室頻拍）の分類と治療

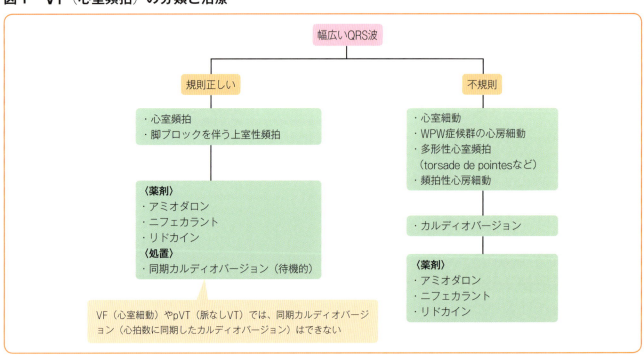

図2 脈あり頻脈への対応

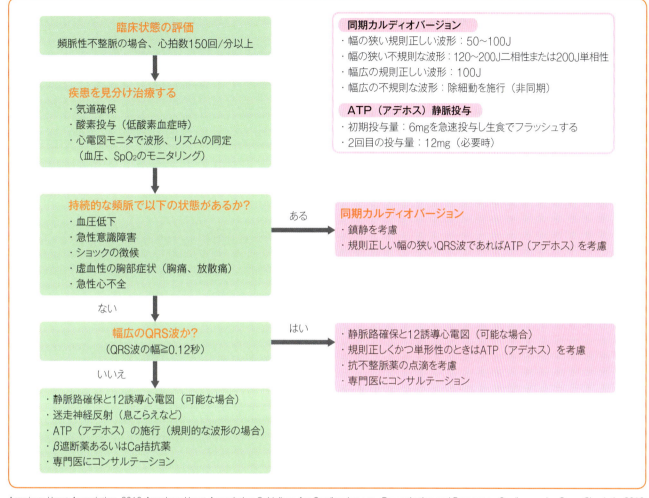

American Heart Association. 2010 American Heart Association Guidelines for Cardiopulmonary Resuscitation and Emergency Cardiovascular Care. *Circulation* 2010; 122（18suppl 3）: S751.

が保たれていない状態で、**pVT**（脈なしVT＝無脈性心室頻拍）に代表される救命が必要な不整脈と考えられるからです。

意識があれば、蘇生行為を行った際、何らかの応答や目的ある仕草がみられることでしょう。

❷ モニタ非装着患者の場合

患者が、**動悸、胸部不快感、嘔気**などを訴えていないか確認します。バイタルサインの測定とともに、モニタを装着することも重要です。

意識レベルの低下がなく、血行動態が比較的保たれている場合は、モニタ監視下で薬剤による治療を行います。

薬剤でも効果が認められない場合には、除細動器での治療を試みます。治療については専門医へのコンサルテーションが必要です。

（出向宏和）

文献

1) American Heart Association. 2010 Guidelines for Cardiopulmonary Resuscitation and Emergency Cardiovascular Care. Circulation 2010；122（18 suppl 3）.
2) 日本循環器学会，日本小児循環器学会，日本心臓病学会　他：不整脈薬物治療に関するガイドライン（2009年改訂版）．http://www.j-circ.or.jp/guideline/pdf/JCS2009_kodama_h.pdf［2018.8.アクセス］．
3) 半田俊之助　伊苅裕二：循環器内科ゴールデンハンドブック改訂第3版．南江堂，東京，2013．
4) 渡辺重行，山口巖 編：心電図の読み方パーフェクトマニュアル．羊土社，東京，2006．

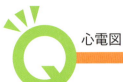

心電図

Q27 モニタ上の不整脈。「緊急！」と判断すべき波形は、どれ？

A VF（心室細動）、心静止、PEA（無脈性電気活動）、VT（心室頻拍）は超緊急です。その他の波形でも「循環動態が不安定」なら緊急と判断します。

　モニタ上で不整脈をみたとき、緊急性を判断する基準は「心臓の役割を果たせているか」です。

　心臓の役割は、血液を体内に送り出し、酸素や栄養を臓器や組織へ循環させることです。そのため、「循環動態が安定しているか」が緊急と判断するカギになります。

超緊急＝循環動態の破綻

「超緊急」の対応を要する不整脈は、以下の4つの波形です（図1）。

①VF（心室細動）
②心静止（asystole）
③PEA（無脈性電気活動）
④VT（心室頻拍）

　上記の4つは、心停止、すなわち循環動態が破綻している可能性があるため、最優先で患者の確認を行わなければなりません。みるべきポイントは、以下の3つです。

①脈拍（頸動脈）の触知
②意識レベルの低下
③電極が正しく貼られているか

　脈が触れなければ、即座にBLS（一次救命処置）を開始します。

患者の変化≒循環動態不安定

　循環動態へ影響を及ぼす心電図波形は、上記の4つだけではありません。

　不整脈がみられたとき、最も重要なのは「循環動態が安定しているか」です。バイタルサインの変調（血圧低下など）や、症状（めまいや動悸、失神など）の有無の観察が必要です。患者に変化がみられる場合は、循環動態が不安定になっている可能性があります。

　不整脈出現時には、心電図の判読だけでなく、まず、患者の状態を観察しましょう。

（大沢　隆）

文献
1) 日本循環器学会, 日本小児循環器学会, 日本心臓病学会, 他：不整脈薬物治療に関するガイドライン（2009年改訂版）. http://www.j-circ.or.jp/guideline/pdf/JCS2009_kodama_h.pdf［2018.7.2アクセス］.
2) 日本循環器学会, 日本胸部外科学会, 日本人工臓器学会, 他：不整脈の非薬物治療ガイドライン（2011年改訂版）. http://www.j-circ.or.jp/guideline/pdf/JCS2011_okumura_h.pdf［2018.7.2アクセス］.
3) 日本循環器学会, 日本心不全学会, 日本胸部外科学会, 他：急性・慢性心不全診療ガイドライン（2017年改訂版）. http://www.j-circ.or.jp/guideline/pdf/JCS2017_tsutsui_h.pdf［2018.7.2アクセス］.
4) 佐藤弘明：レジデントのための これだけ心電図. 日本医事新報社, 東京, 2018：14-65.
5) 中川孝, 八木哲夫：心室頻拍・促進性心室固有調律. 循環器ジャーナル 2017；65(2)：304-310.
6) 渡辺重行, 山口巖 編：心電図の読み方パーフェクトマニュアル. 羊土社, 東京, 2006：316-317, 332-338.

図1 「超緊急」の心電図波形

心室細動（VF）

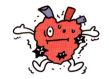

- 心室のさまざまな部位で無秩序に刺激が発生している状態
- 心臓は、けいれんしているだけで、うまく収縮できず、心拍出ができていない

心静止（asystole）

- 刺激伝導系から、刺激を発生させることができない状態
- 刺激が発生しないため、心房も心室も収縮できず、心拍出がなされていない

無脈性電気活動（PEA）

- 心臓が弱って刺激に反応できない状態
- 刺激は発生しているため、モニタに波形が出るが、心臓は収縮できず、心拍出はない

心室頻拍（VT）

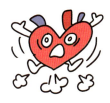

- 心室由来の頻脈性不整脈
- 心拍数が増えるほど、心拍出量は減少する（心房から心室への血液充填が追いつかないため）

★心室頻拍は、心拍数（頻脈の程度）や元々の心機能により、循環が維持できている場合、循環動態が不安定な場合、循環動態が破綻する場合がある。

心筋梗塞と心電図

急性心筋梗塞を、モニタ心電図だけで見抜くのは困難です。なぜなら、モニタ心電図では、心臓を一方向からしかみていないため、外角となる位置に病変部位があった場合、波形に反映されないのです。

なお、基本的に、ST部分は基線の上（すなわちゼロ）にきます。モニタ上で、波形の横に「ST＋1」などと表示された場合は要注意です。急性心筋梗塞の場合にみられる、ST上昇を示すためです。

疑わしい場合には、12誘導心電図をとる必要があります。

（道又元裕）

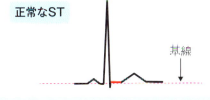

正常なST／基線

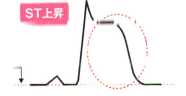

ST上昇

対応の実際

心電図

Q28 心電図

スローVTって、どんな波形？
VTとつくから、やっぱり緊急？

A スローVT≒AVIR（促進型心室固有調律）であり、波形はVTに似ていますが、別の波形であることが多いです。循環動態は安定していることが多く、緊急ではありません。

VTは超緊急

VT（心室頻拍）は、心室に起源を有する**頻脈**性の不整脈です。心拍数が1分間に100回以上で、心室期外収縮が3連発以上出現する場合とされています。

心拍数が増えれば増えるほど、心房から心室への血液の充填が追いつかなくなります。血液が少なくても、心室は血液を送り出そうとするため、結果的に**心拍出量**が減少します。

VTは、心拍数（頻脈の程度）やもともとの心機能により、以下の3つに分類されます。

①循環が維持できている場合（血圧低下がほぼない場合）
②循環動態が不安定な場合（著しい血圧低下、めまい、嘔気、失神がある場合）
③循環動態が破綻している場合（脈拍が触れない場合）

スローVTは非緊急

VTとよく似た**AVIR**（促進型心筋固有調律）という波形があります。いわゆるスローVTです（**図1**）。

AVIRは、心筋の再灌流後に心室の自動能が亢進した状態（**心筋梗塞後**など）でみられる波形です。

心拍数は70～120回/分で、循環動態は安定していることが多く、緊急を要する波形ではありません。

VTとの鑑別や心筋の評価が必要となる場合があるため、波形が変化した場合は12誘導心電図施行後、医師へ報告しましょう。

（大沢　隆）

図1　VTとスローVT

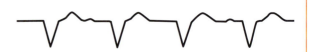

VT（心室頻拍）
- 心室由来の頻脈性不整脈（≧100回/分）
- 循環動態が破綻している可能性（心停止）

スローVT（slow VT）
- 心拍数増加がない（70～120回/分）
- 多くの場合、循環動態は安定している

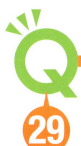

気管挿管

Q29 気管挿管時の喉頭展開。なぜ、肩枕を入れないの？

A 肩枕を入れた体位では、気管挿管を行う医師が、目印となる声門を直視しにくくなるためです。

肩に枕を入れて、頭部を後屈すると、気道が確保されます（頭部後屈あご先挙上法）。その習慣から、かつては肩枕を入れて喉頭展開を試み、気管挿管を行っていました。

しかし、気道確保に適する体位と、気管挿管時の**喉頭展開**に適する体位は違います。

肩枕を入れた体位では、口腔軸・咽頭軸・喉頭軸の3つのラインの角度が大きくなるため、医師が患者の口腔から声門を直視しにくいのです。そのため現在では、声門を直視しやすい**スニッフィングポジション**で喉頭展開を行うようになりました（図1）。

スニッフィングポジションとは

スニッフィングとは「においを嗅ぐ」という意味です。鼻を少し上に向け、においを嗅ぐような姿に見えるため、このように呼ばれています。

具体的には、患者の後頭部に厚さ7～9cmのやわらかめの枕を置いて、頭部を挙上し、さらに下位頸椎を前屈させます。すると、口腔軸・咽頭軸・喉頭軸の3つのラインの角度が小さくなり、医師が患者の口腔側から声門を直視しやすくなるのです。

スニッフィングポジションをとるためのポイントは、以下の2点です。

①やわらかめの枕を使う：枕が硬いと、頸部とともに頭部も前屈姿勢となりやすく、ポジショニングが難しい。
②高さを調整できるものを使う：患者の体格や状態に合わせて、高さをすみやかに調整できるようにする（当院では、バスタオルを数枚重ねたものを使用している）。

＊

患者の体位を整えることは、安全で迅速な看護に直結します。正しい体位がとれるよう、援助が必要です。

（生田正美）

文献
1) 伊藤壮平：気道を確実に保つ！．エマージェンシーケア 2014；27（7）：40-50.
2) 倉敷達之：気管挿管時．オペナーシング 2014；29（6）：23-31.

図1 肩枕とスニッフィングポジションの違い

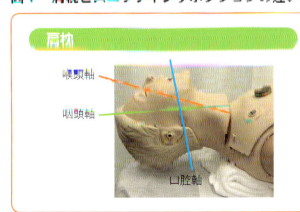

47

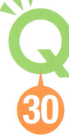

気管挿管

Q30 気管挿管時、リドカインスプレーは、使う？ 使わない？

A 使用を避ける傾向にあります。①リドカインによるショック、②過剰投与による中毒、③気管チューブの変性などが起こりうるためです。

　気管挿管時、気管チューブにスタイレットをセットする際、スタイレットの滑りをよくする目的で、リドカイン（キシロカイン®）スプレーを噴霧する習慣があります。
　しかし、近年、リドカインスプレーの使用は避ける傾向にあります（図1）。

リドカインスプレーを避ける理由

❶リドカインによるショック

　リドカインによる**アナフィラキシーショック**が起こる可能性があります。
　アナフィラキシーはⅠ型の即時型アレルギー反応です。全身のアレルギー反応で、数分～30分程度で症状が現れます。死亡例の多くは30分～1時間以内に症状が出現しています。
　起こりうる症状は、皮膚・粘膜症状、呼吸器症状（**気道閉塞・喘鳴**）、循環動態変化（**血圧低下・脈の異常**）、**意識障害、消化器症状**などです。

❷過剰投与による中毒

　リドカインは、気管からすみやかに吸収されて血中濃度を上昇させ、中毒を起こす可能性があります。
　リドカインによる心血管系や中枢神経系への影響として、**徐脈、不整脈、血圧低下、呼吸抑制、意識障害**などがあり、**心停止**に至ることもあります。

❸気管チューブの変性

　リドカインは、気管チューブの主成分であるポリ塩化ビニルを変性させる可能性があります。その結果、**カフ**

図1　リドカインスプレーを使用しない理由

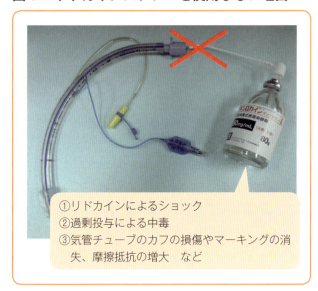

①リドカインによるショック
②過剰投与による中毒
③気管チューブのカフの損傷やマーキングの消失、摩擦抵抗の増大　など

の損傷やマーキングの消失を起こす危険があります。
　加えて、変性したポリ塩化ビニルが痰と反応して気管チューブ内に付着し、内腔を狭める恐れもあります。

＊

　以上の理由により、使用を避ける傾向にはありますが、習慣的に使われている場合もあります。看護師は危険性を十分に理解しておく必要があります。

（生田正美）

文献
1）キシロカイン®ポンプスプレー8％　添付文書
2）日本中毒学会　編：急性中毒標準診療ガイド．じほう，東京，2008：130-133．
3）卯野木健，木下佳子，水谷太郎，他：気管内吸引時のキシロカインスプレー反復噴霧は気管チューブ内壁の摩擦力を増大させる．人工呼吸 2003：20(2)：146．
4）日本内科学会認定医制度審議会救急委員会　編：内科救急診療指針．日本内科学会，東京，2011：229-234．

気管挿管

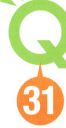

Q31 気管挿管後の確認。「EDD（食道挿管検知器）の信頼性は低い」というのは、本当？

A 約30％が誤判定とする研究もあります。
あくまで補助的な手段と考えましょう。

　EDD（食道挿管検知器）は、気管チューブのコネクタに凹ませたバルブを接続し、その膨らみ具合で**気管チューブの位置**（気管か食道か）を確認するものです（図1）。

　気管チューブが食道にある場合、バルブは膨張しません。食道内には空気がないため、凹んだバルブが吸引することで陰圧が生じ、食道が虚脱して食道壁を吸引してしまい、気管チューブ先端が閉鎖されるためです。一方、気管には空気が存在するため、正しく気管挿管されていれば、EDDは元の形状に戻ります。

　しかし、EDDは、**病的肥満**や**妊娠後期**、**喘息**、**気管内分泌物が多い**ときなど、気管が虚脱傾向にある場合には、誤った判断につながる可能性が指摘されています。また、正しく気管挿管されていても30％近くが食道挿管と誤認識され抜去されているという報告もあります[1]。

　EDDは、気管チューブのおおまかな挿入位置を知る手助けとなるものの、100％気管挿管と判断できないことを念頭に置く必要があります。

気管挿管の確認法

　EDDが常備されていても、臨床の場で使用している場面はほとんど見かけません。

　気管挿管の確認方法として最優先されるのは、気管挿管直後の視認による**胸郭挙上**の確認です。また、呼気による気管チューブ内側面の**くもり**（図1 ➡）が1つのめやすになります。そのうえで、胸部聴診による左右の**呼吸音**確認（片肺挿管の否定）と心窩部聴診による胃内への**空気流入音**がないこと（食道挿管の否定）を確認します。

　EDDは、あくまで補助的なものと考えるのが妥当でしょう。

（吉崎秀和）

文献
1) Tanigawa K, Takeda T, Goto E, et al. The efficacy of esophageal detector devices in verifying tracheal tube placement: a randomized cross-over study of out-of-hospital cardiac arrest patients. *Anesth Analg* 2001; 92(2): 375-378.

図1　EDDの使い方

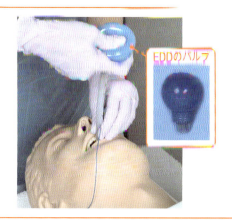
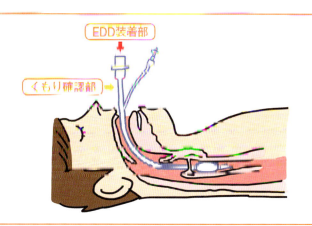

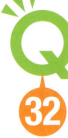

気管挿管

Q32 環境設定を行う前に医師が気管挿管を指示。先にスペース確保をしなくていいの?

A 「気管挿管可能」と医師が判断したのなら、ベッド移動は気管挿管後でかまいません。患者の状態に合わせ、予測して動くことが大切です。

　急変時、**マンパワー確保**は大変重要です。しかし、臨床で出合う急変の場面では、**過剰人員**によって看護師の行動が重複し、動きにくさを感じることも少なくありません。

　司令塔となる医師が、過剰となった人員を調整してくれればいいのですが、医師が複数いる場合など、同時に複数の指示が出され、看護師が戸惑うこともあります。

優先順位を理解する

　急変の状況にもよりますが、例えば、呼吸が停止しそうな患者に対して「気道確保＋補助換気より静脈路確保を優先で実施」と指示を出す医師はいないはずです（同時進行で行う場合はあります）。

　気管挿管を行うためには、喉頭展開を行わなければならないので、医師は**患者の頭側**に立つ必要があります。その状況下で医師が気管挿管可能と判断したのであれば、ベッド移動より気管挿管を優先すべきです。必要な処置スペースの確保は、気管挿管を行った後に行えばよいでしょう。

　ただし、医師が患者の頭側に立てない場合など、気管挿管が必要なのにできない状況であれば、まず、気管挿管を行うスペースの確保が優先されます（**図1**）。

役割分担は重要

　急変といっても状況はさまざまですが、患者の状態から必要とされる対応を予測して行動できることは、看護

図1　スペース確保の実際（狭い病室の例）

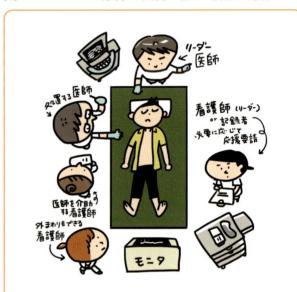

- 救急カートは、頭側に置くのが一般的だが、病室の構造上、難しい場合もある
- そのような場合は「看護師がすぐに対応できるところ」、すなわち、指示されたときにすぐに動ける（取り出せる）ところに置けばよい

師として重要なスキルの1つです。

　急変時、看護師は、経時記録や処置介助、医材準備、処置スペース確保、主治医や家族への連絡など、迅速に対応しなければなりません。招集した人員を**役割分担**して、必要な人数だけ配置する（残す）ことを意識すると、動線はかなりスムーズになると思われます。

（吉崎秀和）

Q33 薬剤投与

心肺蘇生時、アドレナリン投与後に、なぜ「3分の時間計測」を行うの?

A 心拍が再開しない場合、3～5分後に、アドレナリンを再投与するためです。

　心肺蘇生時には、さまざまな種類の薬剤を使用しますが、第一選択薬として用いるのは**アドレナリン**（エピネフリンともいう）です。

　アドレナリンは、αおよびβ受容体を刺激する**カテコールアミン**です　p.52 Q34　。

　アドレナリンの薬理効果は、以下の2つです。

① $α_1$受容体を刺激して、心臓・脳以外の臓器・末梢組織への血流を減らし、胸骨圧迫によって心臓から出される血液を、冠動脈と脳に優位に分布させる

② $β_1$受容体を刺激して、心収縮力増強と心拍数増加作用を示し、心拍出量を増大させる

アドレナリンは反復投与

❶ アドレナリンの半減期は短い

　アドレナリンの半減期（血中濃度が半分になること）は3～5分と短いのが特徴です。

　そのため、心拍が再開するまで、アドレナリン1mgを3～5分間隔で静脈内に**反復投与**する必要があります。

❷ リズムチェックは2分ごと、アドレナリン投与は4分ごと

　AHAのガイドライン[1]では、心拍再開の評価として、リズムチェック（**脈拍の触知**）を2分ごとに行うよう定めています。

　このとき、アドレナリン投与間隔は3～5分であるため、リズムチェックと交互に投与すると**時間管理**が難しくなります。そのため「アドレナリン投与を4分ごと」にすると管理しやすくなります。

（又吉　努）

文献
1) American Heart Association：心肺蘇生と救急心血管治療のためのガイドライン2015ハイライト．シナジー，東京，2015：14．
2) 日本蘇生協議会 編：JRC蘇生ガイドライン2015．医学書院，東京，2016．

ワンポイント

- アドレナリンは、気管チューブを介して投与することもできます。
- 静脈路が確保されていないものの、気管挿管あるいは気管切開がなされていたら、静脈投与時の2～2.5倍量を生理食塩液10mLで希釈して、気管チューブから投与します。

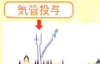
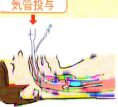

気管投与

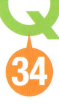

薬剤投与

Q34 急変時には、どのような薬剤を使う？何に注意して使えばいい？

A 心肺蘇生時はアドレナリン、ショック時はノルアドレナリンが第一選択薬です。あわてずに使えるよう、作用・用法を理解しておきましょう。

急変時には、患者の状態に応じて、さまざまな薬剤が使用されます。

心肺蘇生時には、**血管収縮薬、強心薬、抗不整脈薬**などの循環作動薬を使用します。これらの薬剤は心臓や末梢血管などに作用し、血圧を上昇させたり、心拍出量を増加させたりします。微量でも循環動態に大きな影響を与えるため、使用する際には注意が必要です。

急変時は、医療者の心理状態も通常とは異なるため、普段できていることができなくなることもあります。そのため、薬剤の作用や用法を、あらかじめ正しく理解しておくことが大切です。

カテコールアミン（強心薬）

カテコールアミン（アドレナリン、ノルアドレナリン、ドパミンなど）は、副腎髄質から放出されるホルモンで、アドレナリン受容体に作用します。

アドレナリン受容体は、カテコールアミン類によって活性化される受容体[*1]で、心筋・平滑筋・脳・脂肪細胞などに存在します。循環作動薬を使用するうえで重要となるアドレナリン受容体の作用を**図1**に示します。

❶ 心肺蘇生時の第一選択薬は「アドレナリン」

アドレナリンには$α_1・α_2・β_1・β_2$作用があります。特に、**末梢血管収縮**（$α_1$）作用と**心拍出量増加**（$β_1$）作用が強く、投与すると**血圧が上昇**します。

また、酸素運搬量が増加しますが、心筋酸素消費量も増加します。血圧が過度に上昇すると、**肺水腫、不整脈、心停止**を起こす危険性があります。

心肺蘇生時には、1mgを静脈投与します。

❷ ショック時の第一選択薬は「ノルアドレナリン」

ノルアドレナリンは、強力な$α_1・α_2$刺激作用により、**末梢血管抵抗を増大**させます。ただし、$β_1$刺激作用は弱いため、心拍出量増加作用は強くありません。

$α_1・α_2$作用の効果はアドレナリンのほうが強いですが、**平均血圧を上昇**させる効果は、ノルアドレナリンのほうが強いとされています。

静脈投与の場合、生理食塩液や5％ブドウ糖液に溶解して使用します。

抗不整脈薬

❶ 致死的不整脈の第一選択薬は「アミオダロン」

アミオダロン（アンカロン®）は、強力な抗不整脈作用がありますが、心機能抑制作用はありません。そのため、**VT**（心室頻拍）や**VF**（心室細動）による**心肺停止**、難治性のVT・VFに対して用いられます。

アミオダロンは、マルチチャネルブロッカーといわれ、**急性作用**ではKチャネル・Naチャネル・Caチャネルの抑制、**慢性作用**ではKチャネルと$α・β$受容体の抑制を示します。

副作用として**血圧低下**や**徐脈**をきたすことがあるため、経時的なモニタリングが必要です。

❷ 「リドカイン」はアミオダロンの代替薬

リドカイン（キシロカイン®）は、**心室性不整脈**に対

図1　アドレナリン受容体の作用

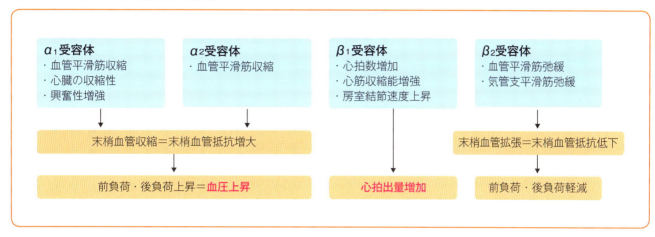

して使用します。

　リドカインにはNaチャネル抑制作用があり、心室興奮を抑制します。即効性があり、心機能抑制作用は少ないため血行動態への影響はほとんどありません。

　リドカインは、致死性不整脈に対して第一選択となるアミオダロンが使えないとき、代替薬として使用します。

　副作用として、まれですが、**ショック**や**血圧低下**を起こすことがあります。

（植木　玲）

文献
1) 大野博司：ICU/CCUの薬の考え方、使い方 ver.2. 中外医学社，東京，2015：278-345.
2) 田代祐子：昇圧薬．重症患者ケア 2014：3(4)：569-574.

*1　受容体：細胞に存在し、特定の物質と結合することで反応するタンパク質のこと。例えるなら、カギとカギ穴のような関係にある。

ワンポイント

- 「アドレナリン」「エピネフリン」「ボスミン®」は、すべて同じ薬剤を指しています。
- アドレナリンは、2006年に日本薬局方で一般名が改訂されるまで、エピネフリンという名称でした（米国では現在もエピネフリンと呼ばれています）。ボスミン®は、アドレナリンの商品名です。
- 医師に「エピネフリン用意して」と言われても、エピネフリン＝アドレナリンと理解していれば、「救急カートの中にない！」とあわてることなく用意することができます。
- その他の薬剤についても、どの薬を指しているのか、一般名・商品名をしっかり理解しておく必要があります。

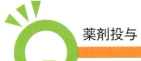

薬剤投与

Q35 心拍再開後、ドパミン投与の指示。輸液ポンプを取りに行くべき？ 手動投与でいい？

A 輸液ポンプを取りに行きましょう。
ドパミンは、循環動態に影響を与える薬剤です。正確に投与する必要があるため、必ず輸液ポンプを使用します。

　ドパミンは、血管収縮作用や強心作用をもつ循環作動薬で、急性循環不全など、血圧低下時に使用される薬剤です。
　「心拍再開後」は、循環動態が非常に不安定な状態です。そのため、心臓のポンプ機能をバックアップする目的で、ドパミン投与の指示があったと推測できます。

ドパミンの特徴

❶ 投与量によって、得られる作用が異なる

　通常、ドパミンは、1～20μg/kg/分の範囲で使用されます。投与量によって、その効果に違いがあることをおさえておきましょう（表1）。
　なお、ドパミンではγ（ガンマ）（＝μg/kg/分）という単位を用いることが多いです。

❷ 必ず輸液ポンプで投与する

　ドパミンは、患者の状態によって、期待する効果が得られるように投与量を調整しなければなりません。そのため、正確な投与が必要となることから、輸液ポンプが必須です。
　手動で滴下した場合、薬液の高さが変わっただけでも、投与速度が変わってしまい、過剰投与・過少投与となる危険性が考えられます。
　過剰投与（急速静注）された場合は、不整脈を誘発し、過度な頻脈となります。一方、過少投与となった場合は、循環不全を引き起こしている患者にとって効果が不十分となり、生命の危険につながります。
　輸液ポンプは、輸液速度を正確に調整したいときに使用する機器です。病棟に輸液ポンプが何台あるのかを確認し、いつでも使えるように準備しておきましょう。

（森田千秋）

文献
1) 清村紀子 編：重症患者ケアパーフェクトブックQ&A. 学研メディカル秀潤社, 東京, 2013：214-218.
2) 田村有人：循環作動薬. 大野博司, 志賀隆 編, ER・ICUの薬剤121. メディカ出版, 大坂, 2015：146-153.
3) 鶴田良介 編：急性期ケアに必要な輸液の知識. メディカ出版, 大阪, 2012：154-155.
4) 阿部雅美：救急必須の薬剤一覧. エマージェンシーケア 2011；24（4）：71-76.
5) 畝井浩子：昇圧・強心薬. エマージェンシーケア 2014；27（9）：24-25.

表1　ドパミンの投与量と効果

投与量（μg/kg/分＝γ）	主な作用部位	作用・効果
低用量 ： <3	腎臓	臓器血流増加による利尿作用
中用量 ： 3～10	心臓	心収縮力増強、心拍出量増加、軽度心拍数増加
高用量 ： >10	血管	末梢血管収縮による血圧上昇、心拍数増加

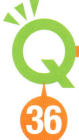

Q36 個別の対応

心不全の患者。起座呼吸なのに、酸素マスクや点滴を嫌がる…。どうすればいい?

A 会話ができる患者なら「治療によるメリット」を説明します。興奮により呼吸状態が悪化しないよう、薬剤調整を行うこともあります。

患者と会話ができる状況かを確認したうえで、タッチングを行いながら、**なぜ嫌なのか**を患者自身に確認します。患者の答えは「苦しいのにマスクなんかつけていられない」「痛いこと、苦しいことは嫌」「怖い」などさまざまでしょう。

患者が嫌だと感じている事実について、患者と思いを共有したうえで、治療の**必要性や効果**を再度説明し、治療を行うと身体が楽になることを説明します。同時に、治療しないことで生じる**デメリット**や苦痛が緩和されない事実についても説明します。また、医療チームは患者の病状を改善したいと考えていること、治療を行って病状を改善させるためには**患者自身の協力**が必要不可欠であることを伝えます（図1）。

病状が安定し、症状が改善するまでは、患者が少しでも安心して治療やケアを受けられるよう、可能な限り、ベッドサイドに看護師が付き添うとよいでしょう。

心不全に伴う呼吸困難に加え、total pain（トータルペイン）による苦痛から興奮が生じると、呼吸回数がさらに増加してしまうこともあるため、必要時は医師と相談し**薬剤調整**も行います。

身体的な苦痛、環境の変化、精神的な苦痛から、せん妄状態になっている患者に対しては、主治医と相談し、**せん妄治療**も並行して行いましょう。

（宮地さやか）

図1　対応の実際（会話が可能な患者の場合）

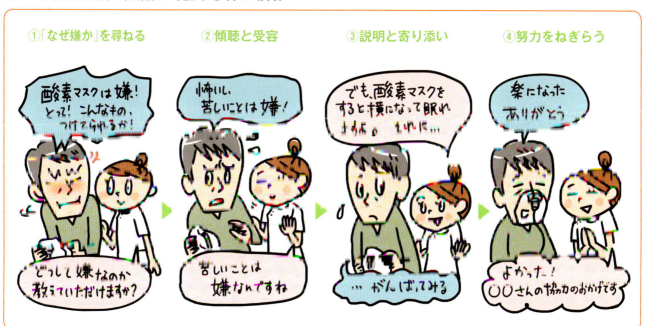

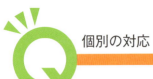

37 気管切開患者の窒息。どう対応すればいい?

A まずは吸引を試みます。吸引できない場合はカフを脱気し、自発呼吸が不十分であれば口・鼻からバッグバルブマスク換気を行います。

気管切開の適応は、急性・慢性の気道閉塞時や気道分泌物が多いとき、長期の呼吸管理が必要なときなど、解剖学的死腔を減少させて呼吸運動を促進させる場合です。

窒息の見抜き方

窒息とは気道閉塞のことで、呼吸困難をきたす緊急度・重症度ともに高い状態です。窒息状態となった患者の多くは、チョークサイン（図1）を示します。

患者は、酸素の取り込みや換気ができず、死の恐怖を抱くことになります。

気管切開患者が窒息を招く原因は、以下の2つです。
①気管切開チューブの閉塞：痰、吐物、出血など
②気管切開チューブのズレ：気管壁への気管切開チューブ先端の接触、気管壁の肉芽形成

❶ 呼吸様式、意識状態、脈拍に注目

気管切開チューブの閉塞による窒息では、呼吸状態、特に呼吸様式に異常が現れます。気道の吸気性喘鳴が聴取され、肺野で呼吸音が聴取できないことがあります。

次に、低酸素血症に伴う意識状態の変調や換気不全による徐脈を呈します。この段階では、酸素飽和度の低下、チアノーゼや皮膚の冷感がみられることがあります。この状態が続くと呼吸停止や心停止となるため、窒息の徴候（表1）があれば、迅速な対応が必要です。

窒息への対応

窒息への対応では、必ず、バッグバルブマスクを含む酸素投与物品、気道確保のための新しい気管切開チューブ、吸引物品を準備します。そして、患者に説明し、不安の軽減に努めながら処置介助を行います。

❶ 優先される処置は「気管切開チューブの閉塞解除」

まずは吸引カテーテルで気管切開チューブ内の分泌物や異物の除去を試みます。

吸引カテーテルでは閉塞を解除できない場合は、バッグバルブマスクで気管切開部から手動換気を試みます。このとき、抵抗がある場合や、換気できない場合には、気管切開チューブの閉塞を疑って、口・鼻からバッグバルブマスク換気を行いながら医師の到着を待ちます。医師が到着したら、すぐに気管切開チューブの交換が行われます。

❷ 気管切開チューブのズレによる窒息の見抜き方

気管切開部からのバッグバルブマスクによる手動換気を行っても換気が入らない場合や、皮下気腫がある場合には、気管切開チューブのズレによる窒息（皮下への迷入）が生じた可能性があります。

皮下への迷入が疑われた場合は、すみやかに気管切開チューブを抜去し、再挿入を試みます。その際、必ず、聴診（両肺野の換気音）と視診（胸部挙上の左右差の有無）を確認し、そのうえでX線写真での確認を行います。

＊

このようなトラブルを防ぐためには、気管切開チューブが確実に固定されているかを毎日確認することが大切です。患者の日常生活行動やケアの前後には、必ず固定のゆるみがないか確認しましょう。

図1　チョークサイン

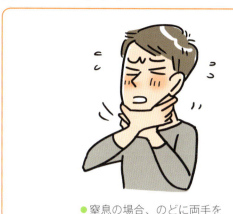

- 窒息の場合、のどに両手を当てる動作がみられる

ちなみに、気管切開チューブの固定は、「指1本ぶん入る程度」の余裕をもたせて固定するのが一般的です。

（清末定美）

文献
1) 山勢博彰 編：クリティカルケア アドバンス看護実践．南江堂，東京，2013：24-26．
2) 日本救急看護学会 監修，日本救急看護学会 ファーストエイド委員会 編：ファーストエイド．へるす出版，東京，2010：40-47．
3) Wiegand DJL-M, Carlson KK 編，卯野木健 監訳：AACNクリティカルケア看護マニュアル 原著第5版．エルゼビア・ジャパン，東京，2007：47-53．

表1　窒息（気道閉塞）の徴候

- 不穏な動き
- 頻脈または徐脈
- 呼吸困難
- 鎖骨上窩の陥没
- 意識低下
- 浅い呼吸
- 吸気時の喘鳴
- チアノーゼ

ワンポイント

- 通常の窒息時には、意識があればハイムリック法や腹部突き上げ法、意識消失時はただちに心肺蘇生法を行います（p.18 Q06）。
- 患者の病状や生活行動がどの状態にあるか確認し、呼吸・循環をアセスメントし、窒息を解除することが重要です。
- 経口摂取をしている場合は、気道異物（食物塊や脱落した歯牙）が窒息を招くこともあります。気道異物には、まず、吸引やマギール鉗子などで対処しますが、除去できない場合は気管支鏡下での異物除去が必要です。
- なお、ハイムリック法を開始したら、異物が出るか、患者の意識がなくなるまで行いましょう。患者の意識がない場合は、応援を要請し、ただちに胸骨圧迫を開始します。

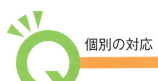

Q38 個別の対応
低血糖で意識レベル低下。血糖測定、意識レベル確認のほかに、何をする？

A すみやかにブドウ糖投与を行った後、血糖値の再検査をします。

血糖値70mg/dL以下を**低血糖**といいます。

軽度の低血糖では空腹感を認め、さらに血糖値が低下するとカテコールアミンが分泌されるため、**動悸**や**冷汗**が生じます。

血糖値50mg/dL以下になると**中枢神経症状**（意識レベルの低下など）が出現し、血糖値30mg/dL以下になると**意識消失**することもあります。

そのため、意識レベルの評価とともに、冷汗や手足の**冷感**、**振戦**、**頻脈**、**顔面蒼白**、**けいれん**の有無などの低血糖症状の観察をする必要があります（**表1**）。

ブドウ糖投与は必須

低血糖は、カテコールアミンを過剰分泌させて心疾患（**致死的不整脈**や**狭心症**など）を誘発し、脳障害（けいれんや意識消失、**昏睡**など）をきたすことから、すみやかな対応が必要です。医師に報告し、**ブドウ糖投与**を開始します。

意識レベルが低下している場合は、経口摂取困難な場合が多いため、50%グルコースを20mL以上（20%グルコースなら40mL）静脈投与し、15〜20分後に簡易式血糖測定器で**血糖値の再検査**を行います。

経口摂取が可能な場合は、ブドウ糖10g（またはブドウ糖を含む飲料水を200mL）を摂取してもらいます。砂糖（ブドウ糖と果糖を1：1で含む）で代用する場合は20g摂取してもらえばかまいません。ただし、**α-グルコシダーゼ阻害薬**[*1]服用中の患者では、砂糖の効果発現が遅延するため、ブドウ糖摂取で対応してください。

表1　低血糖症状

血糖値 （mg/dL）	低血糖の症状
70	空腹感、あくび、悪心
50	無気力、倦怠感
40	発汗、冷汗、冷感、動悸（頻脈）、振戦、顔面蒼白、紅潮、意識レベルの低下
30	意識消失、異常行動
20	けいれん、昏睡

なお、経口摂取の場合、約15分経過しても低血糖が持続する場合は、再度同一量を摂取してもらいます。

血糖値の再検査の結果を受けて、グルコースの静脈注射や糖質の経口摂取を行いますが、低血糖の遷延がみられた場合は、ブドウ糖を含む輸液の継続投与が必要です。低血糖改善のための糖質投与を行いながら、低血糖の要因となりうる情報（食事量や運動量、インスリン療法の状況など）を得て、治療や再発予防に努めましょう。

低血糖が生じうる患者の場合は、**事前指示**を医師にもらっておくとよいでしょう。

（村上香織）

文献
1) 日本糖尿病学会 編：糖尿病治療ガイド2018-2019. 文光堂, 東京, 2018.
2) 川原千香子 編：事例に学ぶ緊急時の初期対応Q&A. 総合医学社, 東京, 2010：200-201.

[*1] α-グルコシダーゼ阻害薬：食事に含まれるデンプンなどの糖質の分解を抑制し、ブドウ糖の吸収を遅らせて食後の急激な血糖値の上昇を抑える薬剤。アカルボース、ボグリボース、ミグリトールなどが代表的。

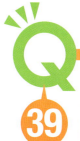

個別の対応

抗けいれん薬でも止まらない重積けいれん。呼吸確保、体位保持のほかに、何をする?

A 転落や外傷などの二次障害や、点滴の事故抜去の予防策をとりましょう。

一般にけいれんとは、全身の筋または筋群に、発作的・一過性で、反復的・持続的に生じる急激な不随意的収縮のことをいいます。けいれんのなかでも、30分以上持続するもの、また、意識の回復がなく、けいれんを繰り返すものを重積けいれんといいます。

けいれんは、脳の神経細胞から骨格に至る運動神経経路の異常興奮によって起こります。けいれんによって大脳に生じた異常な興奮が継続すると、脳の酸素消費量が増加して脳の障害を引き起こすため、重積けいれんは、特に注意が必要です。

けいれん発作時の対応

❶ 抗けいれん薬投与

けいれんをすみやかに止めるためには、抗けいれん薬投与が第一選択です。抗けいれん薬として使われるのは、中枢神経に作用するベンゾジアゼピン系鎮静薬などです。

これらの薬剤は、呼吸抑制をきたし、血圧が低下することがあるため、モニタ監視を含めた患者の観察を術に行って、異常が起きたらすぐ対応できるようにする必要があります。

❷ 安全確保

けいれんにより、ベッドからの転落、ベッド柵などに手足をぶつけてケガをすることも考えられます。それを防ぐために、必ずベッド柵を確実に立てておくことや、やわらかい毛布などでベッド柵を覆うなどして、患者の安全を確保することが重要です。

また、末梢静脈ラインなどが抜けてしまわないよう、固定部位のテープ貼付や点滴ラインのループ方法などの防止策も考える必要があります。

❸ 家族への精神的ケア

重積けいれんは、意識障害を伴うことが多く、患者自身はもちろん、患者の家族にとっても死に対する不安が生じます。

処置経過と患者の状態を伝えるなど、家族への精神的ケアも忘れてはいけません。

(又吉　努)

文献
1) 高木永子 監修:看護過程に沿った対症看護 第4版. 学研メディカル秀潤社, 東京, 2010:418-424.

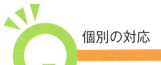

Q40 個別の対応
「心原性ショックには下肢挙上が禁忌」ならば、どうするのがベストなの?

A 救命のためのA（気道）、B（呼吸）、C（循環）、D（意識）アプローチを行い、原因疾患の検索とすみやかな根本治療が行えるように介入するしかありません。体位はフラットでよいでしょう。

心原性ショック（cardiogenic shock）は、急性心不全の一病態で、急激に心臓ポンプ機能不全に陥った場合に生じます（図1）。適切な処置なしでは致死率が高く、原因の追究と救命処置が同時に求められる状態です。

心原性ショックへの対応

まずは、**ショック患者**に対する迅速な救命処置（A：気道、B：呼吸、C：循環、D：意識）が必要となります。

同時に、**原因検索**のため、動脈血採血、心筋逸脱酵素の確認、心エコー検査、12誘導心電図（ST変化の有無）、患者の自覚症状（呼吸困難や胸痛の有無）、バイタルサインの測定を行います（図2）。

また、**苦痛の緩和**（鎮痛薬・鎮静薬の投与）を考慮することも大切です。患者の不安も強いため、現在の処置の必要性について説明します。

そして、心原性ショックの治療だけでなく、原因疾患に対する根本治療が迅速に行えるよう、処置の介入をしていく必要があります。

下肢挙上のリスク

血圧低下時の**下肢挙上**は、静脈還流量を増大させ、前負荷を増すことで血圧・心拍出量を増加させると考えられてきました。臨床で、現在でも行われていることもありますが、下肢挙上を推奨または否定する明確なエビデンスは、得られていないのが現状です。

しかし、心原性ショックは**心臓ポンプ機能**自体の異常です。そのため、下肢挙上による**前負荷の増大**は、心負荷を助長し、患者の状態を悪化させてしまうことから、行わないことが適切だと考えられます。　（手塚知樹）

文献
1) 日本循環器学会，日本心不全学会 編：急性・慢性心不全診療ガイドライン（2017年改訂版）．www.asas.or.jp/jhfs/pdf/topics20180323.pdf [2018.7.2アクセス].
2) 石松伸一 監修：実践につよくなる 看護の臨床推論. 学研メディカル秀潤社, 東京, 2014：96-103.
3) 岡元和文 編：救急・集中治療最新ガイドライン2018-'19. 総合医学社, 東京, 2018.

ワンポイント

- 下肢挙上は、心不全の場合は禁忌となりますが、急変対応の場面で、「一時的に」行うことがあります。これは、PLR（passive leg raising test）と呼ばれる輸液反応性をみるためのテストです。
- PLRでは、下肢を30～45度挙上して、静脈還流量を一過性に増加させ、一回拍出量の変化をみます。
- PLR陽性（一回拍出量が10～15%以上増加≒血圧が20～30mmHg上昇）であれば、輸液負荷が有効と判断されます。

図1 心原性ショックの病態

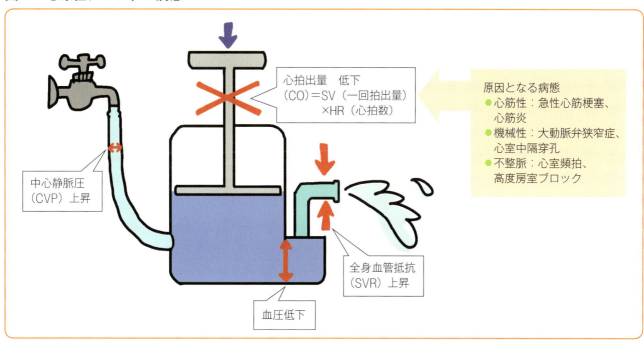

図2 心原性ショックの治療の流れ

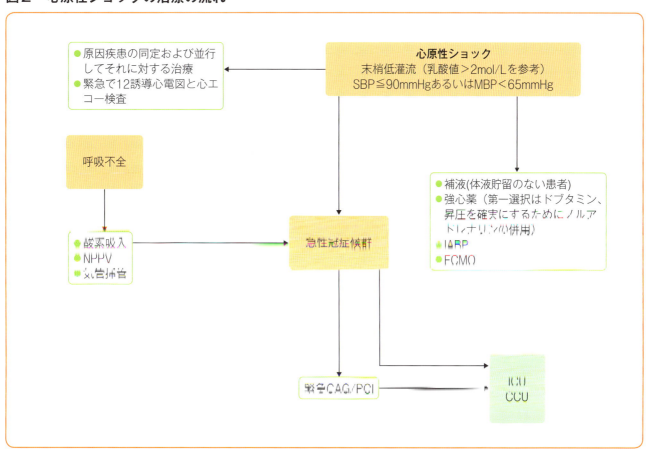

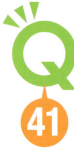

Q41 個別の対応
転倒後、バイタルサインや意識レベル、神経症状の異常がなければ、すぐ動かして大丈夫?

A 異常所見がなくても、完全に脊椎・脊髄損傷を否定することはできません。すぐに動かさず、損傷の可能性を念頭において、脊椎運動制限を行いましょう。

脊髄は、人体において、きわめて重要で、非常に繊細な組織です。

脊椎・脊髄損傷は、生命予後に加えて、長期間にわたる機能予後に重篤な問題を生じます。特に、頸椎は、脊髄のなかで最も可動性に富み、損傷を受けやすいのが特徴です。そのため、頸椎保護(ネックカラーなど)が非常に重要です。

二次損傷こそハイリスク

骨粗鬆症などで骨が弱っている高齢者は、尻もちをつくなど、軽度の外傷が原因でも胸〜腰の圧迫骨折を生じやすいため、注意が必要です。また、頸椎の退行変性や脊柱管狭窄を有する中高年者が転倒した場合には、骨損傷を伴わない脊髄損傷が生じることもあります。

脊髄損傷の後遺症の大半は、受傷時の損傷ではなく、その後の二次損傷によるものが多いといわれています。神経学的症候に明らかな異常がなくても、診断が確定するまでは、脊椎運動制限を行い、脊椎を側屈や回旋がない正中中間位で安定化させることに努めましょう。

安全な移送の方法

安全に移送するためには、患者の協力が不可欠です。患者に声をかけ、首を振るなど動かさず、なるべく顔を

図1 徒手的正中中間位固定法

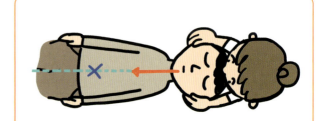

患者の鼻筋と患者の体幹の正中線を一直線に合わせる

正面に向けた姿勢を保つように依頼しましょう。

移送にあたっては、ネックカラーを装着します。その際、患者の鼻筋と体幹の正中線を一直線に合わせ、頭部の両側を左右からボールを持つように両手でしっかりと保持(徒手的正中中間位固定法)することが大切です(図1)。

その後、頭部保持者の合図で全員がタイミングを合わせ、脊椎の回旋・側弯が起こらないように注意して移送します。

(望月由貴子)

文献
1) 日本外傷学会,日本救急医学会 監修,日本外傷学会外傷初期診療ガイドライン改訂第5版編集委員会 編:改訂第5版 外傷初期診療ガイドライン. へるす出版,東京,2016:157-171.
2) 日本救急看護学会 監修,日本臨床救急医学会 編集協力:改訂第3版 外傷初期看護ガイドライン. へるす出版,東京,2014:227-229.

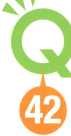

個別の対応

転倒後、外傷がなければ、毎日服用している睡眠薬を、そのまま投与しても大丈夫？

A 睡眠薬の作用によって、意識状態を正しく把握できず、緊急性のある病態を見逃してしまう可能性があるため、服用は避けたほうがよいでしょう。

　転倒の背後には、緊急性の高い病態が潜在している可能性があります。そのため「なぜ転倒したのか」を考えることが重要です。

　患者が転倒する原因は大きく分類すると、**外的因子**（照明が暗い・段差があるなど、環境に関する因子）と、**内的因子**（患者自身の問題）があります。

転倒の「理由」が重要

　転倒の理由があいまいな場合や、まったく防御の姿勢をとらずに転倒した場合は、**失神**や**けいれん**（てんかん）などで、意識を失っていた可能性があります。この場合、**意識消失**の原因を検索することが大切です。

　同時に、表面上は外傷がなくても、防御の姿勢をとらずに転倒しているため、局所性脳損傷（**急性硬膜下血腫**や**脳挫傷・脳内血腫**など）や**外傷性くも膜下出血**の可能性を考える必要があります。

　特に高齢者は、交通事故よりも転倒・転落による頭部外傷が多いです。比較的軽度な外力でも頭部外傷が発生しやすく、慎重に対応しましょう。

意識状態は継続的にみる

　頭部外傷の70〜80％は軽症とされますが、まったく重症化しないわけではありません（**表1**）。特に、**抗血小板薬**や**DOAC**（直接経口抗凝固薬）などを服用している患者が頭蓋骨骨折を起こした場合は、十分な注意が必要です。少なくとも**12〜24時間**は、神経学的所見を継

表1　軽症頭部外傷の危険因子

高リスク	出血性素因、薬物・アルコール、脳外科手術の既往、外傷前けいれん、60歳以上、頭蓋骨骨折、何らかの神経学的異常
中リスク	受傷直後の意識消失、健忘、嘔吐、広範囲の頭痛
低リスク	上記因子がない

続的に観察する必要があります。

　意識レベルの観察で使用される**GCS**（グラスゴーコーマスケール）は、低い値であればそれだけで意味をなします。しかし、高い値の場合は、繰り返し確認して経過を追うことが重要です。GCSが**2以上低下**する場合は、要注意サインです。

　患者の意識消失や健忘は気づきやすいですが、「なんとなくおかしい、同じことを繰り返し言う」なども意識障害の1つであり、見逃さないようにしなければなりません。そのため、催眠作用のある睡眠薬の服用は推奨されません。

（及川真奈）

文献
1) 日本脳神経外科学会, 日本神経外傷学会 監修. 重症頭部外傷治療・管理のガイドライン作成委員会 編：重症頭部外傷治療・管理のガイドライン第3版. 医学書院, 東京, 2013：85-94, 150-165.
2) 岩田充永：高齢者救急 急変予防＆対応ガイドマップ. 医学書院, 東京, 2010：34-41.
3) 日本救急医学会 監修：改訂第4版 救急診療指針. へるす出版, 東京, 2011：432-453.

記録

43 いつも、対応後の記録に困る。どうすれば、適切な記録を残せるの?

A 必要事項を記載しやすい形式のメモをつくっておきましょう。
急変時の記録では特に「時間」が重要になることを知っておきましょう。

　看護記録は「実践した看護ケアを証明する」重要なものです。看護師には、必要な情報を効率よく記録する責務があります。

　急変時には、限られた人員で、さまざまな処置やケアを行わなければならず、記録に手が回らない状況も少なくありません。そのため、最低限、必要な情報をメモに残し、事後に正式な記録をすることもあります。

　急変時に記録すべき内容を表1に示します。急変の場面では、複数の人が、同時に、さまざまな処置やケアを行っているため、混乱し、整理できなくなりがちです。必要な内容を書き留めやすいメモを活用するなどの工夫も大切です（表2）。

急変の記録では時間が重要

　急変時の記録では、特に時間が重要です。場合によっては分・秒単位での記録が求められますから、基準となる時計（電波時計で、秒が刻めるもの）を決め、その時計が示す時間を記録していきましょう。

　急変時に使用する機器類（モニタ、除細動器、12誘導心電図）には、時計機能が備わっているため、機器類の点検時には、日付・時間が基準となる時計とずれていないか確認し、必要時は調整しておきます。

表1　急変時の記録の内容

- 患者の状態や状況
- バイタルサインやモニタ情報
- 5W1H
  - いつ
  - どこで
  - 誰が・誰の指示で
  - 何を
  - なぜ
  - どのように
- 行った処置やケア、患者の反応
- 家族への説明内容と反応
- 経時的に記載（正確な時間）

　同様に、電子カルテの時間も、定期的に確認・調整します。

　なお、急変時の記録は、後に開示を求められる場合もあります。誰が見てもわかるように、適切な用語、客観的な表現を心がけましょう。

（渡邊好江）

文献

1) 日本救急医学会：様式1院内心肺蘇生経過記録票（診療録用）https://www.icls-web.com/file/template1.pdf ［2018.7.2アクセス］.
2) 東京都立病院看護部科長会 編：看護記録パーフェクトガイド. 学研メディカル秀潤社, 東京, 2013.
3) 石松伸一 編：急変対応のABCD. 照林社, 東京, 2014.

表2　急変時に活用できるメモ（例）

時間	患者の状態・モニタ情報	行った処置やケア	記載者サイン

日本救急医学会のICLS（Immediate Cardiac Life Support）のホームページでは「院内心肺蘇生経過記録票」などの雛形を参照できる
急変時に活用できるフォーマットを作成する場合など参考にするとよい

メモの取り方（例）

時間	患者の状態・モニタ情報	行った処置やケア	記載者サイン
20：05	声かけに反応なし	応援を呼ぶ	
	呼吸なし		
	脈（頸）なし	エマージェンシーコール	
20：06		胸骨圧迫開始	
20：06'50	チアノーゼあり	救急カート到着	
	末梢冷たい	BVMにて換気開始	
		（30：2）	
20：07	呼吸なし	AED装着	
	脈（頸）なし		
20：07'10		医師到着（Dr.●●）	
20：08		AEDにてショック	
		胸骨圧迫、BVM換気	
20：09		小輸維保（Dr.●●）	
		心肺蘇2UG	
		ソルアセトF開始	●●

対応の実際

記録

65

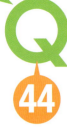

記録

Q44 2人夜勤時、患者が心肺停止。処置に夢中で記録があいまいに…。どうすればよかった？

A まずは「処置」が優先です。あいまいになりがちな「時間」の把握には、モニタやAEDのリコール機能を活用するとよいでしょう。

　人手がある日中ならまだしも、2人夜勤の場合、1人で何役もこなさなければなりません。
　CPA（心肺停止）患者を発見した場合、まずは、胸骨圧迫などの蘇生処置を行います。心停止から4～6分で脳が不可逆的な状態になるため、蘇生は時間との闘いになります。応援が来るまでは、1人が胸骨圧迫、1人が応援要請から物品準備（救急カート、モニタなど）まで、すべて行わなければなりません。
　その後の経緯検証のためにも、経過記録に「行った処置と時間」を明確に記載する必要がありますが、この場合、記録より処置を優先することはいうまでもありません。

「時間」を把握するコツ

　急変患者を発見したとき、処置を開始したときなどには、互いに声をかけて時間を確認しておき、後で記録することも可能です。
　モニタやAED（自動体外式除細動器）の時間をリコールして、後で記載する方法もあります。ただし、そのためには、モニタやAEDの時間が正しくないと正確な記録になりません。普段から、時計・機器類の時間を合わせておくことが大切です ▶p.64 Q43 。

記録は応援者に依頼する

　夜勤で病棟スタッフがいないときは、他病棟のスタッフ、院内急変対応チーム（RRT、METなど）やコードブルーチームに応援要請をしましょう。そして、応援に来たスタッフに、記録、他患者の対応、処置の介助、蘇生処置が必要な場合は医師到着までの蘇生処置、家族への連絡など、それぞれ役割を担ってもらいます。ベッドを壁から離して頭部の柵を外し、緊急の気管挿管ができるように準備しておくことも大切です。
　急変時に、誰が何をしているのかわからなくなると、複数人が同じことをしたり、必要な処置が抜けてしまったりします。リーダー看護師が役割を伝え、声を出し合うなどして、チームで情報を共有しましょう。

（宮原聡子）

文献
1) 東京医科大学病院看護部 編：急変・院内救急対応マニュアル．中央法規出版，東京，2013：8-16，279-281．
2) 佐藤憲明 編：急変対応のすべてがわかるQ&A．照林社，東京，2011：318-349．

ワンポイント

- 記録があいまいになりがちなこととして「時間」「薬剤投与量」があります。
- 時間については、本文に書かれているように、基準となる時計を決めて、機器類の時間を合わせておくことで対応しますが、問題となるのは「薬剤投与量」です。
- 急変対応中は処置に専念する必要があるため、使用した薬剤アンプルは1つのトレイにまとめておくとよいでしょう。メモをもとに記録するときに役立つだけでなく、事故防止にも役立ちます。

Part 2
「夜間の急変」に関するギモン

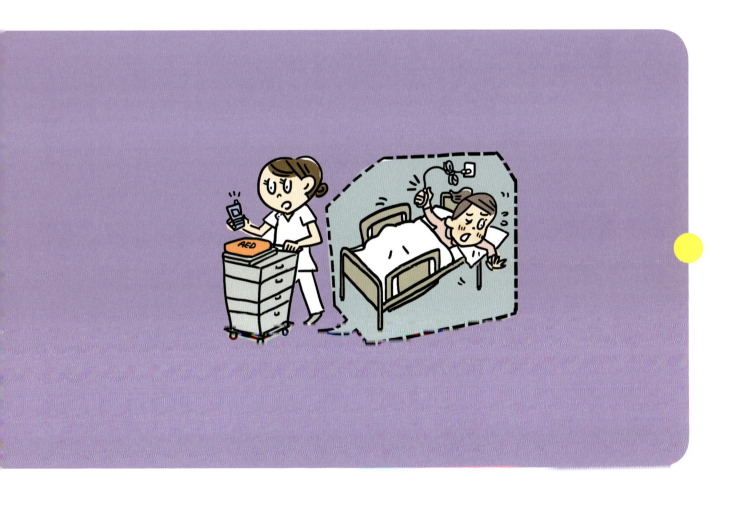

日中の急変と夜間の急変。対応は、どう違う?

　急変は、時刻・場所・人的体制・患者構成など、シチュエーションを選ばず発生します。
　しかし、夜間であっても、日中であっても、患者の安全そして安寧・安楽を保持することは、看護師として実施すべき大切な役割だといえるでしょう。

基本的な対応は日中と同じ

　夜間の急変対応だからといって、特別なことはありません。急変を発見したら、応援要請し、ガイドラインに沿って対応していきます。

❶ 事前の情報収集を怠らない

　そうはいっても、夜間は、人手が少なく、日中と違って応援を要請しても、すぐに必要なマンパワーが確保できるとは限りません。少ない人数で、どう対応するかがカギだといえるでしょう。そのためには、事前の準備(患者情報のチェック)が非常に重要です。
　夜勤に入る前には、最低でも、病棟に入院しているすべての患者の氏名・病室・病名・治療方針・現在の状態を把握しておきましょう。
　「自分の所属するチームの患者情報だけわかっていればいいや」と考えてしまうと、いざというときにスムーズに対応できなくなってしまいます。

❷ 意図的に、注意深く観察する

　夜間の病室内は暗く、ただでさえ観察しづらい状況です。加えて、看護師に「患者の睡眠を阻害したくない」という気持ちがあることから、観察・アセスメントを十分に実施しにくい環境であるのも事実です。
　しかし、患者にとってベストな対応は「急変する前に気づき、急変を未然に防ぐこと」です。必要時には、躊躇なく患者を起こして、症状の変化の有無を確認することが、最も大切です。

(道又元裕)

文献
1) 山下将志：夜間の急変発生!? さあどうする?．月刊ナーシング 2015；35(6)：70-75.
2) 佐藤憲明 編：夜間の急変 その対応とドクターコール．照林社，東京，2013.

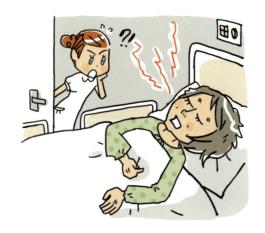

68

Check! 夜勤時、事前におさえておくべき主な患者情報

転倒・転落リスクのある患者はいるか？	●日中の移動方法（付き添い歩行、車椅子移動など）を把握しておき、患者が1人でトイレに行こうとして転倒しないように注意する ➡夜間の転倒・転落は、トイレ歩行など排泄に関連して生じることが多いことを理解する ●消灯前に、夜間よく使うものは手元に置いておくなど、環境を整える ➡床頭台から物を取ろうとしてベッドから転落する患者もいる。患者にとって、病棟のベッドは、自宅と違って慣れない環境であることを常に念頭に置いて対応する ➡患者の同意を得られるならば、ベッド柵を活用する ●同室患者や看護師に遠慮して、夜間のナースコールを控えてしまう患者もいることを理解する ➡そのような患者については、ナースコールの必要性を説明するだけでなく、チームでその情報を共有することが大切である ●過去に、転倒・転落したことのある患者は、早期に予防対策を実施する
急変リスクのある患者はいるか？	●カルテ・看護記録を確認し、バイタルサインの変動がある患者、輸液管理中の患者、医療機器やモニタを装着している患者はチェックしておく ➡上記の患者は「何らかの状態変化が起こりやすい」ととらえ、ラウンド時には注意して観察する ●「せん妄リスクのある患者」をスクリーニングしておく ➡70歳以上、入院直後（3日以内）、手術後（当日～翌日）には、せん妄が起こりやすいことを念頭に置く必要がある

Check! 夜間、特に注意したい「日中と違う言動」の例

不穏・せん妄	●せん妄が、病態悪化を示唆する可能性もある（低酸素血症など）ため、「いつもの不穏」と決めつけないことが大切である ➡せん妄をきたす急性疾患には、感染症（肺炎、尿路感染症、敗血症）、代謝疾患（低血糖、ケトアシドーシス、高浸透圧性昏睡）、中枢神経疾患（脳炎、髄膜炎、脳腫瘍）、外傷（慢性硬膜下血腫）、心血管疾患（急性心筋梗塞、大動脈解離、心不全）などがある ●訴えと行動が違う（例：「息苦しい」と言いながら酸素マスクを外すなど）場合は、特に注意が必要である
不眠	●「寝苦しい」「痛みで眠れない」などは、病態悪化や合併症発生のサインととらえて対応する ●普段、不眠をよく訴える患者が「その日に限ってよく寝ている」場合は、意識障害を疑って対応する
不安	●不安は、不整脈、低酸素、脳梗塞、低血糖などでも起こりうる ➡心不全の進行や低酸素血症による胸苦しさ・もやもや感を「不安」と表現する患者もいる ●夜になって急に「なんだか落ち着かない」「こわくてたまらない」などと訴える場合は、病態悪化のサインととらえて対応する ➡急な不安・不穏は、ショックの前ぶれである可能性もある ●頻繁な尿意が、不安によって生じている場合もある

❷ 夜間の急変

Q45 急変発生と同時に鳴ったナースコール。夜間は、どちらを優先すべき？

A 動けるスタッフが少ないときは、急変対応が優先です。
しかし、できるだけ「急変対応に行く人」「他患者対応をする人」などと役割分担しておくのが理想です。

術後、帰室して1時間後の患者。訪室した同僚から「血圧低下と意識障害が出現。ドクターにコールして！」との連絡が…。
「A先生ね、わかった。すぐに連絡するわ！」と院内PHS番号を押そうとした、まさにそのとき、ナースコールが鳴った。出てみると、最近、不穏の患者が「おしっこ」と言っている…。
皆さんには、こんな経験はありませんか？

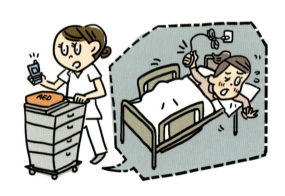

ナースコール≠非緊急

ナースコールは、トイレや日常生活行動に伴って押される場合が多いため、とかく、私たち看護師は、非緊急と思ってしまいがちです。確かに、ナースコールは非緊急のことが多いですが、短絡的に「後回しで大丈夫」と判断しないほうがよいでしょう。

病室で「トイレに行きたい」とナースコールを鳴らした患者には、コールを受けた看護師が急変対応しようとしている状況が見えません。トイレを待てる患者ならば少し待ってもらえばよいですが、待てない患者もいます。トイレに行きたくてそわそわしている患者がベッドから**転倒・転落**するなどの危険も十分考えられます。

「急変」と一口で言っても、その病態は、患者1人ひとり違います。しかし、すばやく対応しなければ、患者の予後や生命にかかわる緊急事態であることに変わりはありません。では、どうすれば上手に対応できるか、考えてみましょう。

急変≠全員集合

「急変！」と言われたら、今、勤務しているスタッフが全員集まらなければいけないと思っている人も少なくないでしょう。でも、それは誤解です ▶p.104 Q66。急変対応を行っている間であっても、病棟の大半を占める**他患者のケア**をおろそかにしてはいけません。

病棟勤務は、役割分担で業務を行ったり、チーム編成で患者を振り分けたりと、複雑です。もし急変が起こったら、スタッフの半分は急変対応に行き、残り半分のスタッフは他患者ケアを行うなど、**役割調整**を行う必要があります。もし、自分の役割が判断できない場合には、リーダー看護師に指示をもらいましょう。

そのためには、日ごろから病棟内で声をかけ合いながら、互いの業務を常に調整できるような**環境づくり**も大切です。

（染谷泰子）

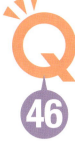

Q46 2人夜勤の急変対応中、他患者からナースコール。医師も来ないし、どうすれば…?

A まずは「生命の危機」にある患者の対応を優先し、ナースコール対応は、応援スタッフに依頼します。医師を呼ぶときは「急変です」と状況を簡潔明瞭にはっきり伝えてください。

まずは急変対応を優先

夜勤で看護師2人という条件下では、他の患者からのナースコール内容を確認して優先度を判断します。

優先すべきは「生命の危機的状況にある患者」の対応です。

❶病棟看護師と蘇生チームに応援要請

看護師1人で急変対応するのは困難なため、躊躇せずに応援を呼びます。ベッドサイドのナースコールやPHSを用い、緊急事態の発生を病棟内の看護師に知らせます。

応援要請の際、一緒に救急カート・AED(自動体外式除細動器)・モニタなど必要物品の準備や、医師への連絡を依頼するとよいでしょう。

院内の救急システム(コードブルーなど)が確立されている場合は、すみやかにシステムを起動します[*1]。

❷それでも人手が足りなければ、夜勤師長や他病棟に応援要請

病棟内の看護師だけでは対応しきれない場合は、夜勤師長や他病棟に応援要請を検討し、人員確保に努めます。その際は、自施設のマニュアルや規則に沿った方法を遵守してください。

応援スタッフが到着したら、急変対応をする看護師、ナースコール対応を行う看護師など役割を分担し、他患者へのケアに支障が出ないようにすることも重要です。

「急変発生」の伝え方

急変発生時には、時間的余裕がないため、医師に簡潔明瞭に報告します。その際、I-SBAR-C(アイエスバーシー)(Identify:報告者の同定、Situation:状況、Background:背景、Assessment:評価、Recommendation:提案・依頼、Confirm:指示内容の口頭確認)の順に、系統立てて報告するとよいでしょう。特に「R(提案・依頼)」では、急変であることをはっきり伝えます。

そこまでやったにもかかわらず、どうしても医師(主治医)が来てくれない場合は、上級医に報告する方法もあります。

看護師は、患者を守るために医師へ連絡します。時間帯や内容により、躊躇してしまうことがあるかもしれません。I-SBAR-Cでのドクターコールとコードブルー、どちらを選択することが患者の命を守ることなのかを考えて行動することが大切です。

(太田文子)

文献
1) 石松伸一:高齢者・術後患者のための急変対応TOP50救急.照林社,東京,2008:116-117.
2) 佐藤憲明 編:急変対応のすべてがわかるQ&A.照林社,東京,2011:230-000.
3) 日本看護協会:医療安全推進のための標準テキスト.https://www.nurse.or.jp/nursing/practice/anzen/pdf/text.pdf「2018.7.2アクセス」
4) 鮎澤純子:難しい局面における記録の留意点.ハートナーシング 2011;24(3):54-58.
5) 日本蘇生協議会 監修:JRC蘇生ガイドライン2015.医学書院,東京,2016.

[*1] 院内の救急システムがない場合は、夜間当直医→主治医の順に連絡するとよいだろう。

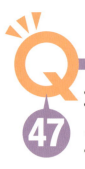

Q47 夜間の急変でのドクターコール。主治医が先？当直医が先？

A A（気道）、B（呼吸）、C（循環）、D（意識）、E（外表・体温）の変調は、迷わず「当直医」にファーストコールをしましょう。

それぞれの施設で報告に関するルールが定められているなら、それに準じる必要があります。そうでなければ原則として、以下のように対応するとよいでしょう。

ファーストコールは当直医

基本的には、A（airway：気道）、B（breathing：呼吸）、C（circulation：循環）、D（disability：意識／中枢神経）、E（exposure/environmental control：外表・体温）に変調をきたすほどの緊急時は、即時の対応を要しますので、迷わず当直医へファーストコールをしましょう。

また、その逆で、頓服薬など「治療方針に大きく影響しない指示」についても、当直医への相談でよいでしょう。

❶ 治療にかかわる状態変化は、原則として主治医に連絡

一方、治療に関する最重要事項、例えば「開腹手術後患者のドレーン排液が急に増えた」や「急性心筋梗塞治療後の患者に、バイタルサインの大きな変調はないが心房細動が出現した」など専門的な内容については、当直医が判断しかねる可能性もあるため、主治医の判断が望ましいと考えます。

できるだけ主治医が病院にいる日中の間に、その患者に起こりうる変調を予測して「どの程度の基準を逸脱したら、主治医に直接連絡すべきか」のコール基準を相談し、必要時は指示簿への追加記載を依頼しておくのも大事なポイントです。

❷ 迷ったらリーダー看護師に相談

夜間や休日は「急変とまではいかないものの、何かがおかしい…」など、いつ、誰に報告すべきか悩む場面が多いと思います。迷った場合は、まず、リーダー看護師や同僚、先輩に相談し、一緒に検討しましょう。

看護師サイドで判断がつかない場合は、当直医へ連絡し、「この報告は当直医でよいか、主治医へ聞くべきか」を判断してもらってもよいかもしれません。

（日高志州）

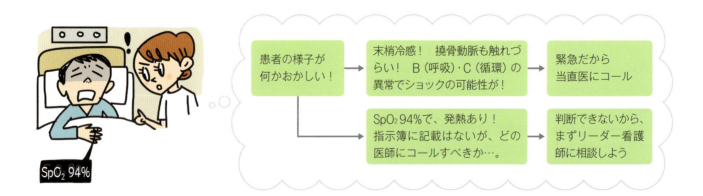

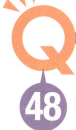

Q48 夜間の急変。当直医に連絡しても、一向に来てくれない。どう伝えれば来てくれる?

A 「患者の生命が危機状態にある」ことをはっきり伝えましょう。急変サイン、主病名、急変の原因として考えられることを端的に述べ、診察を強く依頼します。

夜間の急変発生時、看護師は気が動転しており、まとまりのない報告になりがちです。

状況がうまく伝わらないと、医師が患者の状態を過小評価して「経過観察」の指示しか出さないなど、解釈に乖離(かいり)が生まれかねません。では、どう伝えたらいいのでしょうか?

「緊急事態だ」と伝える

緊急で当直医に電話するのは、以下のような場面です。
① A（気道）、B（呼吸）、C（循環）、D（意識）、E（外表・体温）の変調
② 疼痛など強い症状の出現

この場合、報告の切り口は、「○○病棟の看護師○○です」と名乗った後、「呼吸が止まりそうな患者がいます」「ショックの患者がいます」と急変のサインを強調し、「すぐ来てください」と診察依頼の連絡であることを強調して伝えます。

特に、緊急時の電話報告では、SBAR（I-SBAR-C）の「S（situation：状況）」と「B（background：背景や臨床経過）」は、主病名と急変の原因となりうる情報にとどめ、入院後の状態を時系列で長々と伝えないことがポイントです。

細かい説明は、医師が来室したときに簡潔に伝えられるよう、カルテを開いておけばいいのです。

過大評価を恐れない

看護師にとって「怖い」医師であればあるほど、最初に「お時間よろしいでしょうか」など、前置きをして機嫌を伺ってしまいがちです。配慮する気持ちも必要ですが、緊急性を伝えるため「優先順位はこちらが高い」ということを伝えなければいけません。

医師の叱責を恐れるあまり、言葉が詰まったり、報告が遅れたり、現状に焦ってとりとめのない報告をしてしまいがちですが、「患者の生命が危機状態にある」ことを意識して、過大評価を恐れず、伝えるべきことははっきり伝えることが大切です。

（日高志州）

ワンポイント

- 当直医にドクターコールをする際は「当直医は、主治医と違って、その患者に関する情報をもっていない」ことを常に念頭に置きましょう。
- ドクターコールを受けた当直医は、報告を聞きながら「自分は、何を求められているのか」「蘇生は必要か」「どんな治療・処置、検査が必要か」「治療方針・家族への情報提供の状況はどうか」「主治医・担当医にどう報告するか」といったことを考えています。
- だからこそ「○○してもらえませんか?」「○○の恐れがあると思います」「○○しておきますか?」など、看護師が情報を整理し、自分の判断を伝えることが大切なのです。

Q49 夜間、徐々に状態悪化。何度も医師に報告したが「経過観察」のまま…。どうすればいい?

A 重症度と緊急度をはっきり伝えることが大切です。「悪化の徴候がある」「想定された問題が生じている」ことに焦点を絞って報告します。

医師に状態を報告するとき、何を一番に報告すればよいのでしょうか?

私たち看護師は、報告内容に「バイタルサイン」「時間経過」「患者の訴え(苦しい、痛い、など)」「自分のアセスメント」など、患者の状態変化のすべてを盛り込みがちです。その結果、医師に報告したいことが伝わらないケースをしばしば見受けます。

夜間であれば、なおさらです。医師の機嫌を損ねないように…と報告時に緊張してしまうと、いつも以上に報告したいことが伝わりません。適切な指示がもらえなければ、当然、朝までに患者の状態が悪化し、医師より「報告がなってない!」などと叱責されてしまいます。これでは、医療者間の溝が深まるばかりです。

では、医師は、どんな情報を知りたいと思っているのでしょうか? どのように報告したら、夜間でも、私たち看護師の報告に耳を傾けてくれるのでしょうか?

ここでは医師が知りたい情報の視点から、医師と患者情報を共有できる報告方法を考えていきます。

「診断」に必要な情報を伝える

医師は、診断・治療をしていかなければなりません。そのため「診断・治療の視点から必要な情報かどうか」を考えると、何にアプローチし、観察すればいいかがわかります。私たちが得た情報を医師に伝える方法の1つが「I-SBAR-C」です ▶p.145 Check。

I-SBAR-Cを用いると、即刻対応が必要だった場合、正確に早急に情報を伝達し、共有することが可能です。患者の声に耳を傾け、察知できた情報をI-SBAR-Cに当てはめると、報告する内容が明確になります。

「医師を動かす」キーワード

❶ 重症度と緊急度

患者の状態が「いつもと何か違う」と感じたら、重症度と緊急度を判断しましょう。なぜなら、これらが「医師を動かす」キーワードであるからです。

しかし、患者の訴えはさまざまで、症状や病態はそれ以上にたくさんあります。「経過観察」と医師に言われた場合には、漠然と経過をみるだけでなく、患者の発信する情報を意識的にとるようにしながら、継続して観察を行うことが大切です。

つまり、重症度・緊急度の判断には、患者の状況や特徴をよくつかむことが必要なのです(表1)。

自分の直感を意識的に伝える必要があるため、「生じている問題」「情報収集」「評価」の順に進め、そこからみえてくる問題の仮説を立てて、それを検証していきましょう。なぜ・どうして・どのようにといった根拠を具体化できるかがポイントとなります。

❷ 悪化の徴候・想定される問題

具体的な指示がないときは「悪化の徴候を見逃さない」「想定される問題をとらえているか」もポイントになります。患者の症状を聞き、フィジカルイグザミネーションで客観的な情報を確認して整理し、情報と自分の判断を伝えましょう。

もし、その判断に自信がもてなかったり、不安だったりする場合には、整理した情報の他に「考えられる疾患や疑わしい内容」も付け加えると、医師が判断しやすくなります。しかし、判断に時間を費やし、医師への報告

表1 医師が求める情報の例

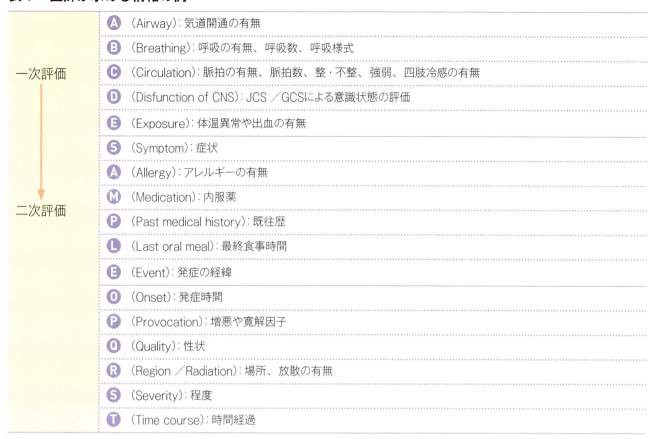

一次評価	Ⓐ	(Airway)：気道開通の有無
	Ⓑ	(Breathing)：呼吸の有無、呼吸数、呼吸様式
	Ⓒ	(Circulation)：脈拍の有無、脈拍数、整・不整、強弱、四肢冷感の有無
	Ⓓ	(Disfunction of CNS)：JCS／GCSによる意識状態の評価
	Ⓔ	(Exposure)：体温異常や出血の有無
二次評価	Ⓢ	(Symptom)：症状
	Ⓐ	(Allergy)：アレルギーの有無
	Ⓜ	(Medication)：内服薬
	Ⓟ	(Past medical history)：既往歴
	Ⓛ	(Last oral meal)：最終食事時間
	Ⓔ	(Event)：発症の経緯
	Ⓞ	(Onset)：発症時間
	Ⓟ	(Provocation)：増悪や寛解因子
	Ⓠ	(Quality)：性状
	Ⓡ	(Region／Radiation)：場所、放散の有無
	Ⓢ	(Severity)：程度
	Ⓣ	(Time course)：時間経過

が遅れないように注意しましょう。

　医師への効果的な報告が可能になれば、さらに質の高いケア・看護が提供できます。

❸関係性を築く

　夜間でも、医師と情報を共有できる関係性も重要です。
　目的・目標・アプローチの共有、スキルを備えた集団、互いを尊重し合える関係性、その機能を最大限に発揮できるのが、よいチームです。そのためにも、I-SBAR-Cに沿った報告を適切に行うことが必要です。

（清水明美）

文献
1) 石松伸一 監修：実践につよくなる　看護の臨床推論. 学研メディカル秀潤社, 東京, 2014：1.
2) 高田史門, 山口恭一：はじめの一歩はバイタルサイン. レジデントノート 2010；10 (9)；400-407.

夜間の急変。CPRコールをしたが「処置中で対応できない」と言われた。どうすればいい?

A 他の当直医に来てもらえるよう調整をしましょう。
もし、医師が誰も来られなければ、医師が来るまで、看護師が実施できる処置を、医師の指示のもとで行います。

院内で急変が発生したときのために、多くの病院では**急変対応システム**が整備されています。

しかし、夜間は、日中に比べて医療者の人数が少なく、医師がすぐに駆けつけられない場合もあります。そのような場面で、看護師は、どのように動いたらよいのでしょうか。

急変対応システムの認知

まず、自施設の急変対応システムをしっかり把握しておくことが大切です。何か変だなと思ったらすぐに起動させましょう。

また、**CPRコール担当医**の他に、何人の**当直医**がいるのか、把握しておきましょう。もし、CPRコール担当医が対応できなければ、他の当直医へ連絡し、対応してもらえるように調整を行います。

「やるべきこと」の確認

❶「看護師ができること」のうち、何を実施するか確認する

すぐに医師が来られない場合は、医師が来るまで、看護師ができる処置を行います。その際には、医師に「〜してよいか」と、具体的に確認しましょう。

看護師が、すべての処置を行えるわけではありません。そのため「**看護師ができる処置**は何か」を把握しておく必要があります。ちなみに看護師は、医師の指示により、バッグバルブマスクを使用した用手換気での酸素投与、静脈路確保や薬剤の投与を実施できます。

❷ 受けた指示は「復唱」して確認

医師が伝えてきた内容を**復唱**します。復唱することで医師の伝えたい内容と自分がとらえた内容にズレがないか確認できます。

なお、心肺停止時の薬剤投与など、頻繁に薬剤を投与する際には、コールした電話を切らず、あえて**通話状態**にしたままで処置を実施してもよいでしょう。

予測性をもった準備

症候から**フィジカルアセスメント**を行い、**病態の予測**を行う癖をつけましょう。

病態を予測することで、どのような治療や検査が必要になるかが判断でき、何の準備を行えばよいかがわかります。医師が来る前に準備を実施できれば、治療開始までの時間を短縮することができます。

(上川智彦)

Part 3
「場所」に関するギモン

- トイレでの急変
- 病室内での急変
- 病室外での急変

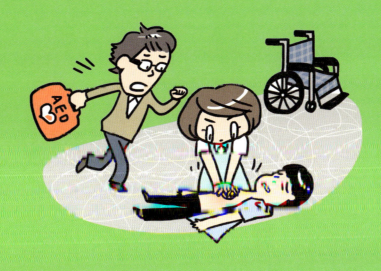

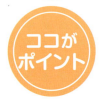

ベッド上以外で急変が起きた場合

急変患者にとって、生命にかかわる究極の状態は心肺停止です。その状態にどのように対応するかが、救命のカギとなります。

しかし、急変は、いかなるシチュエーションでも発生します。病室のベッド上以外でも、トイレや浴室、移動中（ストレッチャーや車椅子の上）などに急変が起こり、対応に困った経験をもつ方も、いるかもしれません。

そんなときは、あわてず「原則に立ち返って」考えてみることが大切です。

●「その患者にどんな処置が必要か」を考えるのが鉄則

前述のように、究極的な救命のカギは「心肺停止にどう対応するか」です。

つまり、いま置かれている状況下で、心肺蘇生が必要か、そして、心肺蘇生を最も迅速に行うためには何をすべきか、と考えていけば、おのずと対応がみえてきます。

❶ 心肺蘇生が必要なら「その場で蘇生行為を実施できるか」を考える

■狭い場所では心肺蘇生を行えない

例えば、トイレのような狭い場所ではどうでしょう？胸骨圧迫・人工呼吸を行って、AED（自動体外式除細動器）を使用するには、意外と広いスペースが必要です。そのため、「まず、ある程度の広さがある場所まで、患者を移動させなければならない」ということがわかるでしょう。

■濡れている場所ではAEDを使えない

では、浴室など、濡れている場所ではどうでしょう？濡れている場所では、AEDや除細動器のように放電する機器は使用できません。そのため、まず、乾いた場所まで患者を移動させ、AEDのパッドを貼る位置の水分を拭き取る必要があります。

また、体が濡れた状態だと、体温がどんどん下がっていきます。そのため、手近なバスタオルなどをかけて保温することも必要となるでしょう。

❷ 心肺蘇生が不要なら「その場で今後予測される処置を実施できるか」を考える

心肺蘇生は、可能な限りすみやかに実施する必要がありますが、それ以外の場合（バイタルサインがある程度保たれている場合）などでは、部屋の移動が必要になることもあります。

心肺蘇生を行う場合を除き、専門部署（ICUなど）への患者移動は一次対応の後（モニタ装着、ルート確保、酸素投与などを行った後）に行うのが原則です。

どうしても一般病棟で対応せざるを得ない場合には、観察室やナースステーション付近の個室への移動を考慮します。

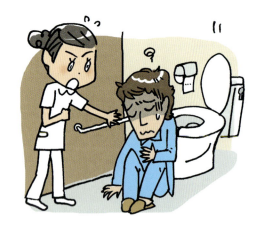

Check! 患者移動の考え方の例

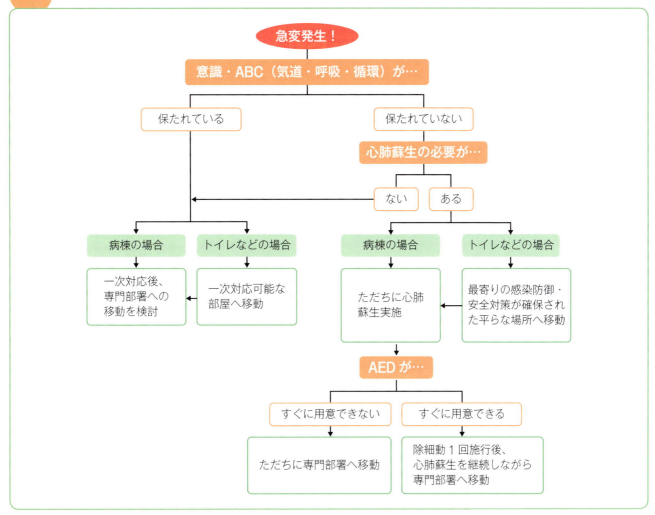

田村富美子：急変対応で、患者を移動（部屋移動）するのはどんな場合ですか？ どのタイミングで、どんな点に注意すればいいですか？．佐藤憲明 編，急変対応のすべてがわかるQ&A，照林社，東京 2011：96-97．より引用

❸ 在宅や施設の場合は「DNAR指示があるか」によって対応が異なる

在宅や介護施設などのように、設備や人員が整っていない環境で急変対応を行う場合には、**救急要請**をして、心肺蘇生を行いながら救急車の到着を待ちましょう。

この場合、「急変患者がDNAR（蘇生適応除外）かどうか」を確認することも大切です（p.155 Check）。DNARであれば**在宅医への連絡**を第一に行うことになります。

（道又元裕）

51 トイレでの急変

トイレで患者が急変！ベッドに戻してから対応する？ それともトイレで対応する？

A 狭い個室では、観察も対応も十分にはできません。
応援を呼び、廊下まで患者を運び出してから、対応を開始します。

トイレという狭いスペースで急変が生じた場合、患者がどのような状態なのか把握することが困難です。また、心肺停止時などに行う蘇生処置も、狭いスペースでは実施できません。そのため、すみやかにトイレから患者を救出し、廊下まで運び出す必要があります。

なお、個室のドアの鍵の種類は、事前に把握しておきましょう。コインなどを用いて外側から開けられるものや、合鍵が必要なものなど、開錠方法が異なるためです（図1）。鍵の種類と保管場所を把握しておくことは、急変対応の隠れた最重要ポイントです。

対応の実際

❶ 声をかけ、意識の有無を確認する

個室のドアの外から患者に声をかけ、意識の有無を確認します。

返答がない（もしくはおかしい）と感じたら、羞恥心に配慮しながらドアを開けます。意識清明でなければ、この時点で応援要請し、搬送準備（ストレッチャーなど）を依頼します。

❷ 呼吸・循環の確認と状況判断をする

胸郭の挙上などを観察して呼吸の有無を確認するとともに、橈骨動脈や頸動脈に触れて循環の有無を確認します。

同時に、患者がどのような位置に、どのように倒れているかなど、状況の確認も行います（図2）。

❸ 患者をトイレから廊下に運び出す

個室のドアが内開き（内側に開くタイプ）だと、ドアを十分に開けられない場合もあります。その際は、患者をいったん便器に座らせて、ドアを開くスペースを確保します（図3-A）。

個室が狭ければ、引きずり法[1]で患者をトイレの外に運び出します（図3-B）。

❹ 心肺停止であれば心肺蘇生、
心肺停止でなければ全身観察を行う

心肺停止時は一刻も早く蘇生を開始しなければなりません。そのため、患者をトイレから運び出したら、すぐに廊下で胸骨圧迫を開始します。

心肺停止でなければ、外傷の有無、便器内外の吐下血の有無などを観察します。動脈性の出血などを認める場合は、圧迫止血を実施します。

その後、人手が確保できたらストレッチャーなどに乗せ、病室へ移動します。

（露木菜緒）

文献
1) 苑田裕樹：狭い空間（トイレなど）でぐったりして倒れている．三上剛人 監修，異変発生！ナースならできておくべき すぐ，やる技術 カード付き．学研メディカル秀潤社，東京，2014：60-61．

図1 個室の外から鍵を開ける方法（例）

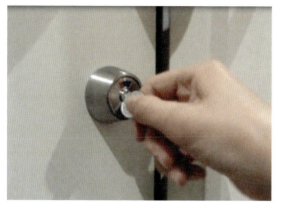

- 外側の中心部分に溝があるタイプでは、コインやハサミなどで溝の向きを変える（横→縦）と、開くことが多い

図2 状況判断の方法

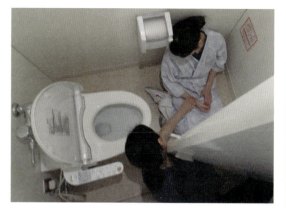

- ドアが十分に開かない場合でも、隙間から橈骨動脈などに触れ、意識・呼吸・循環を確認する

図3 患者の救出方法

A 便器に座らせる方法

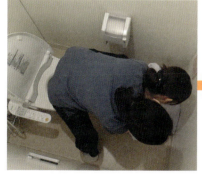 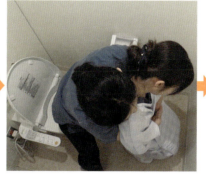 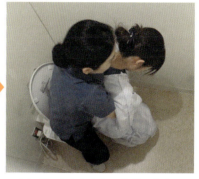

- 患者の手足を曲げて体を小さくまとめ、便器に座れる向きにする
- 患者の手首を持って引き上げ、いったん便器に座らせて、ドアを開ける
- 少しずつ向きを変え、患者の背中をドア側に向け、引き出す

B 引きずり法

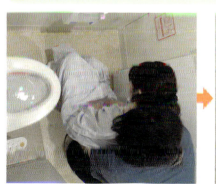 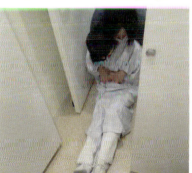

- 患者の手首を持ち、背中をドア側に向ける
- 少しずつ引き出す

> **ワンポイント**
> - まずは患者の腕を組ませるのがポイントです。
> - 患者の脇の下から看護師が腕を差し込み、患者の手首を持って引き寄せるようにして移動します。

❸ 場所 トイレでの急変

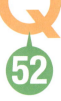

Q52 トイレでの急変

ポータブルトイレ上で患者が心停止。ベッドに戻すマンパワーがないとき、どうする?

A まずは応援要請を行います。応援に来たスタッフとともに床に患者をおろし、BLS（一次救命処置）を開始します。

急変はどこで起こるかわかりません。そのため、急変患者を発見したら「その場所で、急変対応が行えるかどうか」を判断する必要があります。

質の高い胸骨圧迫は「広く、平坦で、硬い場所」でないと実施できません。ポータブルトイレだけでなく、トイレや階段などの狭い場所では実施困難です。

対応の実際

❶ まずはすみやかに応援要請

急変時、1人でできることは限られています。

処置不可能な場所で患者が急変していた場合、1人で無理に移動させず、まずは、すみやかに応援要請をします。その際、場所や状況を的確に伝え、救急カートやAED（自動体外式除細動器）、生体モニタなどの必要物品を依頼しましょう。

応援要請後も、その場を離れてはいけません。応援が来るまでの間、患者の安全確保を行い、意識・呼吸・循環などの全身評価を行います。

❷ 応援到着後、床におろしてBLS開始

まずは、一刻も早くBLS（一次救命処置）が可能な環境をつくらなければなりません。応援が到着したら、患者をポータブルトイレから、急変対応できるスペース（床など）へ、移動させます。2人なら、ベッドに上げることは難しくても、床へおろすことは可能でしょう。

その後、患者のA（気道）、B（呼吸）、C（循環）が安定するまでは蘇生を優先し、安定を待ってから、ストレッチャーやベッドでALS（二次救命処置）のしやすい場所へ移動させます。

なお、緊急の場面においても、感染防御は重要です。蘇生の前にはスタンダードプリコーションとして、手袋、マスク、ガウンかエプロンを装着しましょう ▶p.13 Q02 。

❸ 大部屋などでは他患者への配慮も必要

大部屋や廊下など、複数の患者がいる場所で急変が発生した場合、カーテンなどで他の患者の目に触れないようにするなどの配慮が必要です。

急変への対応がすみやかにできるように、普段から、急変時に備えた準備やシミュレーションを行うことが大切です ▶p.84 Q54 。

（永谷ますみ）

文献
1）富阪幸子：急変対応がわかる．月刊ナーシング 2016；36（4）：54-56．

ワンポイント

- 便意や尿意は、副交感神経刺激によって発生します。そのため、排便・排尿時には、迷走神経が亢進して末梢血管が拡張するため、失神（意識消失）が起こることもあります。排泄時には急変が起こりやすいことを念頭に置く必要があります。
- 応援が到着したら、ポータブルトイレ内の排泄物を忘れずに確認しましょう。タール便がある場合は、上部消化管出血の持続が疑われます。

病室内での急変

Q53 病室の床に患者が倒れている！対応は、ベッドに戻してから？ それとも、その場で？

A まずはその場で対応します。ベッドへ戻すのは、患者の状況を確認・把握した後です。ショック徴候や脊髄損傷の可能性があるときは、必ず応援を要請しましょう。

患者の状態を確認せずにベッドへ移動させることは、以下の2つの理由から避けるべきです。
①即時対応が求められる事態（心肺停止など）において、ベッド移動に時間をとられ、対応が遅れる可能性があること
②安易な移動により、患者の状態を悪化させる可能性があること

対応の実際

倒れている患者を発見したら、まずはその場で意識・呼吸・循環を確認します（図1）。

❶患者の意識がない場合

患者の意識がない（あるいは意識レベル低下などの異常を認める）場合は、すみやかに応援を呼びましょう。呼吸や脈拍がない場合は心肺停止と判断し、ただちに心肺蘇生を開始しなければなりません。

呼吸や脈拍が確認できても、ショック徴候を認めた場合は、患者を動かさず、その場で応援を呼びましょう。無理に患者を動かすと、ショックを助長したり、倒れる原因となった病態（あるいは症状）を悪化させたりする可能性があります。

❷患者の意識がある場合

患者の意識がある場合は、倒れたときの状況や、外傷の有無を確認します。

図1　対応の手順

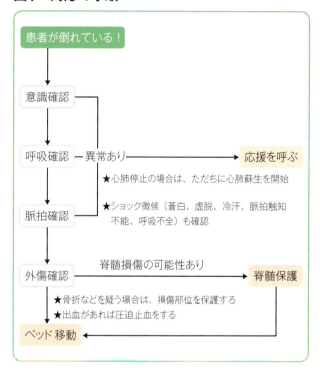

少しでも脊髄損傷につながる可能性がある場合（ベッドからの転落、首を強く打った場合など）には、患者の脊椎に力がかからないよう十分に注意し、複数のスタッフでベッドに移動させるのが望ましいでしょう。

移動に痛みを伴う場合（骨折や打撲など）には、損傷部位を保護して痛みを増強させないよう配慮し、出血を伴う場合は圧迫止血を行った後、ベッドへ移動します。

（濱本実也）

病室内での急変

Q54 大部屋の患者が急変！対応は、重症部屋に移してから？それとも、その場で？

A ショック状態では呼吸・循環の安定化、心肺停止では質の高い心肺蘇生が最優先です。重症部屋（ICUなど）への移送を検討するのは、その後です。

移送が必要なのは…

急変で、重症部屋への移動を検討すべき病態は**ショック状態**と**心肺停止**だけです。

❶ショック状態

ショック状態の場合、何らかの原因によって呼吸・循環動態が悪化しています。そのため、短期目標として**呼吸・循環動態の安定**を図れるように、気道確保や酸素投与、点滴確保などの迅速な介入が必要となります。

その間、他のスタッフは、重症部屋の確保や入室・移動の準備を行います。患者が移動できる状態または大部屋での目標達成が困難と判断したら、重症部屋への移動を検討します。

❷心肺停止

心肺停止では、その場にいる看護師や、駆けつけたスタッフによるCPR（心肺蘇生）、AED（自動体外式除細動器）、モニタ装着など、質の高い**救命処置**の実施が優先されます。重症部屋など処置ができる部屋への移動を検討するのは、それらがすべて終わってからです。

大部屋での急変対応

大部屋から重症部屋への安全な移動には、マンパワー確保、重症部屋のベッド確保・受け入れ準備、移送の準

表1　大部屋での対応の利点・欠点

利点	● 同室者がいなければ広く利用できる
欠点	● 急変時に必要な物品がすぐに準備できない ● 医療機器を装着可能なコンセントや、酸素などの中央配管が少ない ● 患者1人分の空間が狭く、医療機器や必要な物品を置くのが困難 ● 同室者に退室してもらわなければならない場合がある ● 同室者に不安を与える

備・通路確保が必要です。大部屋の特徴を理解して行動しましょう（表1）。

大部屋での急変対応ステップを図1にまとめます。

（藤田智和）

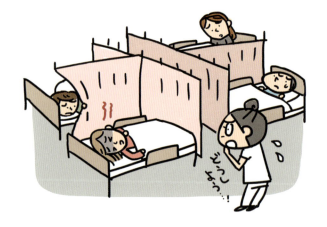

図1 大部屋での急変対応ステップ

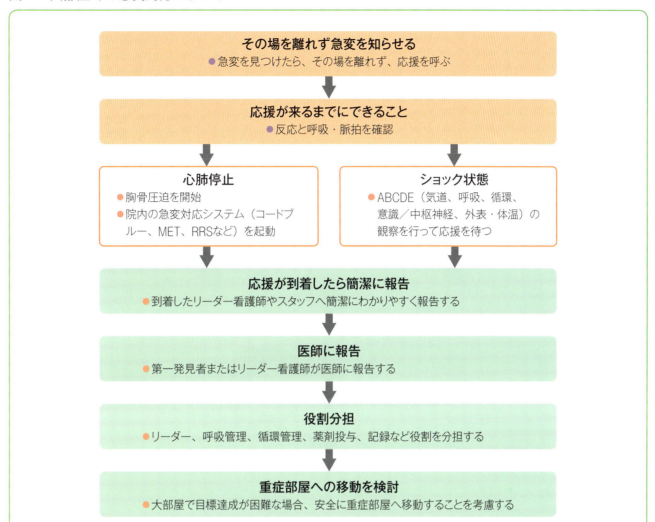

病室外での急変

Q55 検査のための移動中、患者が急変！どう対応すればいい？

A まずは応援要請を行い、急変対応ができる場所に移動します。移動中には、急変対応に必要な「人員」も「医療機器や医薬品」もないためです。

　患者の急変は、病室に限らず、さまざまな場所で起こります。重要なのは「その場所で急変対応が可能か」を判断することです。

　そして、日々の看護を行うなかでも「患者は、常に急変する可能性がある」という認識をもつことが大切です。**最悪のシナリオ**を常に想定しておくことが、迅速な急変対応のポイントです。

　以下に、想定される「意外な場所」での急変対応についてまとめます。

エレベータでの急変

　エレベータ内では、急変対応するにも、医療機器や医薬品がないため、急変対応は困難です。一刻も早く**エレベータをおり**、応援要請する必要があります。

　応援要請後は、急変対応可能な場所に移動しますが、その間も、患者の状態把握につとめることが大切です。

　基本に戻り、A（気道）→B（呼吸）→C（循環）→D（意識／中枢神経）→E（外表・体温）の順に評価していきます。

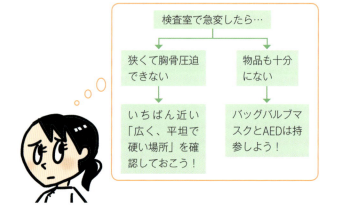

検査室での急変

　移動した先でも気は抜けません。CTやMRIの検査中に急変することもあるからです。造影剤を使用する検査では、副作用が出現して急変する可能性があります。

　各施設において定められている院内緊急コール（コードブルーなど）や、院内の急変対応システム（RRSなど）を起動し、早期にチームで介入することが大切です。

（池尾昭典）

文献
1）谷口泰代：院内急変対応．日本内科学会雑誌 2014；103(6)：1411-1416．

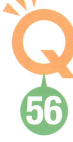

病室外での急変

Q56 手術室で患者が急変。どう対応すればいい?

A 器械出し看護師は急変対応、外回り看護師は全体的なコーディネートを中心に行います。

　手術中は、患者の全身管理を行う麻酔科医と執刀医・第1〜第3助手が手術状況をコントロールし、器械出し（直接介助）看護師と外回り（間接介助）看護師が介助にあたります。手術室での急変では、手術の進行状況によって誰がリーダーとなって判断・指示し、診療科の領域を超えて進言・決断するかが大きな問題となります。

　手術室での急変対応には特殊な問題があります（**表1**）。施設ごとの基準やマニュアルを作成し、シミュレーションなどのトレーニングを行っておくことを推奨します。

手術室での急変対応

　まずは応援要請を行い、除細動器などをセットします。手術を中断できる場合は、最も近い医師が胸骨圧迫を行います。中断できるところ（止血など）まで手術を進める場合は、第2または第3助手が胸骨圧迫を行います。

❶ 器械出し看護師の役割

　手術を継続する場合は手術介助にあたります。
　手術中断時には、術野をドレープなどで覆って清潔保持をした後、胸骨圧迫の交代要員となります。
　除細動が必要な場合は、パドルを当てる位置まで、ドレープをはがして実施します。この際、清潔野の維持が必要です。ドレープの下に潜り込むなど、自目的な除細動は避けましょう。なお、開胸術や閉心術時には、滅菌された専用パドル（心内パドル）を使用します（**図1**）。

❷ 外回り看護師の役割

　時間経過を追い、指示系統を守りながら主に麻酔科医

表1　患者急変時の手術室での問題点

- 執刀医と麻酔科医のどちらがリーダーとなるか
- 清潔区域のため手術室外からの応援到着までに時間がかかる
- 末梢静脈路は確保されており、ほとんどの場合、気管挿管下である
- 清潔野を維持しなければならない場合がある
- 特殊体位（側臥位・腹臥位など）の場合がある
- 胸骨圧迫、除細動器パドルの方法をどうするか

図1　心内パドル

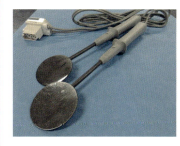 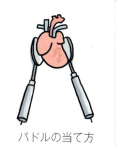

パドルの当て方

と綿密に連携し、薬剤・輸液・輸血投与や検査など、他部門との調整を行います。

　リーダーが決定せず、判断や指示が明確でない場合は、中間的な折衝を受けもち、建設的な介入によって効率的な決定と処置進行の円滑化を調整します。　（小林英貴）

文献
1) 日本手術医学会：手術医療の実践ガイドライン（改訂版）. 手術医学 2013; 34 (Suppl): S1-S148.
2) 北田裕和：心停止.レジデントノート 2008; 10 (7): 970-980.
3) 日本麻酔科学会, 日本輸血・細胞治療学会：危機的出血への対応ガイドライン. http://www.anesth.or.jp/guide/pdf/kikitekiGL2.pdf ［2018.7.2アクセス］.

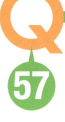

病室外での急変

Q57 外来や健診センターでの急変。情報や医療機器が不十分だが、どうすれば？

A 応援要請後、ABC（気道・呼吸・循環）を確認し、心肺停止なら心肺蘇生を開始します（図1）。心肺停止でない場合には、救急外来などに搬送します。

対応の原則は同じ

❶応援要請→BLS

まずは、応援とAED（自動体外式除細動器）を要請します。決してその場を離れず、大きな声で応援を要請しましょう。

次に、蘇生の必要があるかどうか、つまり、ABCの確認を行います。心肺停止状態であれば、すぐにBLS（一次救命処置）を開始します。

❷ALSを実施できる場所に移動

とはいえ、病棟以外の急変で悩むのは「BLSが必要ではない場合」でしょう。本来なら、救急カートやモニタなどを集め、すみやかにALS（二次救命処置）に移行しますが、そういった医療機器がない場所の場合には、対応可能な場所（救急外来など）に搬送します。

病院と離れた場所（健診センターなど）の場合には、救急車の要請が必要かもしれません。

応援到着までにできること

病棟と違って機器もなく、他の患者も多い状況では、プライバシー保護が困難です。そのため、衣服を脱がせなくても観察できる部位から身体情報を収集します。

図1　外来・健診センターなどでの急変対応

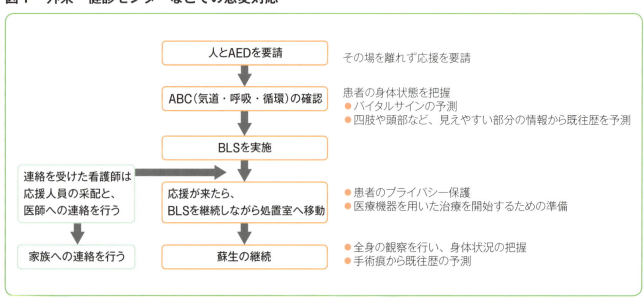

❶ バイタルサインの予測①：循環（図2）

脈拍触知ができる部位から、収縮期血圧が予測できます。頸動脈が触れれば約60mmHg、大腿動脈が触れれば約70mmHg、橈骨動脈が触れれば約80mmHgです。

CRT（毛細血管再充満時間）から、末梢循環の状態が把握できます。爪床を圧迫して離した後、色調の回復までに2秒以上かかる場合は、末梢循環不全を示唆します。

❷ バイタルサインの予測②：呼吸（図3）

酸素解離曲線を使用すると、症状からSaO_2とPaO_2が予測できます。チアノーゼや意識障害のある患者の場合、SaO_2 約75%、PaO_2 約45Torrです。

❸ 既往歴の予測

既往歴は、カルテや家族・付き添い者より聴取するのが基本ですが、身体所見からの予測も可能です。すぐ確認できる部位からわかることの例を以下に示します。
① 指先に針刺しの痕がある＝糖尿病で血糖測定をしている
② 腕にシャントがある＝腎不全で人工透析をしている
③ 四肢関節の拘縮＝脳出血や脳梗塞による麻痺がある

応援が到着したら行うこと

応援が到着したら、プライバシー保護、蘇生続行やその他の処置を行うため、処置室に移動します。

移動後、モニタ装着や酸素投与と同時に、衣服を脱がせて全身を観察し、患者の状態、手術痕（術式や疾患の予測）、褥瘡や筋萎縮（ADLの予測）などを確認します。

患者の状態が落ち着くか、搬送体制が整ったら、早急に対応可能な施設に搬送するのが理想です。

（髙西弘美）

図2 「循環」の予測

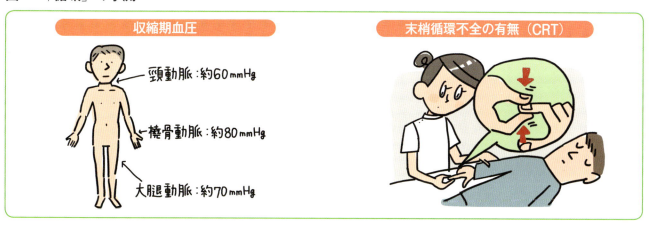

図3 「呼吸」の予測（酸素解離曲線）

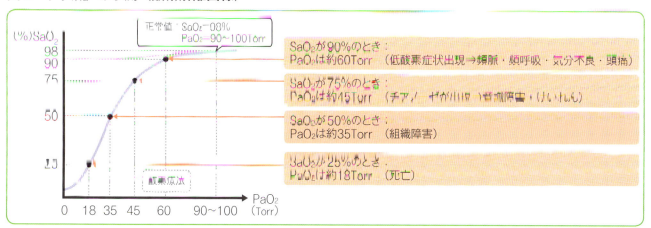

Q 58 病室外での急変

在宅で急変発生。どう対応すればいい?

A フィジカルアセスメントと救急受診の判断がポイントです。
DNARでないなら一次救命処置を行いつつ、在宅医と救急隊に連絡します。

急変は「死に至る可能性のある状況の変化」で、緊急度が高い状態です。

在宅医療を受けている患者は、何らかの疾病をもち、身体組織や臓器の予備力が低下しているため、必要な処置を受けられないと悪化し、重篤化しやすい状態にあります。

最近は、終末期患者の意思決定支援プロセスであるアドバンスケアプランニング (ACP) も実施されています。

在宅での急変の報告を受けた場合は、基礎疾患を含む患者状態の変化を確認し、患者・家族の意思に沿った適切な緊急対応の実施が必要です。

フィジカルアセスメントがカギ

病院と在宅で、急変対応のおおまかな流れに違いはありません。

ただし、在宅では、病院のようにモニタや医療機器がないため、看護師による五感を使ったフィジカルアセスメントが非常に重要となります。

❶バイタルサインの確認

一般に、緊急を要する状態は、外観や意識・呼吸・循環の状態に現れます。これは、生体が意識・呼吸・循環という生命維持のしくみから成るからです。生命維持の異常はバイタルサインなどに現れるため、平常との比較も必要です。

なお、呼吸と脈拍は必ず1分間測定しましょう。脈拍の緊張が弱い場合は、血圧変化を予測しながら血圧測定を行います。その際、皮膚状態も忘れずにアセスメントします（表1）。

❷症状の把握

自覚症状があれば、その症状が「はじめてか、過去にも出現したか」、また、症状の性質や変化・発症時間を把握します。その際、会話の仕方や表情・行動が普段と異なるかアセスメントします。家族からの情報収集も必要です。

救急受診の判断

在宅での急変対応では「蘇生処置を受けるか」という患者本人と家族の意思の確認も必要です。それにより、「誰に連絡するか」が変わってきます。

対応に困ったら、まずは訪問看護ステーションの管理者に相談してみるとよいでしょう。

❶DNARのある場合

急変時に蘇生処置を受けない意思（DNAR）がある場合、患者や家族が戸惑わないよう「今後どのような状態・経過が予測されるか」を在宅医とともに説明します。

なお、現時点ではDNARでも「病状が進行するなかで、患者と家族の気持ちは揺れ動く」ことを受け止めて対応してください ▶ p.162 Q104 。

❷DNARでない場合

DNARでない場合や病院搬送希望の場合は、BLS（一次救命処置）を実施して在宅医に報告し、救急要請を行います。

病院搬送後は、普段の患者の状態や生活状況、家族の反応など、在宅と救急医療との連携・情報提供を密に行

表1 在宅ケアにおけるアセスメントの基本事項

自覚症状	● 症状の経験の度合い（はじめてか、これまでに経験したか） ● 症状の出現時間 ● 性状や変化
意識状態	● 会話・行動・表情の変化（ふさぎ込む、無口、多弁、多動など）
呼吸	● 呼吸回数　　1分間測定 ● 呼吸パターン（胸郭の動き、努力呼吸、舌根沈下） ● 異常な呼吸音
脈拍	● 脈拍数　　1分間測定 ● 脈拍の緊張度・リズム ● 脈拍欠損（10回/分）
血圧	● 収縮期血圧の上昇・低下（平常時の20〜30%） ● 拡張期血圧の異常な上昇 ● 脈圧の狭小化
体温	● 弛張熱（日差1℃以内で平熱以下にならない） ● 悪寒・戦慄
皮膚状態	● 冷汗 ● 湿潤 ● 末梢冷感 ● チアノーゼ

い、チーム医療が展開されます。　　　（清末定美）

文献

1) 日本訪問看護財団 監修, 道又元裕 編著：訪問看護のフィジカルアセスメントと急変対応. 中央法規出版, 東京, 2016.
2) 笹山志帆子：高齢者・認知症患者の「いつもと違う」を発見して救急・急変に備える. 救急看護ケア・アセスメントとトリアージ 2015；5(2)：104-107.
3) American Heart Association：AHA心臓蘇生と救急心血管治療のためのガイドライン 2010. シナジー, 東京, 2012.

ワンポイント

● ACP（アドバンスケアプランニング）は、将来の意思決定能力の低下に備え、療養者本人・家族・医療者が、今後の治療・ケア・療養に関する意向や代理意思決定者などについて、あらかじめ話し合うプロセスです。
● 厚生労働省より、2018年3月に「人生の最終段階における医療の決定プロセスに関するガイドライン」の改訂版が発表されています。

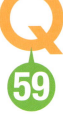

病室外での急変

Q59 特別支援学校で生徒が急変。医療機関でない学校でも、処置を行っていいの？

A 救急要請をするとともに、ただちに、その場でできる限りの処置を行う必要があります。

　平成19（2007）年4月から**特別支援教育**が学校教育法に位置づけられ、すべての学校で障害のある幼児児童生徒の支援をさらに充実していくこととなりました。

　特別支援教育の対象となる児童・生徒には、**重症心身障害児**が含まれており、人工呼吸器の装着、胃管の留置などで医療的ケアが必要となることも少なくありません。

　文部科学省の調査では、全国の公立の特別支援学校などで、日常的に医療的ケアが必要な幼児・児童・生徒の割合は全在籍者の6.0%[1]とされており、増加傾向にあります。

　医療的ケアに対応するため、看護師の配置も増えつつあります。

BLSは必ず実施

　重症心身障害児などは、病態悪化による急変のリスクがあるため、学校でも急変対応が迫られます。しかし、学校で実施できる処置には限界があります。

　実施可能な最大限の処置は、**BLS**（一次救命処置）です。

　そのため、急変が起こった際は、ただちに**救急通報**を行い、救急隊が到着するまで、質の高い**CPR**（心肺蘇生）

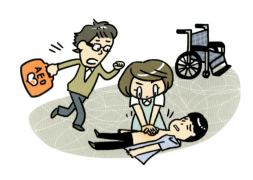

と**AED**（自動体外式除細動器）の実施が重要です。"重症心身障害がある児だから…"と、BLSや日常実施している気管吸引などの可能な処置をためらってはいけません。

　そのためには、看護師だけでなく、教職員とともに日ごろから急変時、特に心停止時の対応について、BLSの訓練を十分に行うことが重要です。

（川崎沙羅）

文献
1) 文部科学省：平成28年度特別支援教育に関する調査の結果について．http://www.mext.go.jp/a_menu/shotou/tokubetu/material/1386910.htm［2018.7.2アクセス］．
2) 文部科学省：特別支援教育について．http://www.mext.go.jp/a_menu/shotou/tokubetu/main.htm［2018.7.2アクセス］．

Part 4
「役割分担」に関するギモン

- 受け持ち看護師の役割
- リーダー看護師の役割

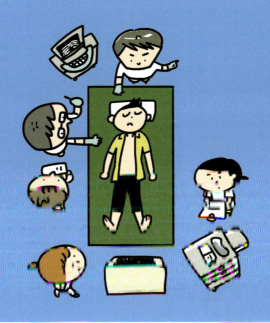

ココが ポイント スタッフの役割／リーダーの役割

急変対応は、1人ではできません。必ずスタッフや医師などと協働し、チームで対応することが求められます。

医師が到着するまでは、看護師だけで急変対応を可能な限り進めておく必要がありますが、常に頼れる先輩看護師がいるとは限りません。

新人看護師に指示を出しながら、自分がリーダーとなって対応しなければならないこともあるのです。

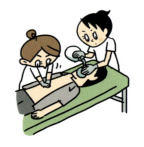
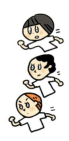

スタッフ看護師の役割

受け持ち看護師は、急変対応の**実働部隊**です。

まずは病室に駆けつけ、応援を要請し、必要時には、すかさず胸骨圧迫を開始します。

リーダー看護師が到着したら、リーダーの役割采配に沿って動きましょう。

ただ、リーダーがすぐに来られず、応援に来てくれたのが不慣れなスタッフ（新人看護師など）だった場合には、受け持ち看護師がその場のリーダーシップをとる必要があります。

リーダー看護師の役割

リーダー看護師は、いわば急変対応の**現場監督**です。全体を見わたして、医師が到着するまで、その場をしっかりコントロールしましょう。

急変発生の一報を受けたら、すぐに駆けつけ、呼吸・脈拍の有無を再度確認してください。

その後、到着した応援スタッフに役割を割り振りながら、急変対応が円滑に進むよう、その場「全体」に気を配りましょう。

リーダーが確認すべきなのは、以下の7つのポイントです。

①患者に絶え間ない胸骨圧迫が提供されているか
②適切な救命処置が行われているか
③意識、呼吸、循環は回復しているか
④スタッフが何をやるべきかわかっているか
⑤スタッフが重複した行動をとっていないか
⑥優先順位は的確か
⑦能力に応じた役割か

（道又元裕）

リーダー・スタッフ・新人それぞれの役割（心肺蘇生が必要な場合）の例

受け持ち看護師	リーダー看護師	記録看護師（主に新人）
①アラームやナースコールなどを受け、訪室 ②脈拍（頸動脈）と呼吸を確認 ③応援を呼ぶ ④胸骨圧迫を開始	①応援に駆けつける ②循環の有無を自分で確認 ③メンバーの役割采配 ④救急カートが到着したら、背板挿入を指示（必要時は介助） ★救急カートは、なるべく患者の頭側に置く。そうすると、医師到着後に、よりスムーズに動くことができる	①応援に駆けつける ②自分の役割をリーダーに確認 ★救急カートの準備や他のスタッフへの応援などを任されることが多い
⑤胸骨圧迫を中断し、背板（バックボード）挿入を介助 ⑥除細動（AEDか、AEDモードのあるDC）を準備 ★病棟の場合は、DCのほうがAEDより身近かもしれない。AEDモードであれば、看護師の判断で使用することも可能 ⑦安全を確認しながら除細動を実施	⑤DCならAEDモードで除細動するよう指示しておく ⑥2人法でバッグバルブマスク換気（医師が到着したら交代） ★十分なスタッフ数が集まるまでは、患者の頭側でバッグバルブマスク換気を行うと、全体を把握しやすくなる ⑦除細動時の安全確認を実施 ⑧除細動後、波形確認、パルスチェック、呼吸・意識を確認 ⑨循環が戻ったら、周囲に伝える	③必要事項を記録する ・急変発生時間 ・胸骨圧迫開始時間 ・背板挿入時間 ・バッグバルブマスク換気開始時間 ・除細動実施時間 ・波形変化時間 ・医師到着時間 ・気管挿管時間 ・使用薬剤
⑧脈が戻ったら、血圧測定（連続測定）を実施	⑩スタッフの手技を確認。必要に応じて交代する ★特に胸骨圧迫は、5分程度持続すると有効な強さを保てなくなる。実施者の疲労度を確認しながら交代の指示を出す ⑪Aライン、ポンプ類、ルート確保の準備を指示	
⑨気管挿管・口腔吸引、Aライン、薬剤・輸液、ルート確保、輸液・シリンジポンプなどの準備 ⑩気管挿管介助	⑫医師到着後、経過報告し、必要な処置（Aライン挿入や気管挿管など）を提案 ⑬医師と気管挿管の確認 ⑭呼吸・循環を評価。安定したらICU移動を提案	

> **ワンポイント**
> ●「急変で駆けつけたものの、頭が真っ白になって立ち尽くす…」そんな新人看護師も多いです。
> ●急変だからこそ、先輩やリーダーのほうから、リーダー看護師の指示に従って動くように声をかけることも大切です。

❹ 役割分担

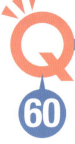

受け持ち看護師の役割

Q60 急変発生！受け持ち看護師は、どう動けばいい？

A BLSの流れに沿って動きましょう。CPR開始を遅らせないこと、ALSチームが到着するまで質の高いCPRを続けることがポイントです。

医療チームのメンバーのなかでも、看護師（特に受け持ち看護師）は、患者に接することが多いことから急変の第一発見者になることが少なくありません。

患者の異常に気づいたら、まずは患者の反応をみます。反応がなければBLS（一次救命処置）を開始します。つまり、応援を要請し、必要があればCPR（心肺蘇生）を実施することになります。

受け持ち看護師の動き方

❶患者の異変に気づく

直感的に「いつもと違う、何か変？」と感じたら、患者に触れながら呼びかけ、パッとみた最初の数秒で、呼吸・循環・意識の状態を評価します（図1）。

この時点で呼びかけに反応しなければ、BLSを開始し、応援要請を行います。

❷応援を要請する

急変に気づいたら、1人で対応しようとせず、まず応援を要請することが重要です。また、患者の状態が急激に悪化する可能性があるため、その場を離れないようにしましょう。

応援要請を行うときは、ベッドサイドを離れず、大きな声で呼ぶかナースコールを使用します。その際、緊急コールの要請と、蘇生に必要な救急カート、除細動器もしくはAED（自動体外式除細動器）、心電図モニタや自動血圧計、パルスオキシメータの要請を行ってください。

患者の状態が超緊急の場合（図2）には、その状況を伝えれば、急変していることがわかります。この場合は一刻を争うため、CPRの開始を遅らせないことが重要です。急変している事実を伝え、最悪な状況であることを伝えるだけで十分です。

❸BLSを開始しCPRを実施する

応援を要請したら、気道確保を行って、呼吸を確認します。呼吸がない（死戦期呼吸を含む）もしくはわからないときは、胸骨圧迫からCPRを開始します。胸骨圧迫は、ALS（二次救命処置）チームが到着するまで継続してください。

なお、BLSは「JRC蘇生ガイドライン2015」に沿って行います ▶p.2 図2 。

❹CPR不要の場合はアセスメントを開始する

CPRの必要がなければ、緊急度を見きわめ、生命にかかわる異常事態が切迫しているかを判断します（図1-Ａ）。急変の前兆がある場合には、全身の観察を行います。また、心電図モニタや自動血圧計、パルスオキシメータなどを装着し、モニタリングを開始します。

患者の状態が急激に悪化している場合、途中でCPRを開始する場合もあります。経時的に観察・評価し、CPRの開始が遅れないようにすることが大切です。

❺患者の状態を把握して記録する

急変に直接介入して対応していると、記録している時間がありません。受け持ち看護師の大事な役割は、CPR開始を遅らせないこと、ALSチームが到着するまで質を維持したCPRを続けることです。応援が来て人

図1 発見直後の対応

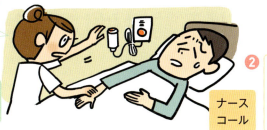

❶ 「〇〇さん、大丈夫ですか？わかりますか？」

何かおかしい？

見て・聴いて・触れてすぐに評価！

ナースコール

❷ 「誰か来てください！ 急変です！」
「△△号室の〇〇さんの反応がありません」
「救急カート、AED、モニタ、緊急コールをお願いします」

A 見て・聴いて・触れて

呼吸		
見て	・努力呼吸　　・起座呼吸 ・頻呼吸（24回/分以上） ・不十分な呼吸（10回/分以下）	「肩で息をしている。起きて座っていないと息ができない」 「ゼーゼー・ヒューヒューという音がして、しゃべれない」 「いびきのような音がする。呼びかけても起きない」
聴いて	・吸気・呼気に伴って聴こえる異音・雑音	
触れて	・胸郭の動きの対称性	

循環		
見て	・顔面蒼白　　・発汗	「皮膚が冷たくて、冷汗をかいている」 「顔色が悪い」
触れて	・冷感　　・冷汗 ・末梢血管再充満時間（2秒以内）　・橈骨動脈触知	

意識		
見て 聴いて	・呼びかけに反応がない　・もうろうとしている ・興奮状態　　・呂律不良 ・姿勢、視線	「呼びかけても反応しない」 「興奮し、不穏状態」 「ボーッとしている」 「急に呂律が回らなくなった」

員が確保されたら、各自の役割を確認しながら動き、記録を開始します。

（常陸育子）

文献
1) 池上敬一, 浅香えみ子 編, 日本医療教授システム学会 監修：患者急変対応コースfor Nursesガイドブック. 中山書店, 東京, 2008：49.
2) 日本蘇生協議会 監修：JRC蘇生ガイドライン2015. 医学書院, 東京, 2016：49.
3) 卯野木健, 江川幸二, 志村知子：院内急変時対応を行うときの「役割分担」と「具体的な動きかた」. 月刊ナーシング 2013；33 (6)：70-75.
4) 服部潤：すぐに動ける！ CPRのポイント. エキスパートナース 2016；32 (5)：14-16.

図2 「超緊急」の状況

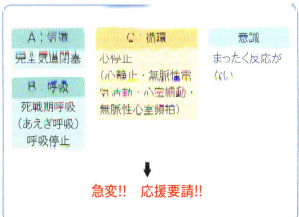

A：気道　舌根沈下・気道閉塞
B：呼吸　死戦期呼吸（あえぎ呼吸）・呼吸停止
C：循環　心停止（心静止・無脈性電気活動・心室細動・無脈性心室頻拍）
意識　まったく反応がない

↓

急変!!　応援要請!!

受け持ち看護師の役割

Q61 新人看護師と急変対応を行うとき、先輩看護師は、どう動けばいい？

A 処置・ケアを実施しながら、新人看護師に指示を出しましょう。「誰が、何をするか」を具体的に指示するのがポイントです。

考えられるのは、患者の急変に気づいたのが、①先輩看護師である場面、②患者の受け持ちである新人看護師である場面、の2つです。

①の場面では、先輩看護師が意識・循環・呼吸を観察し、必要なら心肺蘇生と応援要請をすることでしょう。

一方、②の場面では、超緊急で新人看護師がすぐに応援要請できる場合と、「様子が変だから一緒に観察してほしい」と先輩看護師が呼ばれる場合が想定できます。いずれの場面でも、先輩看護師は、まずは患者対応をしながら新人看護師に指示を出すことになります。

なお、新人看護師に対しては、具体的に声を出して行動レベルで指示するのがポイントです。例えば「胸骨圧迫を交代して」「必要物品（AED、救急カート、モニタ）を持ってきて」「他の看護師を呼んできて」などです。

先輩看護師の動き方

考えられるのは、①心肺停止で胸骨圧迫が必要な状態、②心肺停止ではないが意識・呼吸・循環に異常をきたしている状態、の2つです。いずれにせよ先輩看護師は、患者の傍らを離れず、心肺蘇生や処置・ケアをしながら、新人看護師に指示を出します（図1）。

その後、胸骨圧迫を新人看護師に交代したら、先輩看護師が蘇生チームや主治医・担当医へコールし、物品準備と環境整備を行って、蘇生チームの到着を待ちます。

＊

先輩看護師は、新人看護師が急変場面で「どんなことが実施できるのか」「何を依頼するのか」を具体的に想定し、日ごろの心肺蘇生の訓練の場で、具体的に行動レベルで実施できるようにしておきましょう。

（高橋ひとみ）

文献
1) 松本美保：急変対応に自信を持つためのポイントと留意点．川原千香子 編著，すぐできる日勤・夜勤 急変の予測と対応．メディカ出版，大阪，2012：21-26.
2) 桐本千恵美：すぐに動ける！リーダーのポイント．エキスパートナース 2016：32（5）：20-23.

図1 先輩看護師の動き方の例

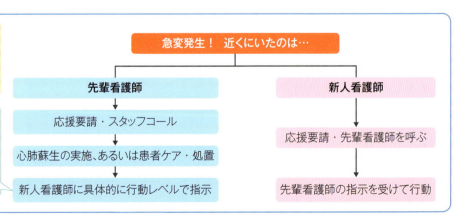

受け持ち看護師の役割

Q62 急変発生！医師も看護師も大勢来たが、誰もリーダーシップをとれずに大混乱…。

A 急変対応に必要な人員は6名です。まずは「自分に何ができるか」判断し、周囲に宣言してから動くようにするといいでしょう。

急変発生時には、適切な人員、適切な物品・薬剤を早急に準備して、BLS（一次救命処置）からALS（二次救命処置）へとつなげる対応が必要です。

多くの病院では、突然の急変に対して迅速にスタッフを招集するコードブルーなどの緊急コールシステムを導入しています。このシステムは、要請がかかること自体が緊急事態であることを意味するため、一度に多くのスタッフへの伝達・応援要請が可能です。

しかし、急変が発生し、コードブルーをかけた際、それを聞きつけた院内の多くの医療者が、必要物品を持って現場に駆けつけたら、現場は一瞬にして大混乱に陥ります ▶p.104 Q66 。つまり、コードブルーも、適切な人数と、個々の医療者の役割を適正に整備し、さらに、それを全員に理解させなければ、効果的なシステムとはいえません。

要するに、人員と物品は、多すぎても少なすぎても、急変対応が困難となるのです。

急変対応時の役割

一般的に、急変対応に必要な人員は5名とされています。気道・呼吸の管理に1名、心肺蘇生に1名、静脈路確保・薬剤投与に1名、記録に1名、全体を管理するリーダー1名です。余裕があれば、不足した物品・薬剤などを持ってくる補助的な役割を果たす1名を加えた計6名での対応が適しています。

これ以上の人員が急変対応にかかわれば、相乗効果が期待できなくなるばかりか、思わぬ事故を引き起こす可能性もあります。そのための対策として、右記の内容を理解しておくとよいでしょう。

❶ 事前に役割を決めておく

急変時「どう対応するか」訓練しておくことが大切です。病院全体でコードブルー対応訓練に取り組むことで、実際に急変が発生してもスムーズに対応できます。

その際には、急変発生時に誰が駆けつけ、誰が指示を出すのかを決めておく必要があります。

❷ 確実に応援を呼ぶ体制をつくる

当然ですが、急変はベテラン看護師だけが発見するわけではありません。そのため、新人看護師が急変患者に出くわしたとしても、とりあえず早急に応援を呼ぶことができるよう指導する必要があります。

❸ 対応する医療者をチームとしてとらえる

急変時には、その場に居合わせた医療者が適切に対応する必要があるため、声をかけ合い、協力し合うことが大切です。淡々と個人で対応するのではなく、自分が何を行うのか、また、必要な役割は何で、誰にその役割を任せるかなどの伝達も必要があります。皆がバラバラに動いたのでは、適切な急変対応とはいえません。

もし、現場を指揮できるリーダーがいなければ、「自分は何ができるか」を判断することが大切です。そして「私は○○をやります！」と対応しているチームに伝え、各自の役割を確認して動きましょう。

なお、応援要請の担当者には、医師やリーダー看護師に連絡し、現場の指揮をとってもらう必要があります。

（後藤順一）

Q63 受け持ち看護師の役割
急変発生！でも、周囲に誰もいない…。こんなときでも、その場を離れてはダメ？

A 自分以外に対応できる人がいない場合は、自ら応援を呼びに行き、その足で必要物品を持参して、初期対応を開始するしかありません。

　急変発見者は、その場を離れずに、ベッドサイドのナースコールやPHSを使って応援を呼び、ABCDEの観察（▶p.178）を続け、初期対応を開始するのが原則です。

　しかし、2人夜勤で自分1人しか病棟に残っていないときなど、やむを得ない場合は、その場を離れて自ら応援を呼びに行き、救急カートやAED（自動体外式除細動器）、モニタなどをベッドサイドへ運び、すみやかにBLS（一次救命処置）を開始します（図1）。

　このとき、看護記録に必要な項目（発見時間、場所、発見時の状況、バイタルサイン、対応時間や内容）をメモに残しておくことが重要です。

応援は、必ず呼ぶ

　応援が来るまで1人で急変対応を行うことは、精神的・身体的に非常にハードな状況です。いつまでも1人でBLSを継続していると、疲労による体力の低下から、有効な胸骨圧迫ができなくなり、患者に悪影響を及ぼす可能性もあります。

　急変対応にはマンパワーが不可欠です。看護師だけでなく、看護補助者や介護職員とも協力し、対応可能な内容（必要物品の準備など）を依頼して救命処置の継続を心がけましょう。

　急変対応では、患者の一番身近にいる看護師が、いち早く異常を認識して初期対応を行い、危機的状況を脱する必要があります。そのためには、日ごろから急変時のシミュレーションや振り返りを行い、BLS・ALS（二次救命処置）などの知識・技術を身に着けておく必要があります。

　また、1人になる場合を想定し、応援要請できる連絡体制をつくっておくことも重要です。　（太田文子）

文献
1) 石松伸一 編著：急変対応101の鉄則. 照林社, 東京, 2009：116-117.
2) 佐藤憲明 編著：急変対応のすべてがわかるQ&A. 照林社, 東京, 2011：330-338.
3) 日本看護協会：医療安全推進のための標準テキスト. https://www.nurse.or.jp/nursing/practice/anzen/pdf/text.pdf［2018.7.2アクセス］.
4) 鮎澤純子：難しい局面における記録の留意点. ハートナーシング 2011；24(3)：54-58.
5) 日本蘇生協議会 監修：JRC蘇生ガイドライン2015. 医学書院, 東京, 2016.

図1　急変対応の流れ（心肺蘇生を要する場合）の例

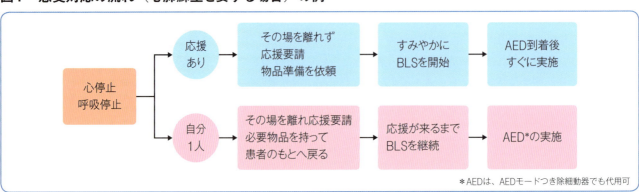

＊AEDは、AEDモードつき除細動器でも代用可

受け持ち看護師の役割

Q64 普段急変の少ない病棟での急変。応援に来たのは新人だけ…。どうすればいい？

A 自分が中心となり、役割分担を考えて、スタッフを采配するしかありません。新人には応援要請や物品準備を依頼しましょう。

急変患者を発見したら、「まず応援要請」が第一の鉄則です。

たとえ日中の急変でも、多忙な病棟であれば、動けるスタッフがいない（つかまらない）場合も多いことでしょう。応援を要請しても、来てくれた看護師が新人であれば、自分が中心となって采配を考え、行動を起こさなければなりません。

新人看護師にできること

看護師1名は、その場を離れず、急変患者の観察を続ける必要があります。本項のケースでは、新人看護師ではなく、自分が患者の観察を続けることになります。

新人看護師には、救急カートの準備と、他スタッフへの応援要請を依頼します。なお、応援要請時に、医師へ連絡してほしいことを併せて伝えるよう指示しましょう。

新人看護師は、慣れない急変にあわててしまう可能性が高いです。ここは冷静に、「何をしてほしいのか」「どういう内容を伝えるのか」を明確な言葉で指示しなければなりません。

どの病棟でも急変は起こる

新人だけでなく、先輩看護師ですら、めったに急変に遭遇しない病棟もあります。そのような急変に慣れていない病棟であっても、急変は起こりえます。例えば、慢性期の病棟で「患者が転倒したものの、バイタルサインが安定していたため、そのまま様子を観察していたら、数時間後に意識レベルが低下した」などは、十分に起こりうることです。

急変が発生した場合、どのように行動していいのかわからず、迅速に対応ができないと、患者を重篤化させてしまう危険性があります。それを避けるためには、「どのような連絡系統で行うのか」「スタッフの役割としてどのように動くか」を普段から確認しておくことが必要です。

施設によっては、コードブルーや院内急変対応チームが活動していますので、コードサマリーを確認し、チームを要請するなどうまく活用するのもよいでしょう。

（宮原聡子）

文献
1) 東京医科大学病院看護部 編著：急変・院内救急対応マニュアル．中央法規出版，東京，2013：8-16，279-281．
2) 佐藤憲明 編著：急変対応のすべてがわかるQ＆A．照林社，東京，2011：318-349．

ワンポイント

- 急変は「急に起こる」からこそ、パニックになりがちです。しかし「本当に予測がつかない急変」は、じつは、それほど多くありません。誰かが前ぶれサインに気づいていたのに、他のスタッフに伝わっていないことが、ままあります。
- 急変発生を「予測していた」場合と、予測なく「不意に発生した」場合とでは、その後の結果が大きく異なります。
- だからこそ、普段の注意深い観察とアセスメント、その結果を共有することが大切なのです。

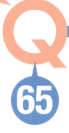

リーダー看護師の役割

急変発生！リーダー看護師は、どう動けばいい？

A 急変対応の現場を調整してください。応援到着まではCPR介助を実施することもありますが、応援到着後は現場の調整に専念するのが理想です。

リーダー看護師の役割は、患者の状態、現場の状況など、**全体を把握**し**調整**することです。緊急コールを発令してALS（二次救命処置）チームを招集し、病棟看護師の役割分担を任命し、急変対応の環境を整えます（**図1**）。

リーダー看護師の動き方

❶ 病棟スタッフへの応援要請と、緊急コールでのALSチーム招集

急変時には、患者の救命を第一とした迅速な対応が必要です。現場は混乱する傾向にあり、リーダー看護師は全体の状況を把握し、病棟スタッフに指示命令を行って、迅速な対応ができるよう現場を調整しなくてはなりません。

急変時には複数のスタッフがかかわり、その役割も、受け持ち、応援・外回り、記録・タイムキーパー、他患者の対応などさまざまです。リーダー看護師は、全体の状況を把握するため、その場を離れず、まずは、必要人数の確保のため、病棟スタッフへ**応援要請**を行います。

同時に**緊急コール**を発令し、ALSチームを招集してください。ALSチームが到着するまでは、CPR（心肺蘇生）の開始を遅らせることなく、質を維持したCPRを継続することが大事です。

マンパワー不足の場合、応援到着まで、リーダー看護師が他の役割を兼務せざるをえないことがあります。その場合、応援が到着したら到着したスタッフに、**名指し**で役割を任命してください。

❷ 急変対応・蘇生環境の整備

急変患者のベッドサイドには、多くの医療者やモニタ、除細動器、救急カートなどが集まります。プライバシーの保護に努めつつ、迅速に急変対応ができ、動線が短くなるように、ハード面を整えることも重要です。

気道確保やバッグバルブマスク換気ができるように背板（バックボード）を外し、頭側に人が入れるよう、**スペースを確保**します。救急カートや除細動器をベッドサイドに配置できるよう、**ベッドの位置調整**も必要です。胸骨圧迫を行う場合には、エアマットの空気を抜き、背板を挿入し、足台の準備も行います。

また、**ALSチーム**が迅速に対応できるよう、末梢静脈路留置の準備、薬剤（アドレナリン）準備、気管挿管準備、モニタの装着も行います。

❸ ALSチームの医師と情報共有

ALSチームが到着したら、まず自分がリーダーであることを**宣言**し、**情報を共有**します。

患者の入院時の診断名、CPA（心肺停止）を確認した状況、CPR開始時間、AED（自動体外式除細動器）使用の有無、薬剤投与可能な末梢静脈路の有無を伝えます。

その際、患者の治療方針を確認し、**DNAR**（蘇生適応除外）かどうかを報告することも大切です。

❹ 家族へのケア

急変時、患者の**家族への連絡**を看護師が行うことも少なくありません。家族は、病院から電話がかかってきた

図1　リーダー看護師の対応

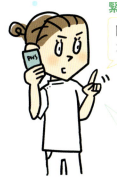
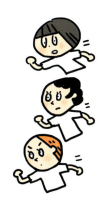

ことだけでも動揺するため、連絡する際には配慮が必要です。患者が急変していること、すぐに病院に来てほしいことを明確に伝え、交通手段や来院までの到着時間を確認しましょう。

家族に対する情報提供は、ALSチームの医師や主治医と相談し、適宜実施していきます。

時に、面会中の急変や、家族が急変を発見する場合があります。その場合、家族を別室に案内し、待機してもらいます。このとき家族は、何が起きているのか、どのような状況か、大きな不安と危機的状況に直面しているため、**精神的ケア**が必要となる場合もあります。

（菅原直子）

文献

1) 田村富美子, 安田英美：看護師だけで急変対応を行うときの「役割分担」と「具体的な動きかた」．月刊ナーシング 2013；33（6）：70-78．
2) 森安恵実：すぐに動ける！急変対応 カギは役割分担とコミュニケーション！：エキスパートナース 2016；32（5）：12-13．
3) 桐本千恵美：すぐに動ける！リーダーのポイント：エキスパートナース 2016；32（5）：20-23．

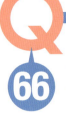

Q66 リーダー看護師の役割

応援要請すると全スタッフが来てしまい、他患者のケアがおろそかに。どう役割采配する?

A リーダーの役割が最も重要です。どのような流れで治療が進み、どのようなケアが必要になるかを予測し、必要最低限の人数で対応できるように考えなければいけません。

　本項のような状況は、病棟での急変対応で、ときどき見かけます。人が多く集まりすぎて、収集がつかなくなっている状態です。

　このような状態のとき、「こうすれば絶対大丈夫」という明確な答えは、残念ながら、ありません。ただし、その場のコントロールにおいて、リーダーの采配が重要であることは、間違いありません。

急変対応に必要な人数 ▶p.99 Q62

❶ 超緊急でなければ最低3名

　急変の程度にもよりますが、重大な急変（心停止など）でない限り、患者の**直接的ケア**・バイタルサイン測定に1名、**記録**に1名、**リーダー**が1名で、少なくとも3名いれば十分と考えられます。

❷ 心停止では5～6名

　しかし、心停止のときには、胸骨圧迫、呼吸管理、薬剤投与、除細動、記録、リーダーなど、もっと多くの人がいたほうがスムーズにいくと考えられます。では、どれくらい人数がいれば十分なのでしょうか？

　これは、その日の勤務者の**知識・スキルの程度**に大きく左右されます。例えば、勤務者全員が経験豊富（AHAのACLSプロバイダー資格取得者など）であれば、3名で十分かもしれません。逆に、病棟で急変に遭遇したことがないスタッフばかりであれば、「何人」などと決めることはできませんが、例えば5～6名が必要かもしれません。

　そこで重要となるのが、リーダーです。

采配には「今後の予測」が重要

　リーダーには「これからどんな流れで治療が進み、どんなケアが必要になるか」すなわち**今後を予測**し、必要最低限の人数で急変対応できるように考えることが求められます ▶p.102 Q65。

　急変時の初期には、多くの処置が行われるため、最初は人手が必要であることも事実です。いったん落ち着いた時点で冷静に何人必要かを考えて「役割采配」を行うべきでしょう。

(西尾宗高)

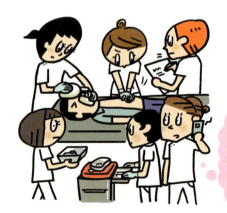

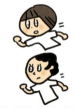

人手は十分ある。これから来るスタッフには、他患者のケアをお願いしよう

Part 5
「アセスメント」に関するギモン

- 緊急度の判断
- 症状の見きわめ
- 急変サイン
- 危険な症状の見抜き方
- 注意したい危険な処置

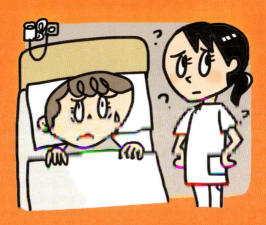

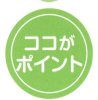

緊急度判断と前ぶれサインの察知

急変アセスメントは、「緊急度の判断」と「前ぶれサインを見抜くこと」の2種類に分けられます。

患者にとって最良なのは「前ぶれサインの段階で見抜いて対応し、急変を未然に防ぐ」ことです。そのことを常に念頭に置くことが大切です。

緊急度判断のコツ

BLS（一次救命処置）を必要とする超緊急事態、すなわち、心停止・呼吸停止・意識消失・けいれんなどは、夜間など観察しづらい場合を除き、「明らかに患者の状態がおかしい」と気づくことは、比較的容易です。

一方、緊急度は高いものの、アセスメントしづらいのは、心停止につづく重大事象である**ショック**です。ショックの見きわめで重要なのは「バイタルサインの異常を見落とさないこと」「特徴的な症状を見落とさないこと」の2つです。

❶ショック時のバイタルサイン

ショックと聞いて、真っ先に思い浮かぶのは**血圧低下**だと思います。

確かに、収縮期血圧90mmHg以下でショックを疑うのは鉄則です。しかし、血圧が90mmHg以上でも「普段の血圧より40mmHg低い」場合には、ショックを疑って対応したほうがよいでしょう。

なお「血圧が低下していないからショックではない」と早合点するのはやめましょう。患者状態やショックの種類によっては、血圧低下がみられないこともあるためです。

その他、ショックを示唆するバイタルサイン変化としては、**心拍数増加**（200回/分以上）、**意識障害**（JCS 2桁以上、GCS 10点以下、不穏・興奮）、**発熱**（39℃以上）などがあります。

「患者の様子が、何だかおかしい」と感じたら、血圧だけでなく、これらを意識しながらアセスメントしてみてください。

❷ショックと臨床症状

ショックの5Pという言葉を聞いたことがある方も多いことでしょう。**蒼白**、**虚脱**、**冷汗**、**脈拍不触**、**呼吸不全**の5つは、ショックを示唆する徴候です。このうち呼吸不全は、急激に進行するアナフィラキシーショックを除いては、比較的ゆっくり出現することを知っておくとよいでしょう。

上記の他に、**尿量低下**（0.5mL/kg/時以下）、**CRTの遷延**などもショックを示唆する徴候です。

前ぶれサインを見抜くコツ

先輩看護師が「あの患者さん、急変するかも」と言った数時間後、本当に患者が急変して驚いたという経験はありませんか？

この先輩看護師の一言は、急変の**前ぶれサイン**を察知した結果、発せられています。前ぶれサインを知っておくと、ショックに至る前に治療が開始できるため、患者を急変させずに済む可能性も高まります。

前ぶれサインの多くは、**見る／聴く／触れる**ことでわ

Check! 「病棟だからこそ」おさえておきたいショックの関連性

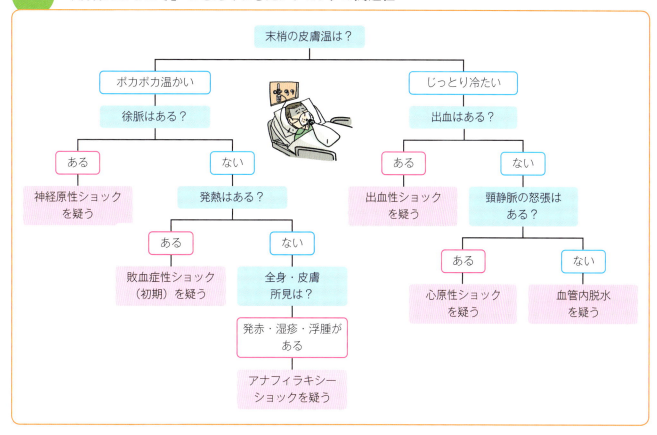

Check! アセスメントの流れ

Ⓐ 気道（窒息）	Ⓑ 呼吸（酸素化と換気）	Ⓒ 循環（ショック）	Ⓓ 中枢神経（意識）	Ⓔ 外表・体温
● 評価項目：気道閉塞の有無 ● 対応：用手的気道確保、器具（エアウェイ・気管挿管）を用いた気道確保	● 評価項目：呼吸数、呼吸パターン（努力呼吸・起座呼吸・下顎呼吸・無呼吸）、気道と肺の聴診、SpO_2・チアノーゼの有無 ● 対応：呼吸補助・バッグバルブマスク換気、体位の工夫、酸素投与、吸引	● 評価項目：血圧、脈圧、心拍数、リズム、CRT、冷汗・冷感、尿量、意識状態（脳血流） ● 対応：末梢静脈路確保、輸液・輸血・昇圧薬投与	● 評価項目：JCSやGCS、瞳孔所見、けいれん、異常反射、嘔気・嘔吐、頭痛 ● 対応：体位管理、画像検査の準備	● 評価項目：衣服を除去して外表観察、体温測定 ● 対応：保温

かります。顔面蒼白、不安、めまい、冷汗、起座呼吸、喘鳴な咳、末梢の温感、シバリング、腹部膨満などが、手がかりになることもあげられます。

また、患者や家族の訴えからわかることも、多くあります。

（道又元裕）

Q67 緊急度の判断

その症状が「緊急」か「少し様子をみていい」かは、どう判断すればいい?

A バイタルサイン・身体所見などから総合的に判断します。「特定のバイタルサインが急に変動した」ときは、緊急度が高いことが多いです。

「患者の様子が何か変」と、看護師が気づくことは多いです。その変化に対して、救急処置が必要なのか、すぐに医師への報告が必要か、様子をみていてもいいか、判断するのは容易ではありません。

「医師に報告すべき?」と躊躇している間に患者の状態が悪化し急変してしまう、そんな状況は避けなければなりません。

緊急度と重症度

何か症状が出現したら、緊急度と重症度を判断する必要があります（**表1**）。

緊急度とは、適切な治療によって、生命の危機を回避あるいは減少できる時間的余裕の度合いです。つまり「緊急度が高い＝**早急に**医療の介入が必要」なのです。

一方、**重症度**は、患者の生命予後または機能予後を示す概念のことで、「重症度が高い＝**高度な**医療介入が必要」ととらえられます。

原則として、緊急度は、生命の危機（心肺停止）＞バイタルサインの異常＞身体所見の異常（病歴聴取を含む）＞その他の症状などによる異常、の順になります。

緊急度判断の視点

患者の様子がいつもと違うとき、**A**：気道→**B**：呼吸→**C**：循環→**D**：意識／中枢神経→**E**：外表・体温の順で観察を進めていきます（**図1**）。患者の症状に焦点を絞ったフィジカルアセスメントを行い、客観的データと合わせて緊急度を判断していくのです（**表2**）。

バイタルサインには、急変の徴候に気づくための大き

表1　緊急度と重症度の違い

緊急度	●どれだけ生命が脅かされているかの度合い ●生命への異常事態がどれだけ切迫しているかの度合い
重症度	●疾患や組織の破壊がどれだけ重症かの指標 ●合併症の頻度や死亡率なども合わせて総合的に評価する

なヒントが隠れています。バイタルサインが「正常値（個人の）と比較してどうか」をアセスメントし、それぞれの示す意味を加味して判断することが大切です。

バイタルサインが大きく変化するとき、**突発的**に発症し**急速**に進行するとき、正常値（個人の）から大きく外れるとき、特定の項目が著しく変化するときは「緊急度が高い」と判断します。

なお、正常から逸脱している程度が大きいほど「重症度が高い」と判断できます。

報告するタイミング

蘇生が必要な場合は、その場を離れず、ナースコールや大声で医師・看護師の応援を要請します。

蘇生は必要なくても緊急度が高い場合は、ただちに医師に報告するとともに、予測される検査や治療の準備をはじめます（**表2**）。報告のポイントは、バイタルサインとともにABCDEの異常と症状を伝え、緊急度が高いことを端的に伝えることです。

「何か変だ」「普段と違う」と感じたけれど、緊急性があるか悩んだ場合は、躊躇せず、先輩看護師に報告することも大切です。

（中谷真弓）

図1 バイタルサインの観察ポイント

Ⓐ 気道の開通の確認
- 発声・気道開通の有無
- 舌根沈下による気道閉塞
- 異物・喉頭浮腫・腫瘍による気道狭窄の有無
- 喘鳴（stridor）
- 吐物・分泌物によるゴロゴロ音

Ⓑ 呼吸の観察
- 呼吸数
- 呼吸パターン
- SpO_2の測定
- 呼吸音の聴取
- 努力呼吸の有無

Ⓒ 循環の観察
- 脈拍・血圧の測定
- 時間尿量
- ショックの5P（p.131 Q85）の有無
- 心電図モニタによる心拍数とリズム

Ⓓ 意識／中枢神経系の観察
- 意識レベルの評価（GCS、JCS）
- 麻痺の有無
- 瞳孔所見
- 会話・応答・行動・表情

Ⓔ 外表・体温の観察
- 体温
- 随伴症状（汗・精神状態など）の有無
- 体温差（深部体温と末梢体温）

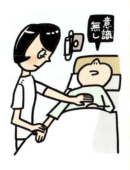

表2 緊急度のレベルと症状の具体例

蘇生	生命または四肢を失う恐れがある状態であり、積極的な治療がただちに必要な状態 →応援を要請・報告しながら蘇生処置を始める	● 心停止状態　　● 呼吸停止状態 ● けいれんが持続している状態 ● 意識障害：GCS3～8、JCS 30以上 ● 重篤な呼吸障害：SpO_2＜90％、チアノーゼ、努力呼吸で単語のみ話せる、会話できない状態、上気道閉塞 ● ショック：著明に蒼白で冷たい皮膚、冷汗、弱いまたは微弱な脈、心拍数＞150回/分の頻脈または＜40回/分の徐脈、収縮期血圧＜60mmHg　　　など
緊急	潜在的に生命や四肢の機能を失う恐れがあるため、迅速な治療が必要な状態 →すぐに報告し診察を依頼する	● 胸痛（心原性）　　● 意識障害：GCS9～13 ● 収縮期血圧の急激な上昇・低下（20～30％）で症状を伴うもの ● 薬剤を使用しても落ち着かない血圧や心拍数 ● 発熱：体温＞38.0℃・敗血症疑い　　● qSOFA 2項目以上を満たす ● 頭痛：突然発症、激しい、今までで最悪の痛み ● 中等度の呼吸困難：SpO_2＜92％、文節単位の会話、重度または増悪する吸気性喘鳴（stridor） ● 新たに出現・増悪した腹痛：重篤な疼痛8～10/10　　など
準緊急	重篤化し救急処置が必要になる潜在的な可能性がある状態 →報告し医師の指示を確認する	● 収縮期血圧の上昇・低下（20～30％）はあるが症状を伴わないもの ● 新たに出現した症状を伴う不整脈 ● けいれん：けいれんは止まり、正常レベルに覚醒している状態 ● 軽度の呼吸困難：SpO_2 92～94％、頻呼吸、文章単位で会話可能、呼気性喘鳴（wheeze）、吸気性喘鳴はあって心配される上気道閉塞を認めないもの ● 新たに出現・増悪した腹痛：中等度の痛み4～7/10 ● 新たに出現・増悪した頭痛：中等度の痛み4～7/10 ● 転倒・転落に伴う頭部外傷（意識消失あり）　　など

日本救急医学会，日本救急看護学会，日本小児救急医学会，日本臨床救急医学会 監修：緊急度判定支援システム JTAS2017ガイドブック．へるす出版，東京，2017：20-27． より一部改変のうえ転載

文献
1) 日本救急医学会，日本救急看護学会，日本小児救急医学会，他 監修：緊急度判定支援システムJTAS2017ガイドブック．へるす出版，東京，2017：20-27．
2) 佐藤憲明：エキスパートの経験からみた急変アセスメントの原則．佐藤憲明 編著，急変アセスメント．照林社，東京，2015：3．
3) 日本救急看護学会 監修，日本救急看護学会トリアージ委員会 編：看護師のための院内トリアージテキスト．へるす出版，東京，2012：42-43．

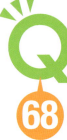

緊急度の判断

Q68 自覚症状はないが、モニタには変化がある。そんなとき、どうアセスメントする?

A いつからどのようにモニタが変化したか確認しましょう。致死的不整脈や危険な急性症状、重症不整脈や基礎心疾患の有無から、緊急性・危険性を判断します(図1)。

判断のポイント

❶ 致死的不整脈、危険な急性症状の有無

致死的不整脈は、緊急性・危険性ともに高い状態です(表1)。すみやかに治療を開始する必要があるため、発見したらすぐに医師へ報告します。

なかでも、有効な心拍出量が得られていない波形(VF：心室細動、無脈性VT：無脈性心室頻拍、PEA：無脈性電気活動、心静止)が出ていたら、すぐに心肺蘇生を開始してください。

また、不整脈のために、胸痛や呼吸困難、低血圧、失神、中枢神経症状など、危険な急性症状が生じていないか確認する必要があります。

しかし、緊急性・危険性が高くても自覚症状がない場合もあります。自覚症状がないからといって、決して安心してはいけません。

❷ 基礎心疾患、重症不整脈の有無を判断する

不整脈には、致死的不整脈のほか、治療開始が遅れると致死的となる不整脈(重症不整脈、表2)があります。

また、心疾患がある患者に、さらに不整脈が生じることによって致死的となる場合もあります。例えば「普段は見過ごすような心室性期外収縮でも、心筋梗塞の急性期で起こった場合は、心室細動へ移行する可能性がある」などです。

このような潜在的な危険性を評価するためには、基礎心疾患、重症不整脈の有無を判断する必要があります。

図1　緊急性・危険性の判断

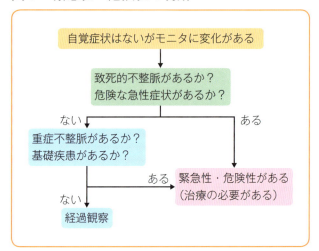

モニタ確認のポイント

❶ 誘導を確認する

波形は誘導によって変化するため「誘導が変更されていないか」確認します。

一般的には、P波・QRS波・T波がはっきりと見えやすいⅡ誘導が汎用されます。波形の変化を正確にとらえるためには、同じ誘導で比較する必要があります。

❷ ベッドサイドに行き、患者の状態を観察する

橈骨動脈を触知し、脈のリズム(モニタ波形と一致しているか)、脈の強弱を判断します。

患者のバイタルサインを測定し、全身状態も確認します。

表1　致死的不整脈

心室細動	心筋が無秩序にふるえている状態。血圧の低下が著しく、脈は触れなくなる。きわめて危険な状態で、すみやかに救命処置を開始しなければ、数分以内に死亡する
無脈性心室頻拍	有効な心拍出量が得られていない状態。血圧は低下することが多く、頻拍状態が著しいほど血圧はより低下する傾向がある。すみやかに治療を開始しなければ、数分以内に死亡する
無脈性電気活動	電気的刺激は出ているが、心筋が反応していない状態
Ⅲ度房室ブロック	心房からの伝導がまったく途絶えてしまった状態で、心停止や心室細動となる危険がある。経静脈短期ペースメーカ用電極カテーテルを挿入する
心静止	電気的刺激もなく、心筋も動いていない状態

表2　重症不整脈

心室頻拍	心拍数140～220回/分以上。緊急に治療を要する
Ⅱ度房室ブロック	Ⅲ度房室ブロックへの進展に注意する。経静脈短期ペースメーカー用電極カテーテル挿入を考慮する
洞性頻脈	心拍数100～150回/分。心不全など原因の除去に努める
洞性徐脈	心拍数40回/分以下になることがある。心拍出量低下や心室性期外収縮に注意する
洞停止	洞機能が低下し、興奮の頻度が緩徐で不規則となった状態。血圧は低下し、めまいや失神が現れることもある。ペースメーカーの適応
発作性心房頻拍	心拍数150～250回/分。持続時間が長くなると心不全の危機となる
心房粗動	心拍数60～150回/分。頻拍の持続時間が長くなると心不全の危機となる
心房細動	心拍数60～100回/分以上。頻拍の持続時間が長くなると心不全の危機となる
発作性房室接合部頻拍	心拍数140～220回/分。頻拍の持続時間が長くなると心不全の危機となる
心室性期外収縮	次の症状を伴うほど危険。①期外収縮が6回/分以上、②R on T、③発生源が複数、④連続性

❸ リコール機能で「いつからどのように変化したか」を確認する

■心拍数

成人の正常心拍数は60～100回/分です。60回/分未満は徐脈、100回/分以上は頻脈と判断します。

心拍数は生理的にも変化するため、心拍数の変化を認めた場合は、他のバイタルサイン、フィジカルアセスメントと総合して考えていきます。

■波形リズム

正常であれば、一定の規則的なリズムとなります。一つ一つ波形のリズムが規則的か不規則かを観察します。

■P波

P波は、洞結節から生じる心房の興奮を示します。つまり「P波が確認できない＝心房の興奮や収縮が障害されている」とわかります。

■QRS波

QRS波は心室の興奮を示します。つまり、QRS波の幅は、心室の伝導時間を表します。

■ST、T波

ST、T波の変化は、狭心症や急性心筋梗塞の可能性を示します。狭心症や急性心筋梗塞は、致死率が高い反面、痛みや苦痛などの自覚症状がない場合（無症候性心筋虚血）もあるため注意が必要です。

モニターでST、T波の変化がみられた場合、12誘導心電図を実施し、詳細に確認しましょう。

（石井恵利佳）

緊急度の判断

Q69 症状がわかりにくい患者や、ナースコールを押せない患者の急変サイン、どう察知する？

A 「何か変」という自分の感覚を信じて観察することが大切です。治療やケアによって、背景に隠れている所見があるかもしれません。

自覚症状は重要な情報です。「頭が痛い、重い、ぼーっとする」「おなかが痛い、○○のように痛い」など、自覚症状を訴える患者がいれば、その情報をさらに詳細に聴取し、バイタルサインの観察やフィジカルイグザミネーションを行って、現時点で起きている事象をアセスメントします。それが、さらなる検査や診察につながり、急変を防ぐことになるのです。

しかし、**意識障害、加齢、認知症、せん妄、不穏、精神疾患**などのため、症状を訴えられない患者もいます。また、脳卒中の後遺症による**運動麻痺、脊髄損傷や神経筋疾患**などにより、ナースコールがうまく押せない患者もいます。ナースコールのセッティング不備によって、自覚症状が出たときに呼べない患者もいます。

症状を訴えられない患者の場合

自覚症状を訴えられない、人を呼べない患者がいることを、まず、認識しましょう。ナースコールのセッティング不備が原因の可能性があるなら、事前にその情報をチームで共有し「いつでもナースコールで呼べる」状態にしておきます。

それ以外の「自分で症状を訴えられない患者」の場合、看護師が察知する必要があります。また、**緊急入院**で状態把握がまだできていない患者、**急性期**の患者、**急変リスク**が高い患者の場合は、**モニタ**装着も必要です。

❶ 察知した違和感に目をつぶらない

急変の内容にもよりますが、急変には、そこに至る原因があります（図1）。その原因によって、患者のバイタルサインに現れる異常が異なりますから、「あれっ？」

と感じたときに、それをまず表出することが大切です。「たぶん大丈夫だろう」と思い、**察知のタイミング**が遅れると、急変と認識したときはすでに手に負えない状態に陥ってしまいます（図2）。

❷ 隠れている症状はないか観察する

「おかしい？」と感じた自分の感覚を信じることが大事です。その感覚を否定するようなバイタルサインの解釈をする必要はありません。

患者の様子が「おかしい？」と思ったものの、原因を言語化できないとき、多くの看護師はバイタルサインを測定するでしょう。そのとき、血圧が維持されていて脈拍もあれば、「なんだ、大丈夫」と思いがちです。でも、それでは急変の予防・早期発見はできません。

私たち看護師が「おかしい？」と思う背景には、**頻呼吸、努力呼吸、頻脈、末梢冷感、顔色不良、意識の混濁**などの所見が隠れています。バイタルサインに異常がなくても、それらの所見を無意識のうちに察知して「おかしい」と感じているのです。

原疾患**治療の影響**で一見、正常値のように「みえているだけ」ということも、少なくありません。

❸ 観察を継続する

なぜ「おかしい」と思ったか、よく観察し続けると、**言語化**できるようになります。つまり、それまでは「何かおかしい」と他者に伝えていたことが、患者が表現できない自覚症状の訴えの入口であることに気づくのです。

患者からの訴えがなくても、積極的に自分から観察するように訓練すると、症状がわかりづらい患者に対しても、躊躇なく対応できることでしょう。　　（森安恵実）

図1 急変の原因と前兆の例

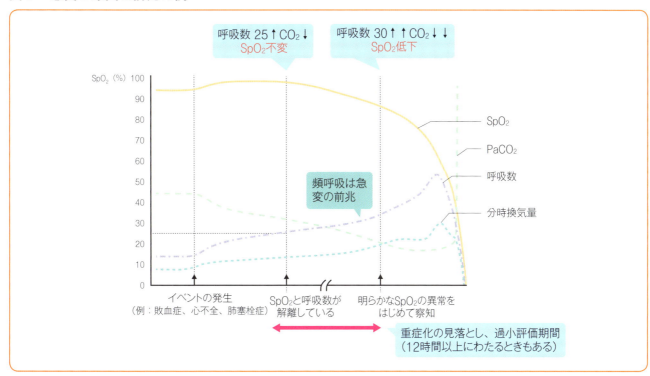

Lynn LA, Curry JP. Patterns of unexpected in-hospital deaths: a root cause analysis. *Patient Saf Surg* 2011；5（1）：3.

図2 「思い込み」は危険

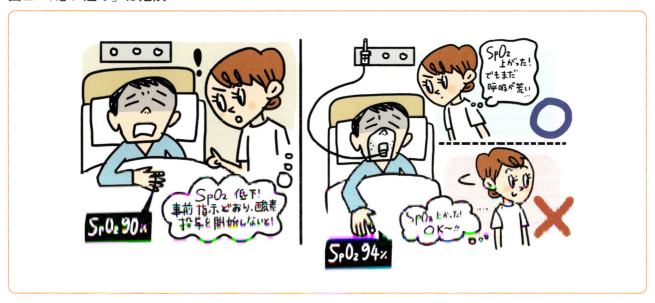

緊急度の判断

Q70 患者家族の 「何かおかしい、つらそうだ」 という訴えから急変を見抜くポイントは?

A 家族の訴えを軽視せず、必ず看護師の視点で「キラーシンプトム」がないか、迅速評価を行いましょう。該当する症状があれば、すみやかに応援要請、必要物品を確保して、一次評価をします。

重篤な有害事象や院内の予期せぬ死亡のうち、60〜70%は、突然発生するのではなく、心停止の6〜8時間前に急変の前兆（呼吸・循環・意識の異常や悪化）が認められるといわれます。

「何かおかしい、つらそう」な患者の急変を見抜くポイントは、はじめに呼吸、循環、意識を評価することです。

迅速評価が最も大切 ▶ p.117 表1

❶ 迅速評価

呼吸、循環、意識が安定していなければ生命は維持できません。

はじめに呼吸、循環、意識・外見を視覚と聴覚を使ってすばやく評価（迅速評価）し、生命の危機に結びつく危険な徴候（キラーシンプトム）があるか否かを判断します。

❷ 一次評価

迅速評価でキラーシンプトムがあったら、応援要請して必要物品を確保します。その後、まずは気道（A）、呼吸（B）、循環（C）、中枢神経系（D）を確認し、そのうえで衣服を脱がせ、外表・体温（E）の視点から詳細に観察し、評価（一次評価）を行います。

一次評価は、聴診器、血圧計や心電図モニタなど、ベッドサイドですぐに使える機器を用いて行います。

なお、評価はABCDEの順番で行いますが、それぞれの過程で異常があれば、即時に対処します。

一次評価では、評価・判断と救急処置を同時に行い、呼吸と循環の安定を図ります。

❸ 医師への報告

一次評価でキラーシンプトムがあれば、医師へ要領よく手短かに患者の状態と要望を明確に報告しましょう。

「家族の訴え」も重要

家族から「何かおかしい」と訴えられた場合、家族の言葉をしっかりと受け止め、患者の状態を確認する必要があります。それは、長年、患者の傍らで患者をみてきた家族だからこそ気づける、われわれ看護師が見逃してしまいそうな「ちょっとした変化」である可能性が高いためです。

まずは、「どのようにおかしいのか?」「普段と、どのように違うのか?」と問いかけ、家族が感じたことを述べてもらいましょう。

「家族の思い込み」「心配性な家族だから」などと安易に判断することは危険です。

（石井恵利佳）

Q71 緊急度の判断

バイタルサインがもともと悪い患者の場合、「急変かどうか」を、どう判断する?

A 「現時点での患者の状態」から判断します。生命維持のための代償機転がはたらいているかをアセスメントすることも大切です。

バイタルサインがもともと悪い患者が「急変したかどうか」を判断するのは、簡単ではありません。治療やケアを行いつつ経過を注意深く観察している場合も、悪化の一途をたどると予測しつつ治療やケアを差し控えている場合もあります。

このような患者では「急変」という言葉の定義、すなわち「どこからが急変か?」の判断がとても困難です。個別性を抜きにして、一般論として表現するのは困難ですが、ここでは、バイタルサイン（主に血圧）に的を絞って説明します。

血圧と急変

❶ 現在のバイタルサインで状態を考える

心臓は、いわばポンプです。肺で取り入れられ、ヘモグロビンと結合した酸素を、生命活動に必要な臓器などに送ることが、心臓の役割です。その末梢側の動脈圧力が、普段われわれが測定している血圧です。つまり、血圧は循環を評価するための1つの指標となるのです。

そのため、血圧が低くても、臓器が機能不全となっていなければ、需要に見合った酸素が届いているので、問題はありません。そのため「現時点での臓器虚血（低酸素）がどの程度か?」を考える必要があります。

❷ 判断のポイント（図1）

血圧低下時は、末梢の皮膚（色、温度）、尿量、意識を観察します。

また、人体には、生命を維持するために代償的にはたらくシステム（代償機転）があります。血圧低下の場合、頻脈や頻呼吸がそのシステムに該当します。その代償システムがはたらいている状態か（余裕があるか、崖っぷちでがんばっている状態か）を早めに察知する必要があります。

*

看護師は、バイタルサイン測定のプロです。身体の機能や代償機転をふまえ、他の身体的所見も意図的に観察することで、急変する前に察知できるようになります。これが、看護師が測定するバイタルサインの質なのです。

(森安恵実)

図1 判断のポイント

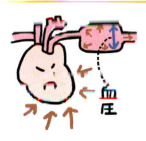

- 末梢の皮膚の色は悪くないか?
- 尿が出ているか?
  （腎血流が減ると尿を生成できない）
- 頻脈はあるか?
  （血圧低下の代償機転：循環血液量の減少＝酸素量の減少であるため、脈を速めて血液量を保とうとする）
- 末梢の皮膚が冷たくないか?
- 意識は低下していないか?
  （脳血流が減ると意識が低下する）
- 頻呼吸はあるか?
  （血圧低下の代償機転：呼吸仕事量を増やして血圧を保とうとする）

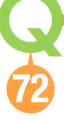

緊急度の判断

Q72 急変対応は「何か変」と気づくことからはじまる。でも、そもそも「何か変」と気づけない…。

A 日ごろから「正常を理解する」「普段と比較する」「"何か変"の状態を知る」「さまざまな指標を知る」ようにすると、気づきの視点が養われます。

正常（基準値）を理解する

患者に積極的にかかわり、普段の会話や行動をとおして、その患者の正常な状態を理解することが大切です。

例えば「今までベッドを平らにして寝ていたのに、少し頭を起こして寝るようになった」「会話時に肩が上がっている」「トイレに行くとき、ときどき立ち止まる」などの些細なことです。

そういう患者なのだ、と思ってしまったら変化をとらえることはできません。しかし、普段の状態を理解していれば、変化や違和感を感じとること、すなわち「何か変」という気づきにつながります。

もちろん、バイタルサインの基準値を理解しておくことも大切です。

普段と比較する

患者の症状は、刻々と変化しています。昨日と比べて、さっきと比べて「変わったところはないか」という視点をもつと、変化に気づきやすくなります。普段の状態やバイタルサインなど、とにかく比較することです。

例えば「収縮期血圧が、午前中は160mmHg、午後は100mmHg」だった場合、この変化をどう考えますか？

「160mmHgは少し高いが、100mmHgならちょうどいい」でしょうか？　違いますね。もし、その患者の普段の収縮期血圧が160mmHgだった場合、その基準値を理解していれば「100mmHgって低すぎない？　何か変だ！」と気づくことができます。

つまり、生命徴候を現すバイタルサイン（血圧・脈拍数・呼吸数・体温）の変化をていねいにみていくことが、患者の「何か変」に気づくことへとつながるのです。

「何か変」の状態を知る

急変が起こる6～8時間前には、呼吸・循環・意識に何らかの異常（＝「何か変」の徴候）が現れるといわれています。

この何らかの異常がどのような状態かを知ると、観察の幅が広がり、異変を早期にとらえられます。

呼吸の異常、循環の異常、意識・外見の異常に分け、意図的に観察することが大切です（表1）。

さまざまな指標を知る

指標は、判断や評価のための目じるしです。指標にあてはまったとき、その疾患や状態を疑うことができます。

バイタルサインから評価する指標も多いため、「何か変」を見抜くにあたって、バイタルサインはとても重要です。ここでは、急変対応を考えるうえで重要な「何か変」を見抜く指標の例として、ショック指数とqSOFA（quick SOFA）スコアを紹介します（表2）。

（山本美紀）

表1　「何か変」の徴候（キラーシンプトム）

呼吸	● 呼吸数の増加・減少 ● 努力呼吸
循環	● 顔色が悪い ● 皮膚が冷たく湿っている ● 脈拍が弱く速く触れる
意識・外見	● 視線が合わない　● もうろうとしている ● 興奮している　● 苦しそうな表情をしている

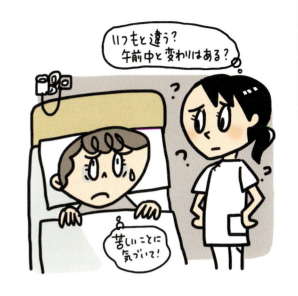

表2　「何か変」を見抜く指標

ショック指数	qSOFAスコア
● 出血性ショックの評価指標	● 一般病棟や救急外来で用いる敗血症の診断基準 ● 確定診断するものではない
● 心拍数÷収縮期血圧 ● 例：心拍数120回/分 　血圧120/60mmHgの場合 　→120÷120＝1	● 呼吸数≧22回/分 ● 意識の変容 　GCS<15 ● 収縮期血圧≦100mmHg
● 正常：0.5 ● 軽症：1.0 ● 重症：2.0	● 感染症が疑われる状態で上記の2項目以上を満たす場合、敗血症を疑い集中治療管理を考慮

症状を引き起こす、緊急性の高い疾患

患者に何らかの症状がみられたとき、まず疑うべきは「緊急度の高い疾患ではないか」ということです。常に最悪の事態を想定して行動することが、急変アセスメントでは、最も重要になります。

以下に、代表的な症状を引き起こしうる緊急度の高い疾患の例をまとめますので、参考にしてください。（道又元裕）

症状	緊急度の高い疾患
頭痛	くも膜下出血、脳出血、脳梗塞、髄膜炎
呼吸困難	気道異物、アナフィラキシーショック、急性喉頭蓋炎、緊張性気胸/気胸、肺塞栓、喘息発作、急性冠症候群、心不全
胸痛	急性心筋梗塞、急性大動脈解離、急性肺血栓塞栓症、緊張性気胸
腹痛	大動脈瘤破裂、消化管穿孔、急性胆管炎、急性腸間膜虚血
嘔気・嘔吐	頭痛・胸痛・腹痛を引き起こす疾患、血糖異常

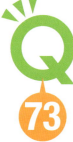

緊急度の判断

Q73 「緊急コール」か「ドクターコール」か、判断が難しい…。

A 気道閉塞・呼吸停止・心停止・死戦期呼吸・意識消失は「緊急コール」、呼吸や循環が何とか維持できていたら「ドクターコール」です。

緊急コールかドクターコールか。判断のカギは、緊急度です（図1）。

緊急度とは、生命の危機や、臓器・身体部位の障害や損傷を、回避または減少できる時間的余裕の度合いを指します ▶p.108 Q67。

「緊急コール」する場面

緊急度がきわめて高い状況として挙げられるのは、気道閉塞や呼吸停止、心停止、死戦期呼吸、意識消失です。これらは、救命処置が遅れると死に直結する病態であり、迅速かつ的確に対応するためには、複数の医師や看護師が必要となります。

緊急コールは、施設によって、コードブルーやスタットコールなど、さまざまな名称で呼ばれています。このシステムによって、当該部署以外からの医師や看護師、多職種（薬剤師、検査技師、放射線技師など）が駆けつけ、蘇生や治療のためのマンパワーを確保できます。そのため、緊急度の見きわめが重要で、生命の危機的状況だと判断した場合には、躊躇せず緊急コールを行う必要があります。

なお、施設によって、緊急コールシステムが異なるため、院内のコール基準を把握しておくことも重要です。

「ドクターコール」する場面

院内の予期せぬ死亡症例のうち60〜70%では、心肺停止に至った6〜8時間前に急変の前兆（呼吸、循環、

図1　緊急コールとドクターコール

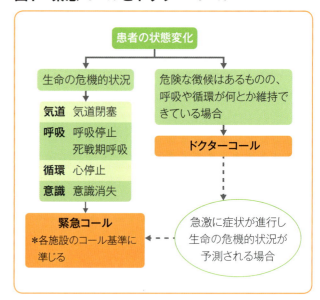

意識の異常・悪化）が認められています[1]。この急変の前兆を見抜くことができれば、ドクターコールで対応できます。

危険な徴候はあるものの、呼吸や循環が何とか維持できている場合はドクターコールを行いますが、急激に症状が進行し、生命の危機的状況が予測される場合には、緊急コールに切り替える判断も必要です。

（杉本尚子）

文献

1) 池上敬一，浅香えみ子 編著，日本医療教授システム学会 監修：患者急変対応コース for Nursesガイドブック．中山書店，東京，2008：34-38，44-47．

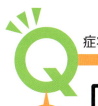

症状の見きわめ

Q74 「熟睡」と「意識レベル低下」。どうすれば見きわめられる？

A まず「刺激を加えて覚醒するか」確認します。覚醒したら、眠る前のこと・現在の自分の状況が把握できるか尋ねてみるとよいでしょう。

辞書には「意識とは覚醒している状態で、さらに自分自身および外界を認識している状態。意識障害はそれらの障害のことで、厳密には前者の障害を意識水準の低下、後者を意識内容の変化という」[1]とあります。

つまり、意識障害をとらえるには、傾眠や昏睡など覚醒の確認と、見当識など認識の程度の確認が必要です。

意識障害は、どう見抜く？

では「覚醒していない＝意識障害あり」でしょうか？
生理学の教科書には「睡眠は、感覚などの刺激による覚醒が可能な無意識状態と定義できる。昏睡は、その状態から覚醒できない無意識状態である」[2]とあります。

つまり、昏睡は高度の意識水準の低下、すなわち意識障害（意識レベル低下）です。ゆえに、熟睡と意識レベル低下の違いは感覚刺激で覚醒するか否かとなります。

❶「いびき」は見きわめの大きなヒント

1つめのポイントは、いびきです。普段はいびきをかかない患者が、大きないびきをかいていて、刺激を加えても覚醒しない場合は、高度の意識障害が疑われます。

❷起きてすぐ、質問に正確に答えるのは難しい

ここで、Glasgow Coma ScaleやJapan Coma Scaleを思い出してください。最初の評価は、患者に声をかけて覚醒するかの確認です。覚醒が確認できたら、見当識はあるか、会話に混乱がないかなど、認識の程度を確認します。見当識の異常・会話のつじつまが合わない場合は、意識レベル低下です。

ここで注意したいのは「意識に問題がなくても、熟睡

表1 意識障害の原因

- **脳神経系疾患**：脳卒中、脳炎、てんかん、頭部外傷（硬膜下血腫、硬膜外血腫、脳挫傷、軸索損傷）など
- **脳神経系疾患以外**：中毒（アルコール、薬剤）、低血糖、糖尿病性昏睡、低酸素血症、CO_2ナルコーシス、電解質異常、高アンモニア血症、低体温、熱中症、尿毒症、精神疾患、せん妄、不整脈など

中、急に起こされて質問されると、間違って答えることが多い」という点です。そのため、患者の表情や視線を見つつ、会話の過程で少し時間をとりながら、睡眠前のできごとを覚えているか、自身の状況をどのように認識しているかを確認することが大切です。

意識障害の原因は多岐にわたります（**表1**）。意識障害と判断したら、まず「呼吸と脈はあるか」を確認し、心肺蘇生が必要か判断します。次に「低酸素や体温・血糖異常はないか」を判断し、医師の到着前に、看護師ができる処置や準備を行うことも重要です。　（田中裕子）

文献
1) 和田攻, 南裕子, 小峰光博 総編集：看護学大辞典 改訂第2版. 医学書院, 東京, 2010.
2) Guyton AC, Hall JE 著：ガイトン生理学 原著第11版. エルゼビア・ジャパン, 東京, 2010：775.
3) 今野慎吾, 北原孝雄：GCS, JCS. 救急医学 2012；36(10)：1216-1217.

ワンポイント

- 寝ていても、脳幹機能は瞬目で評価できます。
- 「睫毛に触れると目をギュッとつむるか」で、患者を起こさずに評価できます。

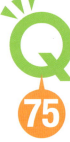

症状の見きわめ

Q75 起座呼吸ってどんなもの？横になってもらわないとわからない？

A 「息苦しくて横になれない」状態が、起座呼吸です。
仰臥位にならなくても、患者の訴えなどからわかることが多いです。

起座呼吸とは

起座呼吸は、座位をとることで心臓へ戻る血液を減らし、呼吸を楽にしようとする現象です。

起座呼吸とは、臥位になると出現し、座位になると改善する**呼吸困難**です。特に、**心不全**の診断や重症度を判断する指標となります（表1）。

❶ 起座呼吸の発生機序（図1）

血液は、**立位**や**座位**（=起きているとき）では、重力の関係で足のほうに多く分布します。しかし、**臥位**（=下肢が心臓と同じ高さになる体位）になると、足のほうにあった血液が心臓に戻ってくるため、**静脈還流量**（=前負荷）が増加します。

通常、臥位によって増加した**前負荷**は、**心拍出量の増加**により代償されます。しかし、心不全患者の場合、心機能が低下しているため、増加した前負荷に見合った心拍出量が得られず、臥位による容量負荷を代償しきれません。その結果、左心内から肺静脈へと血液がうっ滞し、**肺の静脈圧が上昇**します。すると、血液中の水分が肺胞内に滲み出て、ガス交換ができなくなってしまうのです。

特に夜間は、交感神経系が抑制されてカテコールアミンが減少し、心拍出量が低下するため、起座呼吸となりやすい状況にあります。

（山部さおり）

表1　フラミンガムの診断基準

大症状2つか、大症状1つおよび小症状2つ以上を心不全と診断

大症状	小症状
●発作性夜間呼吸困難または起座呼吸 ●頸静脈怒張　●肺ラ音 ●急性肺水腫　●心拡大 ●拡張早期性ギャロップ（Ⅲ音） ●静脈圧上昇（16cmH$_2$O以上） ●循環時間延長（25秒以上） ●肝頸静脈逆流	●下腿浮腫 ●夜間咳嗽 ●労作性呼吸困難 ●肝腫大 ●胸水貯留 ●肺活量減少（最大量の1/3以下） ●頻脈（120回/分以上）

大症状あるいは小症状
●5日間の治療に反応して4.5kg以上の体重減少があった場合、それが抗心不全治療なら大症状1つ、それ以外の治療ならば小症状1つとみなす

Mckee PA, Castelli WP, McNamara PM, et al. The natural history of congestive heart failure: the Framingham study. *N Engl J Med* 1971; 285: 1441-1446.

図1　通常の成人と心不全患者の比較

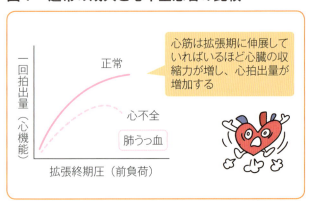

心筋は拡張期に伸展していればいるほど心臓の収縮力が増し、心拍出量が増加する

文献

1) 日本循環器学会，日本胸部外科学会，日本高血圧学会，他：急性心不全治療ガイドライン（2011年改訂版）．http://www.j-circ.or.jp/guideline/pdf/JCS2011_izumi_h.pdf［2018.7.2アクセス］．
2) 筒井裕之，吉川純一，松崎益徳 編：新・心臓病診療プラクティス．文光堂，東京，2005：131．
3) 眞茅みゆき，池亀俊美，加藤尚子 編：心不全ケア教本．メディカル・サイエンス・インターナショナル，東京，2012．

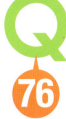

症状の見きわめ

Q76 「喘息発作の喘鳴」と「心不全からの喘鳴」。どうすれば見きわめられる？

A 問診とフィジカルアセスメントや検査データから見きわめます。ポイントとなるのは、随伴症状、呼吸音を含むバイタルサインです。

気管支喘息では、アレルゲンや粒子などの刺激に反応し、気管支平滑筋が過剰に収縮します。平滑筋収縮が反復すると咳嗽が起こります。平滑筋収縮が持続し、気道が狭窄すると、息苦しさ、呼吸困難、喘鳴が現れます。

心不全では、肺胞内分泌物の増加や気管支粘膜のうっ血、気管支けいれんなどによってしばしば喘鳴を生じます。このような状態は**心臓喘息**とも呼ばれ、一般的に**急性心不全**（**肺水腫**を伴う場合）でみられます。

問診

まず、症状をオープンクエスチョンで、自由に表現してもらいます（表1）。

また、以下の質問から、症状の出方・随伴症状を確認します。随伴症状は、疾患の予測に役立ちます。**浮腫、易疲労感、食欲不振、体重増加**は、**心不全**を示唆します。
① 季節によって症状が強くなる？（Yes＝気管支喘息）
② 1日のうちに症状が変動する？（Yes＝気管支喘息）
③ 激しい運動で症状が出る？（Yes＝気管支喘息）
④ 症状が起こるのは運動時だけ？（No＝心不全）
⑤ 仰臥位になると症状が悪化する？（Yes＝心不全）
⑥ 就寝後1〜2時間で苦しくて座位をとる？（Yes＝心不全）

バイタルサイン

❶ 呼吸

通常、成人の呼吸数は12〜15回/分です。喘鳴があるほどの呼吸不全では、代償機転により、一回換気量と呼吸数が増加します。

表1　表現と病態生理

- **胸部閉塞感がある**：気管支狭窄、間質浮腫（気管支喘息、虚血性心疾患）
- **呼吸するのに努力が必要**：気道閉塞、神経・筋疾患（COPD、中重症気管支喘息、筋症）
- **酸素が欲しい、呼吸がしたい**：心不全、肺塞栓症
- **大きく息できない、満足に呼吸できない**：過膨張（気管支喘息）
- **呼吸が粗く速い**：廃用性筋萎縮

健康な成人の呼吸形態は、吸気：呼気＝1：1.2〜1.5です。気管支喘息の場合、呼気相が延長します。

気管支喘息やうっ血性心不全では細かい気道の狭窄を示唆する **wheeze**（ウィーズ）（呼気時のヒューヒューという高音）が聴かれます。一方、肺炎や肺水腫では、分泌物が呼吸に伴ってはじける **coarse crackles**（コースクラックル）（吸気初期〜呼気初期の断続的なパチパチという粗く、やや長く低い音）が聴かれます。

❷ 循環

高血圧は、心不全（特に拡張不全）の重要所見、**頻脈**は心不全の代償機転として起こる交感神経の亢進です。

重篤な心不全の徴候として、**交互脈**（RR間隔は一定だが、一回拍出量が心拍ごとに規則的に増減し、強脈と弱脈が規則的に繰り返すこと）があります。

*

上記のほか、X線写真や検査データなども、見きわめに役立ちます。

（山部さおり）

文献
1) 大西勝也：「息切れ」を極める!. メディカ出版, 大阪, 2015.
2) 稲田英一 監修：呼吸・循環イラストレイテッド. 学研メディカル秀潤社, 東京, 2010.

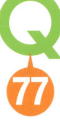

症状の見きわめ

「普段よくある体調変化」から、急変を見抜くポイントは?

A 自覚症状と他覚所見を経時的に把握することが大切です。

入院患者は、もともと何らかの症状を有しています。「普段よくある体調変化」といっても、原疾患の増悪や関連症状の場合も、新たな疾患の初期症状である場合もあります。「急変している」「急変しそうな」徴候を見落とさないように、ポイントを知り、問診や身体観察をすることが大切です。

「症状」の見かた

バイタルサインをみながら、症状に関連する情報を得ていきます（表1）。

自覚症状は、患者の主観的感覚です。緊急度・重症度の推察に不可欠ですが、情報収集（＝問診）には知識や経験が必要です。重要な情報を見逃さないよう、OPQRST ▶p.135 表1 などのツールを使うとよいでしょう。特に痛みは、患者によって表現や感じ方が異なるため、ペインスケールなどで評価します。

他覚所見では、緊急度・重症度の高い徴候を見落とさないことが大切です。意図的に他覚所見をみるため、その症状が出る病態・疾患 ▶p.117 も把握しましょう。

また、患者の生活行動や治療経過（離床開始、新しい薬剤の使用など）に関する情報も大切です。

＊

心肺停止の6〜8時間前に、何らかの徴候が現れるといいます。軽微な症状が徐々に重症化することもあります。患者に「症状が○○のように変化したら看護師に知らせてほしい」と説明し協力を得ることや、経時的に症状とその変化をアセスメントすることが、急変回避につながります。

高齢者や基礎疾患（糖尿病など）をもつ患者は、特徴

表1 「急変」ととらえるポイントの例

症状	自覚症状	緊急度・重症度の高い他覚所見
頭痛	突然発症（痛くなった瞬間を覚えている）、今まで経験したことのない痛み	頭蓋内圧亢進症状、髄膜刺激症状、けいれん、麻痺、めまい、嘔吐を伴う
呼吸困難	胸痛を伴う	頻呼吸、陥没呼吸、呼吸音の左右差、SpO_2低下、発声困難、嗄声、会話中言葉が途切れる、喘鳴
嘔気・嘔吐	強い頭痛を伴う	意識レベル低下、脱水症状、血糖異常
腹痛	強い腹痛	腹膜刺激症状、嘔吐を伴う
発熱	全身倦怠感を伴う	呼吸数＞20回/分、心拍数＞90回/分、意識・精神状態の変化
意識障害	呼吸困難、疼痛などがある	低血糖症状、低酸素状態、ショック、発熱
アレルギー	呼吸困難感、重篤なアレルギー歴	喘鳴、SpO_2低下、会話困難、軽度でも複数臓器の症状が出現

的な自覚・他覚所見がなかったり、軽度だったりします。普段よくある体調変化でも、必ず呼吸・循環・意識は、経時的に評価しましょう。

（林　晶子）

文献
1）岡元和文 編：症状徴候を看る力！．総合医学社，東京，2013．

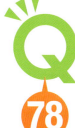

症状の見きわめ

Q78 「死戦期呼吸」って、どんなもの？一目で見抜ける？

A 心停止間近あるいは心停止後数分に生じる、あえぐような呼吸です。一見「呼吸がある」ようにみえますが、よくみると胸郭が動いていないのが特徴です。

死戦期呼吸は、**あえぎ呼吸**、**下顎呼吸**ともいわれる呼吸中枢機能の消失による異常な呼吸パターンです。「心停止＝死戦期呼吸」とは言い切れませんが、死期が近い患者にみられます。

死戦期呼吸の場合、肺には、ほぼ空気が届きません。その結果、**換気障害**により低酸素・二酸化炭素の貯留が進み、確実に死に至ります。

死戦期呼吸の見抜きかた

死戦期呼吸は、注意深く看れば、見抜けます。しかし、何か変だと感じても「呼吸しているようにみえる」ため、対応が遅れてしまう可能性があります。見きわめのポイントは、以下の5つです。
① 開口したまま深い努力様呼吸をするが、胸郭の上下運動がない
② 吸気は不規則
③ 毎分数回以下の徐呼吸
④ 呼吸休止時間が長く、呼吸休止時間は徐々に延長する
⑤ 「口をパクパクしている」「下顎だけ前に出している」「頭を前後に動かしている」ようにみえる

死戦期呼吸への対応

死戦期呼吸の場合、有効な換気がなされていません。**心停止の兆候**の1つととらえられるため、ただちに**BLS**（一次救命処置）を開始しましょう。

脈が触れる場合であっても、死戦期呼吸が出ている以上、SpO_2低下や徐脈、そして、いつ心停止になってもおかしくない状態です。気道確保・バッグバルブマスクによる補助換気を行い、医師への報告、モニタ装着・バイタルサイン測定、人的余裕があれば気管挿管準備などを行います。

患者が**看取りの方針**の場合は、低酸素や苦痛に対する治療をしながら、家族と最期の時間を過ごせるような環境を整えましょう。患者の呼吸は苦しそうにみえるので、家族へ説明して寄り添います。

（林　晶子）

文献
1）岡元和文，編：症状徴候を看る力！．総合医学社，東京，2013．

症状の見きわめ

Q79 一見、症状と疾患が結びつかないことがあるのは、なぜ？

A 加齢や既往歴などの患者の要因や、疾患そのものがもつ要因などが影響するためです。症状から多角的に患者をアセスメントすることが、急変を見抜くためには重要です。

患者の要因

患者の年齢や性別、既往歴などの影響で、疾患に特徴的な症状が現れないことがあります。以下に、代表例を示します。

❶心筋梗塞による胸痛は、糖尿病患者には現れにくい

急性心筋梗塞の典型的な症状として知られているのは、胸痛や胸部絞扼感です。しかし、糖尿病を有する患者は、無症候性心筋梗塞が多いとされています。

無症候性心筋梗塞は、心筋虚血が生じていても狭心痛などの症状を伴わない状態です。痛覚伝導路障害や、疼痛閾値が上昇し痛覚を認識できないことが原因の１つに挙げられます[1]。

高齢者や女性、高血圧や慢性腎不全の既往歴がある患者も、無症候性心筋梗塞の可能性が高いとされます。これらの患者が体調不良（胸部不快感や嘔気、倦怠感など）を訴えている場合や、普段よりも元気のない高齢者などに対しては、虚血性心疾患の可能性を念頭に置き、対応する必要があります。

❷低血糖の症状は、高齢者には現れにくい

高齢者は、低血糖に典型的な交感神経症状（発汗、ふるえ、動悸など）に乏しく、中枢神経症状も多様（落ち着きがない、頭痛、せん妄様症状、片麻痺、人格の変化など）です。低血糖による意識障害は、認知症やせん妄・うつ症状に間違えられやすいとされます[2]。

重症低血糖は、認知機能の低下や老年症候群を増加さ せ、患者のADLを著しく低下させる可能性があります。高齢者がこれらの症状を呈した場合、低血糖の可能性も考慮した迅速な対応が必要です。

疾患の要因

❶関連痛を呈する疾患

痛みは、責任臓器自体から発生するもののみではありません。

心筋梗塞患者が、背部や頸部、顎、歯、心窩部、両肩から上肢など、さまざまな部位の痛みを訴えることはよく知られています。これは関連痛と呼ばれ、臓器から感覚神経でつながる支配皮膚分節に一致して、痛みが出現します（**表1**）。

急性虫垂炎患者は、初期症状として心窩部や臍周囲の関連痛を自覚することがあります。その後、痛みは右下腹部に移動し、嘔気や嘔吐、発熱が伴います。

右肩甲骨下端への突き抜けるような痛みは、胆嚢炎に特徴的な関連痛とされます。

❷非典型的な症状を呈する緊急性の高い疾患

急性大動脈解離の典型的な症状として「移動する胸痛・背部痛」がよく知られています。

しかし、急性大動脈解離の患者が、失神や意識障害、四肢の麻痺（片麻痺、対麻痺）、失語など、非典型的な症状を呈する場合もあります。これらの多くは、頸部分枝の解離による脳虚血や心タンポナーデによって生じる閉塞性ショックが起因として考えられています。

意識障害や麻痺、失語などの症状からは、中枢神経系の疾患が想起されがちですが、急性大動脈解離も可能性の1つととらえ、血圧の上肢左右差や下肢虚血の有無を評価するなど、患者の症状を多角的にとらえ、看護実践に活かすことが重要です。

＊

緊急度の高い患者は、必ず何かサインを出しています。呼吸が促迫している、皮膚がじっとり冷たく湿っている、顔色が悪い、つらそうな表情をしているなどの「何か変」のサインを見逃さず、言語化することが重要です。

患者を多角的にとらえ、緊急性を検証するための幅広い知識とフィジカルアセスメントスキルが求められます。

（望月　桂）

文献
1) Gutterman DD. Silent myocardial ischemia. Circ J 2009 ; 73 (5) : 785-797.
2) 原賢太，横野浩一：糖尿病高齢者における低血糖の特徴と問題点．最新医学 2017 ; 72 (1) : 55-59.
3) 小川節郎：メカニズムから読み解く痛みの臨床テキスト．南江堂，東京，2015 : 46-55.

表1　関連痛を起こす主な疾患と部位

関連痛を起こす疾患	関連痛の起こる部位
眼、鼻、耳などの炎症	頭部
心筋梗塞	胸部中央、左胸部、左肩、頸部
狭心症	胸壁、左腕
胆石発作	右肩、腰部
胆道疾患	右肩、肩甲部
虫垂炎	心窩部、臍周囲
腸閉塞（イレウス）	側腹部、背部
腎結石	鼠径部、精巣、腰部
泌尿器疾患	腰部
婦人科疾患	腰部
消化器疾患	腰部
膵炎	背部、腰部

「症状」と「徴候」

徴候（sign）は、他者が把握できるものを指します。つまり、客観的な情報＝O情報（objective data）です。記録のときは、誰が読んでもわかるよう、共通言語を用いて記載する必要があります。

症状（symptom）は、患者本人の自覚によるものを指します。つまり、主観的な情報＝S情報（subjective data）です。患者本人の言葉（例：起きられない、など）が大切ではありますが、評価者によって結果が異ならないよう、なるべく客観的に評価する必要があります。ポイントを右に示します。

- 発症の様子：「急」な発症か、「いつの間にか」の発症か
- 進行具合：一過性か、持続性か、繰り返すか
- 性状：具体的に把握することが大切
- 程度：客観的なスケールを用いる。10段階で評価するなどもよい
- 部位：広範囲にわたるのか、部分的にピンポイントで生じているのか
- 増悪・改善因子：どんなことをすると、その症状が悪化もしくは改善するか
- 随伴症状：意図的に確認することが重要

（道又元裕）

Q80 急変サイン
その日に限って「眠れない」「夜中に突然目が覚める」と訴えるのは、急変のサイン?

A 急変のサインかもしれません。
心疾患や脳疾患の可能性があります。

　一過性の**眠れない**という訴えには、さまざまな原因があります。まず思い浮かぶのは、環境問題（騒音、暑い、寒いなど）、生活リズムの崩れ、緊張やストレス、身体的苦痛（疼痛、瘙痒感など）などでしょう。

　しかし、背後に大きな疾患が隠れている可能性があるため、油断してはいけません。心疾患や脳疾患の患者が「眠れない」と訴えることもあるのです（図1）。

「眠れない」で危険な場面

　心不全の徴候に「寝つけない」という訴えがあります。これは、心臓がしっかり動脈血を送り出せず、脳が酸素不足となることで生じます。

　また、**脳疾患**の場合、脳を休めることができないため、眠れなくなります。睡眠中枢（視床下部の視索前野）が障害されると、深刻な睡眠障害が生じることもあります。

　なお、**甲状腺機能亢進**では、甲状腺ホルモンによりエネルギー代謝が活発になり、眠れなくなることもあります。

　　　　　　　　　　　　＊

　なぜ眠れないのか、何か他の症状は現れていないか、どのように「いつもと違う」と感じているかなど、患者からのサインを見逃さないことが大切です。

　ちょっとした患者の変化に気づき、全身状態のアセスメントを行って早期に対応することで、急変に至らないようにする必要があります。

（喜井なおみ）

文献
1) 池上敬一, 浅香えみ子：患者急変対応コースfor Nursesガイドブック. 中山書店. 東京, 2008：28.
2) 芝田里花：ナビトレ病棟で絶対に見落としてはいけない危険な症状17. メディカ出版. 大阪, 2012.
3) 医療情報科学研究所 編：病気がみえるvol.7脳・神経 第2版. メディックメディア. 東京, 2017.

図1　「眠れない」から考えられる原因

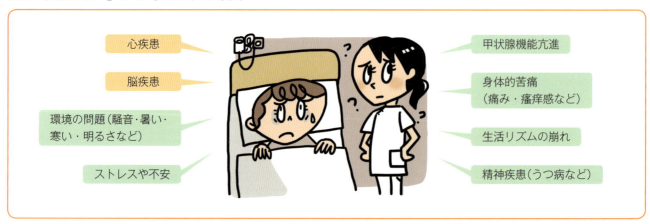

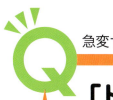

急変サイン

Q81 「トイレに行きたい」という訴えは、急変のサイン？

A 尿意や便意は、とても重要な急変サインです。特に、呼吸不全や心不全徴候がある患者や、「何か変」と感じる患者が尿意・便意を訴えたときは危険です。

排尿には、飲水量、環境、不安、緊張、年齢、性別、膀胱容量の個人差など、さまざまな要因が関係します。

尿意は、膀胱に尿がたまり、「排泄せよ」という指令が脳から出たときに感じます。

頻繁に尿意を感じるのは、飲水量が多い、膀胱炎、前立腺肥大、神経因性膀胱、膀胱・尿管結石などです。また、過活動膀胱では、不意に強烈な尿意を自覚します。

「頻繁な尿意」の危険な原因

注意が必要なのは「脳や神経が障害されて機能しなくなること」で感じる尿意です。そこには、脳梗塞、脳出血、脳腫瘍など、脳や神経に関連する疾患が隠れている可能性があります。

バイタルサイン、意識レベル、麻痺の有無などABCDEに沿って観察し、総合的にアセスメントしてください。

「夜間の尿意」の危険な原因

夜間の頻尿は、慢性心不全の可能性があります。

通常、睡眠中には脳から分泌される抗利尿ホルモンがはたらき、睡眠を妨げないように尿量が減ります。心臓ポンプ機能が低下して心不全になると、血液が心臓に戻りにくくなり、下肢に血液が滞って下肢がむくみます。その結果、臥床すると下肢にたまっていた血液が心臓に戻るため、心臓の血液量が増え、増えた血液量を減らすために利尿ホルモンが分泌されて、尿量が増えるのです（図1）。

（喜井なおみ）

文献
1) 医療情報科学研究所 編：病気がみえるvol.2循環器 第4版. メディックメディア，東京，2017.
2) 医療情報科学研究所 編：病気がみえるvol.7脳・神経 第2版. メディックメディア，東京，2017.
3) 岡田隆夫 編：カラーイラストで学ぶ集中講義 生理学 改訂2版. メジカルビュー社，東京，2014.

図1　心不全による夜間頻尿

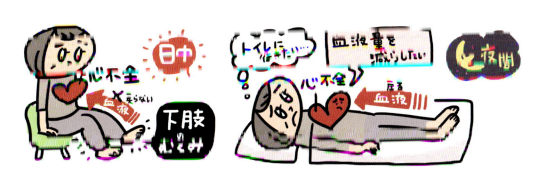

日中、下肢にたまっていた血液が、夜間、仰臥位になると心臓に戻り、血液量が増加するために頻尿となる

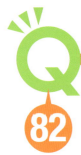

急変サイン

Q82 「腹部膨満」は、急変のサイン？

A 急変のサインかもしれません。
特に、急激な腹痛や嘔気・嘔吐を伴う場合は、急変を強く示唆します。

　腹部膨満は、一般的に「おなかが張っている状態」を意味します。これは、健康な人でも肥満体型の場合にはみられますので、腹部膨満＝急変のサインとは言い切れません。

　しかし、普段から腹部が膨満している人が腹痛や嘔気などの症状を訴えている場合や、普段は腹部が膨満していない人の腹部が膨満していたり、腹部膨満感（おなかが張って苦しい、または痛みがある）を訴えていたりする場合、腹部に何らかの異常が起こっているサインととらえます。その訴えは急変の前兆である可能性が高いと考えられるのです。

「腹部膨満」の危険な原因

　腹部膨満の原因は、水がたまっている状態（腹水）と、ガスがたまっている状態に分けることができます（表1）。

❶急性腹膜炎による腹水貯留

　腹水は、慢性疾患の増悪による症状として現れることが多いため、緩徐に症状が悪化することはあっても、急性増悪（急変）する頻度は高くありません。ただし、急性腹膜炎は、短時間に腹膜に炎症を起こすため、急変する可能性が非常に高い病態です。

　急性腹膜炎では、まず、突発的に限局した部位に腹痛が現れ、時間経過のなかで腹部全体に痛みが波及します。また、嘔気や嘔吐を伴うこともあり、進行するとショック状態になることもあります。この場合、生命にかかわる非常に危険な状態になり、緊急処置が必要となります ▶p.136 Q88。

表1　腹部膨満の原因と、疑われる代表的な病態

腹水	●肝硬変 ●門脈圧亢進症 ●慢性心不全 ●がん性腹膜炎 ●ネフローゼ症候群 ●急性腹膜炎
ガス	●腸閉塞（イレウス） ●空気嚥下（呑気） ●便秘 ●腸管浮腫

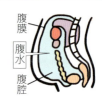
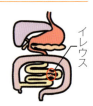

❷腸閉塞（イレウス）によるガス貯留

　腸閉塞（イレウス）も、突発的に腹痛を発症し、腹部膨満や嘔吐などを引き起こします。放置すると症状が増悪し、急変する可能性が高いため、イレウス管の挿入や開腹手術など、早急な処置が必要です。

❸敗血症の進行による腸管浮腫

　敗血症の進行によって全身の血管透過性亢進が増大し、腸管浮腫をきたすことがあります。その場合、腸蠕動の抑制が惹起され、腸管内にガスが貯留し、腹部膨満となることがあります。

　この状態は、敗血症性ショック（warm shockからcold shockへ進展）の前駆症状と考えられ、早急な対応が必要です。

（笠原真弓）

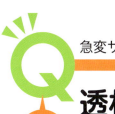

急変サイン

Q83 透析患者の「頭痛・頭重感」は、急変のサイン?

A 急変のサインかもしれません。必ずしもすべてが急変につながるわけではないものの、見逃してはいけない症状の1つです。

透析患者と頭痛

頭痛は、器質的疾患によるものと、機能性の頭痛に大きく分けられます。

透析患者が訴える頭痛の多くは、**機能性の頭痛**です。その原因として挙げられるのが、透析導入期に起こりやすい**不均衡症候群**による頭痛および頭重感です（**図1**）。

不均衡症候群は「血液と脳の間に生じた老廃物の濃度差」によって生じます。透析を行うと、血液中の老廃物は、急激に除去されます。しかし、脳内の老廃物は除去されにくいため、体と脳との間で濃度差が生じます。そのため、浸透圧の力がはたらき、脳が老廃物を薄めようとして水を吸収した結果、**脳浮腫**が生じて脳圧が高くなり、頭痛や頭重感が生じるのです。

また、体外循環・除水による**血圧の変動**によっても、頭痛が生じます。

透析患者の脳出血は予後不良

透析患者は、**心筋梗塞**、**心不全**、**脳卒中**など心血管疾患の発症率および死亡率が高いことが知られています[1]。

また、治療の特徴として、**抗血栓薬**の内服や、透析中に使用する**抗凝固薬**の影響で、出血のリスクが高くなります。

加えて、透析患者が**脳出血**を発症するのは1,000人（年あたり3.0～10.3）と報告されており、通常の成人に比べて多い傾向にあります。大部分が高血圧を原因とする脳出血で、非透析患者より血腫が大きく、予後不良であるのが特徴です[2]。この脳出血発症時の症状の1つとして、頭痛が挙げられます。

図1 不均衡症候群のしくみ

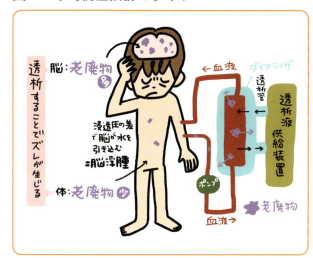

透析患者が頭痛や頭重感を訴えた場合、「いつものこと」と軽視せず、バイタルサイン、意識レベル、頭痛の部位、程度などの観察を行い、異常があれば早急に対応する必要があります。

患者の普段の血圧の推移や、頭痛の訴えの有無を知っておくことも大切です。

（濱井 章）

文献
1) 日本透析医学会：血液透析患者における心血管合併症の評価と治療に関するガイドライン. 透析会誌 2011；44（5）：337-425.
2) 日本腎臓学会：医師・コメディカルのための慢性腎臓病生活・食事指導マニュアル. https://cdn.jsn.or.jp/guideline/pdf/H26_Life_Diet_guidance_manual.pdf [2018.7.2アクセス].

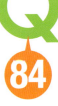

急変サイン

Q84 「発汗」「血圧高め」は、ショックのサイン?

A 「発汗（冷汗）」はショックの徴候の1つです。また、血圧が低下していないからといって、ショックを否定することもできません。

ショックと発汗

汗が分泌される原因は、①体温調節を目的とする温熱性発汗、②緊張・不安を感じたときや苦しいときにみられる精神性発汗、③辛いものを食べたときにみられる味覚性発汗、④ショック状態、の4つです。

ショックは「有効循環血液量の急激な減少により、広範な臓器において循環不全による機能低下を生じた病態」です。身体の危機的状態なので、身体は重要臓器への循環を維持するため、さまざまな反応（＝代償機転）を示します。その反応の1つが、交感神経の亢進です。

交感神経は、生体内のほとんどの臓器に存在します。通常、心臓では心拍数増加、消化管では消化管運動低下などのはたらきを示しますが、危機的状態であるショック時には、身体を闘争状態にさせるようにはたらきます。

なぜショック時に発汗するのでしょうか？　これは、汗腺が交感神経に支配されているためです。交感神経が亢進すると汗腺も刺激され、汗が分泌されるのです。

また、交感神経が亢進すると、重要臓器への循環を維持するために末梢血管抵抗を上げるので、手指末梢の血流が低下し、それに伴って皮膚の温度も低下します。

ショック状態でみられる手指の発汗（冷汗）は、手指の温度低下と発汗が重なるために生じます。

ショックと血圧

血圧は、血液が血管壁に与える血管内圧のことで、「心拍出量（一回拍出量×心拍数）×末梢血管抵抗の因子」によって規定されます。身体は、臓器循環を維持するために、常に血圧を一定に保とうとします。

血圧は、身体活動や精神的影響、飲酒や喫煙、寒冷などによって容易に変化しますが、ショック時には、血圧を規定する因子を変化させて循環を保とうとします。

このとき、痛みや緊張・不安に伴って交感神経が亢進し、血圧を上昇させていることがあります。つまり、臓器血流が低下していても、血圧が低下せず、上昇していることがあるのです。

血圧が高くてもショックの病態が隠れている可能性があることを知っておきましょう。

なお、血圧低下はショックが進行している状態です。血圧低下の前に発見して対応できるとよいでしょう。

「発汗」「血圧高め」のときは…

温熱性・精神性・味覚性の発汗でないなら、ショック状態かショック直前（プレショック）かもしれません。患者に声をかけて触れながら系統立てて観察し、バイタルサイン・意識状態を含めて総合的に判断する必要があります。

なお、血圧は、体位や行動によって容易に変化するため、観察時は安静にして行います。血圧の「数値」にとらわれないこと、1回の測定で判断せず、継続して測定し、点ではなく線として考えることも大切です。

（宮沢　寿）

文献
1) 道又元裕 編：重症患者の全身管理. 日総研出版, 愛知, 2009：6-31.
2) 山口弘子：発汗のフィジカルアセスメントとは?. 森田孝子 編, ナーシングケアQ&A No.53 救急・急変に役立つ フィジカルアセスメント. 総合医学社, 東京, 2015：106-107.
3) 『救急医学』編集委員会：特集 ショック 救命へのアプローチ. 救急医学 2015；39（5）：525-547.

Q85 急変サイン

「ショックの5P」。5つそろわないと、ショックじゃないの？

A 1項目でも当てはまる場合は、ショック状態か、プレショック（ショックに至る前）を疑いましょう。

ショックの5Pとは

ショックの5Pとは、ショック状態で現れる多彩な症状のうち、特徴的な5つの症状を表す英語の頭文字からきています（図1）。これらは、医療機器がなくても、患者に声をかけて手に触れながら、私たちの五感を活用して観察できる、とても有用な指標です。

5Pすべてがそろった状態は、すでに重症なショックであり、急激にショック状態に陥る心筋梗塞などの病態で現れます。しかし、5Pのすべてがそろわなくても、ショックを否定することはできません。

身体は、危機的状況に陥ると、恒常性を維持するために交感神経が亢進します。つまり「脈拍が触知できない」「（意識消失して）虚脱する」「（SpO$_2$が低下する）呼吸不全」などは、すぐには起こらないと考えられます。

ショックであっても、顔色は蒼白ではなく土気色かもしれません。また、血液分布異常性ショックでは、顔面の紅潮や手指末梢の温感がみられます。このように、ショックであっても、ショックの5Pすべてにあてはまらないこともあります。

1つでもショックを疑う

ショックの5Pのなかで、視診によってわかる蒼白や虚脱をみた場合、何かが変だとすぐに気づきます。

また、頻脈や呼吸促拍など、交感神経が関与する変化に気づいたら、ショック状態か、ショックの前ぶれサインかもしれないと疑って観察を進め、異常があれば、ただちに対応が必要です。明らかな異常がみられなくても、その原因がわからなければ経過観察を続け、原因を考える必要があります。

（宮沢　寿）

文献
1) 佐藤憲明 編：急変アセスメント．照林社，東京，2015：2-22．
2) 日本救急看護学会 監修，日本救急看護学会教育委員会 編：ファーストエイド［補訂版］．へるす出版，東京，2013：53-55．
3) 佐仲雅樹：理論と直感で危険なサインを見抜く．カイ書林，東京，2013．

図1　ショックの5P

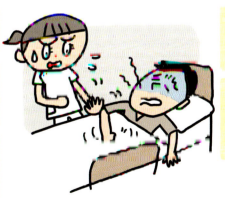

❶蒼白（pallor）
低還流を示唆する

❷虚脱（prostration）
ぐったりしていること
脳循環の低下を示唆する

❸冷汗（perspiration）
交感神経の緊張による末梢血管の収縮と発汗によるもの

❹脈拍不触（pulselessness）
微弱で速いときは心拍出量の低下を示唆する

❺呼吸不全（pulmonary insufficiency）
頻呼吸やチアノーゼは低酸素血症を示唆する

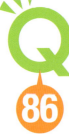

危険な症状の見抜き方

Q86 「気胸」は、フィジカルアセスメントだけで見抜けるの?

A フィジカルアセスメントだけでは見抜けません。急に出現した乾性の咳嗽や一側性の胸痛を伴う呼吸困難感があり、自然気胸の特徴を満たす場合や、気胸を起こしやすい処置があった場合、気胸を疑います。

気胸とは

気胸は、何らかの原因により、胸膜腔に空気あるいはガスが貯留した状態[1]です。機序によって内因性気胸(体外からの影響がない自然気胸)と外因性気胸(外傷性気胸と医原性気胸)との2つに分けられます(図1)。

特徴的な自覚症状は、突発する一側性の胸痛や乾性咳嗽、呼吸困難感です。入院患者も外来患者も同様に、これらの症状を訴えます。

症状を訴えられない患者の場合、呼吸数増加と続発するSpO_2低下がみられます。

気胸の見抜き方(図2)

気胸は、呼吸のフィジカルアセスメントだけでなく、病態生理や分類、疫学的特徴、症状や身体的特徴をとらえたうえで判断することが重要です。

❶「気胸かも…」と疑う症候

急に出現した乾性の咳嗽、一側性の胸痛、呼吸困難感は、気胸を疑う症候です。このような症状を患者が訴えた場合は、気胸を想定しながら視診・聴診・触診・打診とアセスメントを進めていきます。

❷ フィジカルアセスメント

視診では、呼吸数、呼吸補助筋の使用状況や、呼吸パターンを確認します。

続けて聴診で呼吸音減弱の有無を、触診で皮下気腫の有無を、打診で鼓音の有無を確認します。その他、SpO_2の測定、既往歴や年齢・体型、当日に実施した検査・処置の確認も行います。

急に出現した呼吸困難感に咳嗽・胸痛を伴い、呼吸数増加や患側の呼吸音減弱、鼓音の出現、SpO_2低下がみられ、既往歴・年齢・体型が自然気胸の特徴と合致しており、気胸を起こしやすい処置があれば、気胸を強く疑う状況であると判断できます。

❸ 緊急性の高い他の病態との鑑別

胸痛が主訴の場合は、緊急性の高い大動脈解離や動脈瘤、急性心筋梗塞、狭心症、頻拍発作、胸部外傷(転倒・転落も含む)、肺塞栓などの鑑別を考えたフィジカルアセスメントが重要です。

また、人工呼吸管理中の患者は、ファイティングやバッキング、気道内圧や換気量の変化、呼吸数の増加を早期にとらえなければ、緊張性気胸という重篤な状況に陥りやすいため、注意が必要です。

(田中裕子)

文献
1) 和田攻, 南裕子, 小峰光博 監修:看護大事典 改訂第2版. 医学書院, 東京, 2010.
2) 藤野智子, 三上剛人, 柳努 編:特集 重症患者を見逃さない!. 救急看護&トリアージ 2011;1(2):2-91.
3) 佐藤憲明:急変対応のすべてがわかるQ&A. 照林社, 東京, 2011.
4) 道又元裕 監修:CDブック救急トリアージシナリオ集. 日総研出版, 愛知, 2012.

図1　気胸の分類と特徴

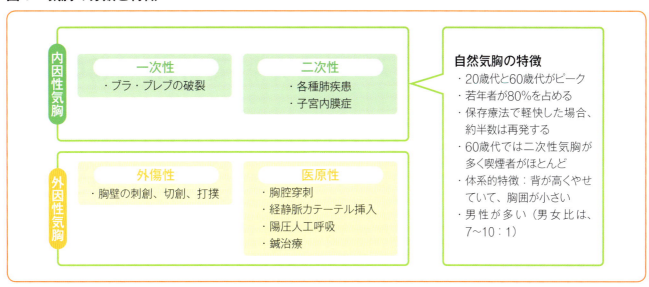

図2　気胸を疑った場合のアセスメント

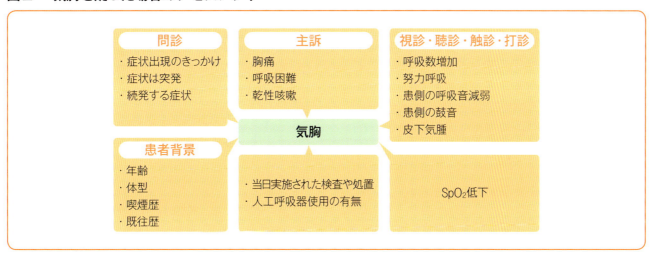

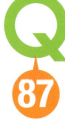

Q 87 危険な症状の見抜き方
「腹部大動脈瘤」と「腹部大動脈解離」。フィジカルアセスメントだけで見抜けるの?

A かなりの精度で見抜けます。急激な激しい腹痛や腰背部痛では、腹部大動脈疾患を疑います。ショック状態なら腹部大動脈瘤破裂、血圧が高ければ腹部大動脈解離の可能性が高いです。

　腹部大動脈の病変で、早急な対応を要する代表的な疾患は、大動脈瘤と大動脈解離です。

　腹部大動脈瘤でも、非破裂性であれば無症状のことが多いです。しかし、破裂した場合は出血性ショックに陥り、救命が難しくなってしまいます。そのため、患者が急に激しい腹痛や腰背部痛を訴え、ショック状態であれば、まず腹部大動脈瘤破裂を疑って対応しましょう。

　腹部大動脈解離の場合は、血圧が高いことが多いです。腹部大動脈は、腹腔動脈や上・下腸間膜動脈、腎動脈を分枝し総腸骨動脈に分かれるため、大動脈瘤や大動脈解離の部位や進行状況により、多彩な虚血症状を示します（図1）。

　ただし、腹痛や腰痛、背部痛を呈する疾患は、消化器疾患、整形外科疾患、泌尿器疾患など多岐にわたります。そのため、これらの症状を患者が訴えた場合、まずはバイタルサインを測定し、異常があれば応援を呼びましょう。その後、問診・視診・聴診・打診・触診を行って、患者の状態をアセスメントしていきます。

アセスメントの進め方

❶問診

　腹部大動脈瘤のリスクファクターは、①男性、②65歳以上、③喫煙歴、④高血圧、⑤家族歴です[1]。大動脈解離は、本態性（動脈硬化や高血圧）が大半を占めますが、まれに先天異常や外傷などが原因となる場合もあります。腹部大動脈瘤で現れる症状は、腹部膨満感や便秘、非特異的な腰痛などです。

　一方、腹部大動脈解離は、腹痛だけではなく腰背部痛を訴えることが多いです。多くの場合、「引き裂かれるような痛み」「刺されるような鋭い痛み」ではじまり、「これまで経験したことのないような痛み」と表現されます[2]。腹部大動脈解離による痛みは、発症時が最強で徐々に軽減することや、解離の方向に疼痛が移動することもあります。

　問診時には、これまでに大動脈瘤を指摘されていないか確認することも重要です。さらに、痛みのある部位や、発症様式なども確認しましょう（表1）。大動脈解離に伴う虚血症状として、下肢のしびれ感を呈することもあるため、併せて確認する必要があります。

❷視診

　腹部の視診では、拍動性腫瘤があるか確認します。拍動性腫瘤があれば、腹部大動脈瘤の可能性が高いです。

　また、腹部大動脈瘤破裂では、後腹膜を中心に出血をきたし、腹部膨隆を引き起こすため、腹部の観察が重要となります。

　下肢への血流障害の有無は、皮膚や爪床色のほか、末梢冷感の有無や毛細血管再充満時間を観察することで判断できます。

❸聴診

　腹部の聴診では、腸蠕動音と異常音の有無を確認します。

　腸蠕動音の減弱は、腹部大動脈瘤破裂によって腸管運動が低下することで生じます。

　一方、血管の拍動音がより明白に聴かれる場合は、腹

部大動脈瘤を疑います。

❹ 打診・触診

腹部の打診・触診を行うときは、痛みのない部分からやさしく触れることが原則です。

腹部の臍周囲に手掌を置き、拍動を感じた場合は、腹部大動脈瘤を疑います。拍動性腫瘤を認めた場合は、打診は控えたほうがよいでしょう。

また、足背動脈や後脛骨動脈などに触れ、下肢末梢動脈が左右差なく触知できるかを確認してください。

（成田亜紀子）

文献

1) 日本循環器学会，日本医学放射線学会，日本胸部外科学会，他：大動脈瘤・大動脈解離診療ガイドライン（2011年改訂版）．http://www.j-circ.or.jp/guideline/pdf/JCS2011_takamoto_h.pdf［2018.7.2アクセス］．
2) 藤田広峰：急性大動脈解離．救急医学 2009；33（10）：1235-1239．
3) 宮原聡子，奥谷龍：胸痛・胃痛・背部痛への早期介入．救急看護トリアージのスキル強化 2014；4(3)：11-17．
4) 押川麻美：腰部・背部痛．道又元裕 監修，佐藤麻美 編，先輩教えて！ICUナースの検査値の読み方．日総研出版，愛知，2014：87-91．
5) 医療情報科学研究所 編：病気がみえるvol.2循環器 第3版．メディックメディア，東京，2015：245-255．
6) 霧生信明，小井土雄一：腹部大動脈瘤破裂．救急医学 2009；33（10）：1245-1249．

図1　腹部大動脈の血流障害による部位別症状

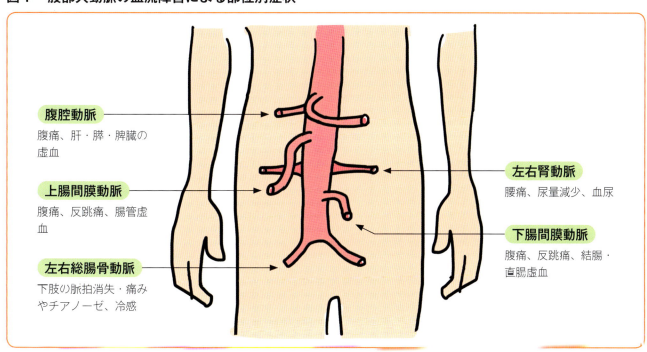

表1　痛みの問診「OPQRST」

O	onset	発症様式（いつから、どのように起こったか）
P	palliative/provocative	増悪・寛解因子（どんなときによくなり、どんなときに悪くなるか）
Q	quality/quantity	症状の性質・強さ（どういう痛みか）
R	region/radiation	場所・放散の有無（どこが痛むか、痛みが広がるか）
S	associated symptom	随伴症状（他にどんな症状があるか、痛みの程度はどれくらいか）
T	time course	時間経過（以前にも痛みがあったか、どれくらい持続しているか）

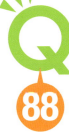

危険な症状の見抜き方

Q88 「腹膜炎」は、フィジカルアセスメントだけで見抜けるの？

A かなりの精度で見抜けます。腹痛があり、発熱や腹膜刺激症状（筋性防御、反跳痛）があったら腹膜炎を疑いましょう。

腹膜炎は、無菌の腹腔内に、何らかの原因によって細菌感染が生じたり、出血・外傷・穿孔などによる化学的刺激などが加わったりすることで生じます。原因として多いのは、消化管穿孔、急性虫垂炎、外傷、外科手術後（縫合不全）によるものです。

患者が腹痛を訴えたら、腹痛の部位や痛みの性状をよく聞き、発熱の有無などのバイタルサイン異常や腹膜刺激症状の有無を確認します。

腹膜刺激症状とは

腹膜炎の患者は、動いたり、ちょっとした衝撃を受けたりするだけで痛みが増悪するため、じっと痛みをがまんして動かないことが多いです。

腹膜炎の特徴的症状として、腹膜刺激症状が挙げられます（図1）。これは、壁側腹膜に炎症が及ぶために生じる症状で、筋性防御（デファンス）と反跳痛（ブルンベルグ徴候）を含みます。

●腹膜刺激症状の見抜き方：触診と打診

痛みがあるので、患者は腹部を触られることを不安に感じます。そのため、触診の順序は疼痛部位を最後にし、はじめは弱く、次第に強く圧迫するようにします。

筋性防御・筋硬直の有無をみるには、必ず左右を比較します。反跳痛が明らかでない場合（または代用として）、咳で疼痛が増強するか聞くのも有用です。

打診は、触診の後に行います。消化管穿孔では太鼓を叩いたときのようなコンコンという響き（腹腔内遊離ガスが多いため）、進行した腹膜炎では打診でも痛みが強くなるなどの所見が認められます。

図1 腹膜刺激症状

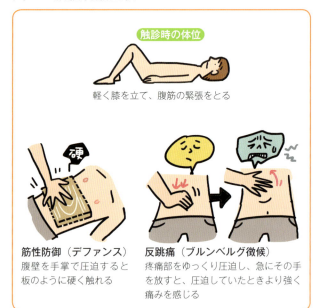

なお、高齢者などでは、自覚症状や腹部所見が乏しいこともあるため、注意が必要です。

＊

もし、腹膜炎ならば一刻を争うため、迅速に対応します。しかし、時間がないなかでも、患者や家族への説明、疼痛や不安などに対する精神的サポートなどは必要です。

（佐藤千雪）

文献
1) 谷口洋貴：急性腹症の病歴と身体所見．救急医学 2010；34（2）：131-139．
2) 医療情報科学研究所 編：病気がみえるvol.1消化器 第4版．メディックメディア，東京，2010：160-161．
3) 井清司：救急外来腹部診療スキルアップ．シーピーアール，東京，2006：190．

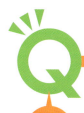

危険な症状の見抜き方

Q89 「気道浮腫」による気道閉塞は、フィジカルアセスメントだけで見抜けるの?

A かなりの精度で見抜けます。奇異呼吸、チアノーゼ、喘鳴や狭窄音は、気道閉塞のサインです。長期に人工呼吸管理を行っていた患者の場合、抜管後に起きやすいです。

気道閉塞とは

気道閉塞は、舌根沈下や分泌物、浮腫などによって気道が塞がれ、十分な呼吸ができなくなることをいいます。

気道が閉塞して十分な呼吸ができなくなると、体内に酸素を取り込めないため、生命の危機的状況に直結します。そのため、気道閉塞が疑われた場合は、迅速な対応が求められます。異変にいち早く気づくことが必要です。

気道浮腫は、気道閉塞を起こす原因の1つで、気管挿管の刺激、外傷、薬剤性、喉頭周囲の炎症、頸部腫瘍、大動脈瘤などにより発生します。

気道閉塞の症状

気道閉塞を起こした患者の症状で、特徴的なのが奇異呼吸（シーソー呼吸）です。奇異呼吸は、吸気時に陰圧になった胸腔内が、気道閉塞によって大気に開放されず、胸壁が肺内に引っ張られることで発生します。奇異呼吸は、気道閉塞の末期状態であり、多くの場合、チアノーゼを伴います。

なお、気道閉塞の初期には、喘鳴、狭窄音（stridor）が出現します。

気道が開通しているかを判断するために、これらの症状があるか、発声できるか、舌根沈下を起こしていないか、などの視点で必ず観察していきます。

抜管後の気道浮腫

人工呼吸管理を行っていた患者の場合、特に注意が必要です。全身状態が改善して抜管まで至った患者でも、呼吸不全や心不全だけでなく、気道閉塞によって再挿管が必要となる場合があるためです。再挿管は、患者に苦痛をしいるだけでなく、ICU滞在日数や医療費の増加を招くことから回避したい事象であるため、観察ポイントはおさえておきましょう。

全身状態安定後、抜管可能かどうか判断する方法として、カフリークテストがあります（表1）。長期間の気管挿管で気道浮腫のリスクが高い場合や、カフリークテストで異常がみられた場合は、抜管12〜24時間前のステロイド投与やアドレナリンの吸入など、予防策を講じる必要があります。
　　　　　　　　　　　　　　　　　　　　　　（牛島めぐみ）

文献
1) 清水敬樹 編：ICU実践ハンドブック 病態ごとの治療・管理の進め方. 羊土社, 東京, 2009：107-109.

表1 カフリークテスト

質的評価	カフをしぼませて、リーク音（空気漏れ）が聴取できるか調べる。聴取されれば喉頭浮腫はない
量的評価	呼吸器をつけた状態で、カフをしぼませて、吸気一回換気量と呼気一回換気量の差（リーク量）を調べる

*リーク量が110mL以下もしくは吸気一回換気量の12〜24%未満は、咽頭浮腫のリスクが高い可能性がある

竹内広幸, 讃井將満：抜管総論. インテンシヴィスト 2012；4：677-686. より引用

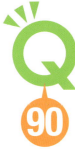

危険な症状の見抜き方

「敗血症」患者はICU以外にいる？フィジカルアセスメントで、敗血症は見抜けるの？

A 敗血症患者の約60％は一般病棟にいます。フィジカルアセスメントは、疑わしい患者の抽出・重症化予防に役立ちます。

「日本版敗血症診療ガイドライン2016」では、敗血症を「感染症によって重篤な臓器障害が引き起こされている状態」、敗血症性ショックを「急性循環不全により細胞障害および代謝異常が重度となり、死亡率を増加させる可能性がある状態」[1]と定義しています。

敗血症患者は、ICUにしかいないわけではありません。ある病院の調査では、2017年に敗血症と診断名がついた患者のうち、約60％が一般病棟に入院していた、とされています。

敗血症を疑う指標

感染が疑われる患者に対して用いられる指標がqSOFA（quick SOFA）スコアです。これは、意識レベル、呼吸数、収縮期血圧の変化を経時的に観察し、急激な変化の有無をみるものです。

Seymourらは、qSOFA 2項目以上に該当する患者は、1項目以下にしか該当しない患者と比べて院内死亡率が3〜14倍に増加していた[2]と報告しており、集中治療の必要性を考えるためにも有用な指標とされています。

qSOFAスコアの3項目は、看護師がベッドサイドで容易に観察できるものばかりです。実際、収縮期血圧低下（≦100mmHg）をみたら、ショックを思い浮かべるでしょう。

しかし、軽度の意識変容（そわそわして落ち着きがない、など）や、呼吸数増加（22回/分以上）をみても、なかなか、急変とは認識しにくいかもしれません。

●「呼吸数増加」「意識変容」は「血圧低下」の前に現れる

呼吸数は、とても重要な指標であるにもかかわらず、経時記録が残されていないケースが少なくありません。まずは呼吸数を看護記録に残し、経過を観察することが大切です。

意識変容は、看護師が見て「何か変」を察知することが大切です。周囲への注意力の低下や、落ち着きがなくなった状況を異常ととらえられるかが、アセスメントのカギとなります。qSOFAでは、GCS＜15が意識変容の指標とされています。

＊

呼吸数増加や意識変容を察知できれば、血圧低下の前に重症化を見抜くことができます。

実際に、感染症疑いで来院後、経過観察中に血圧低下をきたしてICU入室となった患者のカルテを振り返ってみると、来院時「そわそわして落ち着きがない」「呼吸数22回/分以上」であることが、少なくないのです。

（吉田聡子）

文献
1) 日本集中治療学会，日本救急医学会 合同作成：日本版敗血症診療ガイドライン2016. http://www.jaam.jp/html/info/2017/info-20170228.htm [2018.7.2アクセス].
2) Seymour CW, Liu VX, Iwashyna TJ, et al. Assessment of Clinical Criteria for Sepsis: For the Third International Consensus Definitions for Sepsis and Septic Shock (Sepsis-3). *JAMA* 2016; 315 (8): 762-774.

Q91 危険な症状の見抜き方

「脳卒中」では、必ず頭痛が出る？ フィジカルアセスメントで脳卒中は見抜ける？

A 脳卒中でも、頭痛が生じない場合もあります。フィジカルアセスメントだけで脳卒中を見抜くのは難しいものの、頭痛の機序や特徴を理解すると早期発見につながります。

頭痛は、臨床でよく遭遇する症状の1つです。

頭痛には、命の危険はない頭痛（**一次性頭痛**）と、命にかかわる頭痛（**二次性頭痛**）があります。命にかかわる頭痛の代表が、**くも膜下出血**です。

では、**脳卒中**（くも膜下出血、脳梗塞、脳出血）では、必ず頭痛は起こるのでしょうか？

頭痛の機序

頭蓋内には、痛みを感じる**痛覚感受性組織**と、痛みを感じない**無痛覚組織**があります。脳自体は痛みを感じませんが、脳を頭蓋につなぎ止めている動脈・静脈・脳神経は、痛みに敏感です。これらが圧迫・伸展・牽引・捻転されると、頭痛が起こるとされています。

危険な頭痛を見抜くポイントは、**情報収集**（**表1**）と**神経症状**の観察です。患者の訴えを注意深く観察し、脳卒中を疑って確認していくことが重要と考えます。

❶くも膜下出血

くも膜下出血による頭痛は、**急性**（ほとんどが瞬間的）**持続性**です。嘔気・嘔吐や髄膜刺激症状・意識消失を伴うことが多く、**人生最悪**の頭痛とも表現されます。

脳動脈瘤が破裂すると、動脈血がくも膜下腔に急激に流れ込み、脳が圧迫されるため、急激に頭蓋内圧が亢進し、頭痛が起こるとされています。

しかし、脳動脈瘤からの出血者では、激しい頭痛がないこともあります。破裂に先立つ頭痛（**前哨頭痛**、**警告頭痛**）がある場合や、頭痛が持続せず数分で消失する場合もあります。

表1　頭痛の診断に必要な情報

- 患者背景：家族歴、年齢、既往歴、治療歴
- 時間的プロフィール：頻度、持続時間、発症様式、好発時間帯
- 頭痛の特徴：部位、頭痛の性状、強さと支障度
- 随伴症状：前駆症状の有無
- 修飾因子：誘引、増悪因子、軽快因子

❷脳梗塞

脳梗塞による頭痛は、血管が詰まって血流が途絶えることに伴う側副循環路の血管拡張や、**血栓**による血管の刺激、血栓形成時に血小板から放出される**セロトニン・プロスタグランジン**によるとされます。脳梗塞発症後の**脳浮腫**も、頭痛の要因となりえます。

頭痛の発生頻度は**梗塞部位**によって異なり、「後大脳動脈塞栓（約70％）＞内頸動脈塞栓＞中大脳動脈血栓・塞栓＞前大脳動脈領域の梗塞」の順です。**TIA**（一過性脳虚血発作）でも約25％に頭痛が起こるとされます。

❸脳出血

脳出血では、急激に脳内に流れ込んだ血液によって痛覚感受性組織が圧迫・進展・牽引され、頭痛が起こります。特に**小脳出血**では、多くの場合、突然の激しい**後頭部痛**を伴い、嘔吐やめまいも生じるようです。

（高野理映）

文献

1) 太田富雄, 松谷雅生 編：脳神経外科学Ⅰ 改訂10版. 金芳堂, 京都, 2008: 1/1. 221-277.
2) 医療情報科学技術研究所 編：病気がみえるvol.7脳・神経. メディックメディア, 東京, 2011：380-381.

注意したい危険な処置

Q92 「気管吸引後は急変に注意」というけれど、何に、どう注意すればいいの?

A 正しい手技で行わないと、呼吸停止や不整脈などを誘発することに注意が必要です。気管吸引は盲目的に行う侵襲的な処置であることを、常に念頭に置きましょう。

気管吸引の目的は、自力で効果的に気道浄化を行えない患者に対し、気道分泌物を除去して気道を開存させることにあります。その他、無気肺や肺炎の予防、気道抵抗の正常化、窒息や誤嚥時の対処としても、気管吸引が実施されます。

気管吸引は苦痛と侵襲を伴う処置です。不用意に行うと、気管粘膜の損傷、無気肺、低酸素血症、気管支攣縮、呼吸停止、不整脈、血圧変動などを誘発してしまいます。また、鼻腔からの気道吸引は、鼻出血を誘発することもあります。

ルーチン業務として行うのではなく、必要性をしっかりアセスメントして、患者に十分な説明を行ったうえで、SpO_2値・吸引チューブの太さ・吸引圧・挿入の深さ・吸引時間に注意して、愛護的に行いましょう。

正しい手技で実施する

気管吸引の合併症には、さまざまなものがありますが、実施者の手技による人為的な合併症が少なくありません（表1）。

❶ できるだけ短時間で

文献やガイドラインでは、吸引圧は20kPa（150mmHg）前後[1]、吸引時間は10〜15秒以内とされています。

しかし、安全な吸引時間は7秒以内を目標[2]とする文献もあり、できる限り短時間で行うのが望ましいでしょう。吸引時間が長くなると、SpO_2低下や低酸素血症のリスクが高まり、回復にも時間を要します。

❷ 挿入は気管分岐部に当たらない程度に

吸引チューブの挿入の深さには、一定の見解はありません。しかし、深すぎると気管分岐部に当たり、粘膜損傷が生じてしまいます。

また、気管分岐部より先は、解剖学的に右の主気管支に入りやすく、気管内径も10mmほどしかありません[3]。そのため、気管分岐部を越えて挿入したまま吸引を行うと、吸引時の陰圧で肺胞虚脱や無気肺を招くだけでなく、吸引チューブの機械的刺激による粘膜上皮の損傷（出血）や線毛運動の低下、気管支攣縮などを引き起こすリスクがあります。

さらに、深すぎる吸引チューブの挿入は、気道刺激となります。その結果、迷走神経反射が誘発されて呼吸停止に至ったり、不整脈を引き起こしたり、血圧や循環動態にも影響を及ぼすことがあります（図1）。

（成瀬暁生）

文献
1) 高橋哲也：吸引とリスク管理. 理学療法学 2011；38（7）：542-546.
2) 道又元裕：患者に安全な気管吸引手技. ナーシング・トゥデイ 2010；25（4）：10-15.
3) 村中烈子：症例で学ぶ！ 呼吸器系のフィジカルアセスメント. 道又元裕 監修, 重症患者の呼吸器ケア, 日総研出版, 愛知, 2011：94.

表1　気管吸引の合併症

赤字は人為的な合併症

- 鼻腔・気管支粘膜の損傷
- 低酸素血症
- 肺胞虚脱、無気肺
- 気道感染
- 気管支攣縮
- 呼吸停止
- 不整脈、徐脈、頻脈
- 血圧の変動
- 頭蓋内圧亢進
- 感染

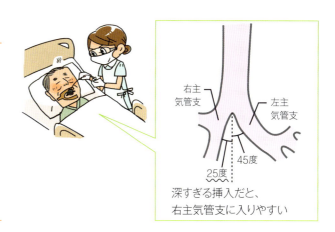

深すぎる挿入だと、右主気管支に入りやすい

図1　吸引によって生じる生体の反応

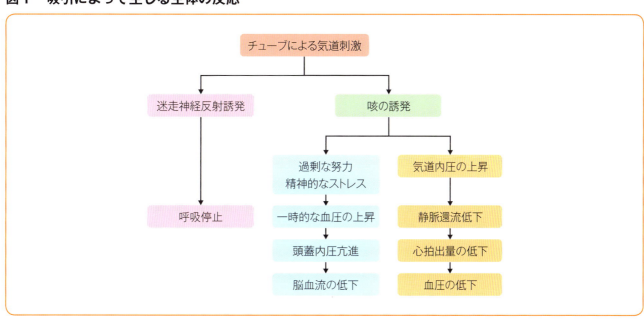

アセスメント　注意したい危険な処置

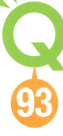

注意したい危険な処置

Q93 「体位調整後は急変に注意」というけれど、何に、どう注意すればいいの？

A 特に「呼吸・循環の異常」の有無に注意が必要です。体位調整によって、血液分布の変動や、気道分泌物・胸水の移動が生じるため、呼吸・循環に異常が生じやすいためです。

体位調整の目的は、病態の改善、褥瘡や肺合併症の予防、早期回復の援助、ADL維持など多岐にわたります。一方で、体位調整後にライントラブル、ストレス、痛み増強などにより呼吸・循環動態の変動をきたし、状態によっては急変へとつながる可能性があります。

急変を防ぐためには、体位調整前・中・後の観察とアセスメントが不可欠です（**表1**）。

重力の影響を考慮する

気道分泌物・胸水は、重力によって、常に下側に貯留します。体位調整後、酸素化悪化や窒息が生じることがあるのは、これらの貯留物が下側に移動することが原因です。体位調整前には呼吸音を聴取し、痰が貯留していたら、除去した後に体位調整を行います。

ドレナージ体位をとった場合、20〜30分の間にドレナージが行われるため、排痰のタイミングを逃さないように観察を続けます。

病的肺を下にした体位をとると、SpO_2低下が生じるため、事前に患者の病態を把握することが大切です。ベッドサイドを離れるときは、患者の状態が安定しているか確認します。

脱水のある患者の場合、体位調整後、急激な血圧低下が生じることがあります。体位調整によって循環血液分布が変動し、静脈還流が減少するためです。血圧が回復しない場合は、仰臥位に戻します。

*

体位調整が呼吸・循環動態の変動につながると予測さ

表1　体位調整時の観察項目

呼吸	呼吸音、呼吸数、呼吸パターン、努力呼吸・チアノーゼの有無、SpO_2、E_TCO_2、PaO_2、$PaCO_2$、人工呼吸管理の場合はフローボリュームカーブとP-Vループ
循環	血圧変化（収縮期血圧20〜30%の上昇・低下、拡張期血圧の異常な上昇）の有無、脈圧変化（狭小・拡大）の有無、脈拍異常（頻脈・徐脈）、不整脈（10回/分以上の脈拍欠損、交互脈）の有無、ICPモニタリングの場合は脳圧
皮膚	冷感、湿潤、チアノーゼ、発赤、腫脹、浮腫（腹臥位の場合は顔面・眼瞼結膜の浮腫）、緊張性・圧迫、損傷などの有無　など
その他	ライン類の屈曲や閉塞・過緊張・ゆるみ（腹臥位の場合は人工気道の固定テープのゆるみ）・外れの有無、寝衣やリネンのしわ・湿潤・摩擦・緊張の有無、患者の意識状態・苦痛　など

れる患者の場合、負担の少ない体位（軽い側臥位など）からはじめ、身体への影響を評価しながら少しずつ実施します。また、褥瘡予防が目的であれば、体圧分散マットレスや圧抜き介助用手袋（ハーティグローブ®など）などをうまく活用するとよいでしょう。

（瀬谷陽子）

文献
1) 道又元裕 編：写真でみるICU患者の体位管理マニュアル．メディカ出版，大阪，2009．
2) 西村一美：Scene2 体位変換後．月刊ナーシング 2013；33（6）：24-25．
3) 道又元裕 編：ICUケアメソッド．学研メディカル秀潤社，東京，2014．

Part 6
「ドクターコール」に関するギモン

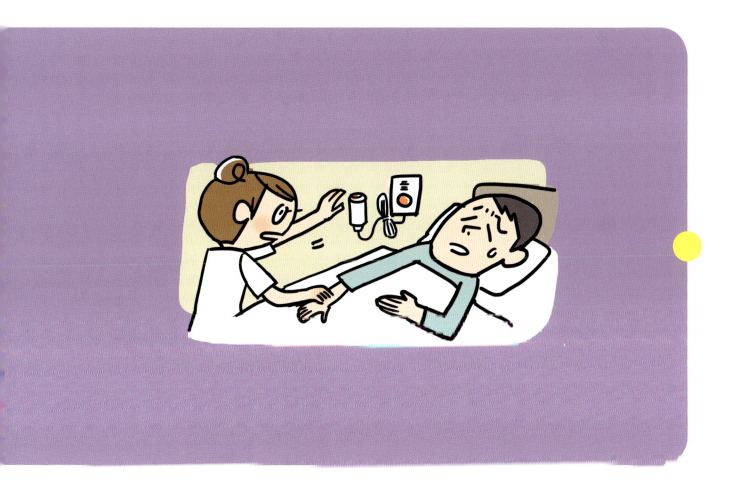

ココがポイント うまく伝わる「報告」「連絡」

　急変対応は、1人ではできません。必ずスタッフや医師などと協働し、チームで対応することが求められます。
　そのため、リーダー看護師などへの応援要請だけでなく、ドクターコールや医師への報告を避けてとおることはできません。

● 報告のカギは「アセスメント」

　ドクターコールの方法として代表的なものに、I-SBAR-C（SBAR）があります。これは、注意喚起・迅速な対応が必要な患者状況について、重要な情報を伝達するテクニックです。
　ここで注意してほしいのは「I-SBAR-Cはあくまでテクニックにすぎない」ということです。いくらテクニックに習熟しても、状況を正しくアセスメントして判断できていなければ、よりよい報告にはならないのです。
　緊急度が判断できれば「ドクターコールのタイミング」は、ある程度、判断できます。急変と判断したなら即座に、そうでなければもう少し詳しくアセスメントしてから報告することになるでしょう。
　最も悩むのは「何かおかしい、急変の前ぶれかもしれないが、違うかもしれない…」というケースだと思います。絶対に患者の様子はおかしいのだが、バイタルサインチェックやフィジカルアセスメントを行っても、急変の前ぶれと判断しきれない場面です。このような場合には、いったん、リーダー看護師や他のスタッフを呼びましょう。多くの目で評価したほうが、アセスメントの精度は上がります。

● 普段の報告や申し送りは、貴重なトレーニングの機会

　「必要なことだけを簡潔明瞭に伝える」と書くのは簡単ですが、実際に行うとなると、なかなかどうして、簡単ではありません。そのためには、普段からのトレーニングが有用です。
　トレーニングといっても、特別なことをする必要はありません。申し送りや引き継ぎ、リーダー看護師への報告など、日ごろ行っている情報伝達時に、意識的に取り入れていけばいいだけです。
　最初は難しいかもしれませんが、何度も繰り返し行うことで、知らぬ間に身に着いていくことでしょう。

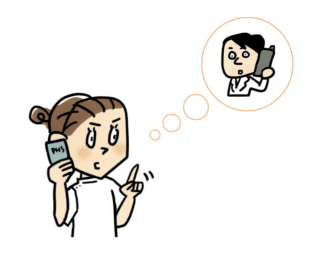

Check! I-SBAR-Cに基づくドクターコールのポイント

		伝えるべき内容	報告例
I	identify 報告者と患者の同定	報告している人の所属と氏名、患者の氏名を伝える	● ○○病棟の看護師○○です ● ○○病棟○○号室の○○さんが…
S	situation 状況	最初に伝えるのは「報告したいこと＝発生している問題」	● 大量に吐血し、血圧が急激に下がりました
B	background 背景・臨床経過	入院理由、目的、入院後の経過、バイタルサイン、患者の訴え、問題に関する身体所見などを要領よく手短に報告	● 昨日、消化管出血の疑いで入院された患者さんです ● 血圧は66/30mmHg、脈拍は120回/分、顔面蒼白で冷汗があります
A	assessment アセスメント	患者の状態と状況に関する評価者の結論を述べる	● 上部消化管出血によるショック状態と考えます
R	recommendation 提案や、具体的な要望・要請	報告者は、どのような対応が適切と考えているかを報告する	● 患者さんを診に来てください [他の例] ● 輸液投与の指示をください ● 他に検査は実施しますか？　など
C	confirm 指示内容の口頭確認	医師の行動・指示内容を口頭で確認する	● すぐに来てくださいますね [他の例] ● ○○（点滴）の急速輸液ですね　など、口頭指示の内容を確認

❻ ドクターコール

● それでもうまくいかない場合は…

「きちんとアセスメントして、状況を簡潔に説明し、診察してほしいことを伝えたにもかかわらず、医師が来てくれない…」こんな場面も、ありますね。

まず考えられるのは「診察してください」と言葉で伝えていないケースです。「危険な状況・患者背景を伝えたんだから、診察を求めていることが医師に伝わるはず」と考えてはいけません。誤解が生じないよう、しっかり言葉に出して伝えましょう。

次に考えられるのは「医師がうまく聞き取れなかった」など、コミュニケーションエラーの可能性です。そのため、思ったような返事がもらえない場合は「診察してください」と、繰り返し伝えましょう（これを2チャレンジルールといいます）。

それでもなお、医師が診察に来てくれない場合には、上級医に連絡するしかありません。

ドクターコールは「患者を守るために行うものだ」という認識を、忘れてはいけません。

（道又元裕）

ワンポイント

● ドクターコールが「うまく伝わらない」要因の1つに、「報告の種類（緊急／報告／相談）が明確でないこと」が挙げられます。
● ドクターコールするときには、以下のように、まず、報告の種類をはっきりさせましょう。そうすると、言葉で伝わりやすくなります。
　・緊急です（来てください）
　・報告です（指示をください）
　・相談です（教えてください）

94 心室頻拍（VT）が出現。すぐにドクターコール？しばらく様子をみる？

A 循環動態の変化や自覚症状がある場合、基礎心疾患がある場合、30秒以上持続する場合、QRSの形が一定でない場合は、すぐにドクターコールします。

心室頻拍（VT）とは

まず、心室頻拍（VT）の特徴を振り返ってみましょう（図1）。

VTは、心室の異所性興奮の旋回（リエントリー）や、心筋細胞の自動能亢進によって発生した異常な刺激によって引き起こされます。この異常な刺激は非常に短い周期で発生するため、心拍数は120〜250回/分です。VTは、QRSの形と持続時間によって、以下のように分類されます。

①QRSの形による分類：単形性（QRSの形が単一のもの）と、多形性（QRSの形が刻々と変化するもの）
②持続時間による分類：持続性（30秒以上持続するもの）と、非持続性（30秒以内に停止するもの）

VTによって心ポンプ機能が低下すると、循環不全に陥る可能性があります。頻拍の程度や持続時間によって症状はさまざま（動悸、胸痛、胸部不快感、血圧低下、冷汗、めまい、意識消失など）なので、まずは患者の状態を自分の目で観察することが重要です。

医師へ伝えるタイミング（表1）

❶ 様子をみても大丈夫な場合

循環動態の変化や自覚症状がない、あるいは軽度で、基礎心疾患のない単形性非持続性VT（6連発程度で、頻拍中の心拍数が150回/分を超えない程度）であれば、ほとんどの場合、治療の必要はありません。

そのため、VTが出現したときの心電図波形を記録し、再出現がないか継続的にモニタリングしながら、医師来棟時に報告すればよいでしょう。

❷ すぐドクターコールすべき場面

循環動態の変化や自覚症状がある場合、基礎心疾患がある場合、持続性VT、多形性VTの場合には、すぐにドクターコールが必要です。

持続性VTは突然死の主因です。心機能が低下している患者の場合、重篤化しやすいので注意が必要です。

多形性VTは、心室細動に移行する危険性があります。QT延長症候群・心筋虚血・電解質異常・薬剤などによるQT延長に伴って生じる場合と、心筋虚血や心不全など心機能低下によって起こる場合があります。

また、発見時、すでに無脈性VT（脈なしVT）の場合もあります。この場合は、すぐに心肺蘇生を開始するとともに、院内の緊急コールシステムに準じて対応してください。

（杉本尚子）

文献
1）日本循環器学会，日本小児循環器学会，日本心臓病学会，他：不整脈薬物治療に関するガイドライン（2009年改訂版）. http://www.j-circ.or.jp/guideline/pdf/JCS2009_kodama_h.pdf［2018.7.2アクセス］.

図1　心室頻拍（VT）

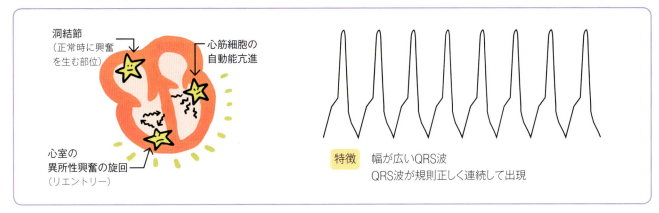

表1　VT発見時の対応

特発性（基礎心疾患を伴わない）の単形性非持続性心室頻拍	● 不整脈に伴う症状がない～軽度の場合 　➡経過観察、生活習慣の改善（睡眠不足や喫煙など） ● 不整脈に伴う症状がある場合 　➡薬物治療
基礎心疾患を有する単形性非持続性心室頻拍（心筋梗塞亜急性期を含む）	➡薬物治療（心機能、心筋梗塞の既往の有無によって薬剤を選択）
持続性心室頻拍	● 血行動態が不安定な場合 　➡DC実施。再発時は薬物治療 ● 血行動態が安定している場合 　➡薬物治療（心機能によって薬剤を選択）
無脈性心室頻拍 多形性心室頻拍	● 持続する場合 　➡DC、ALS ● 反復する場合 　➡薬物治療（QT延長の有無によって薬剤を選択）、原因の治療

95 X線検査前。嫌な予感がするので、モニタ装着指示がほしい。どう医師に伝えればいい?

A 「なぜ嫌な予感がするのか」を医師に説明しましょう。
ABCDEに沿って情報を収集・整理することが必要です。

「嫌な予感がする」という、その感覚は非常に大切です。

そして、患者が1人になる時間があるX線検査という状況を鑑み、モニタリングの必要性に気づいていることも評価できます。

ここでもう一歩、医師が納得して指示を出すまでには、あなたの感じた「嫌な予感」の理由を整理して伝える必要があります。その整理の仕方の1つが、ABCDEに沿う方法です。

情報整理のポイント

ABCDEとは、A(気道)、B(呼吸)、C(循環)、D(意識/中枢神経系)、E(外表・体温)の頭文字をとったものです。「嫌な予感」をABCDEのどこで感じたか整理すると「危険な症状が起こっている可能性がある」と客観的に伝えることができます。

❶ 情報整理の進め方(例)

視診で得られる「顔色が悪い」という情報は、Eの異常として医師に報告できます。しかし、適切に伝えるには、さらなる情報収集が必要です。その方策の1つが触診です。

触診で得られた「四肢に冷感がある」「脈拍が速くて弱い」という情報を、先ほど得られた「顔色が悪い」という情報に加えて考えると、Cの異常も示唆されます。もし、近くに血圧計があるなら、その測定結果から「血圧が低い」という情報も追加できるかもしれません。

ここまでの情報がそろえば、医師に伝えやすくなりますね。

❷ 受け持ち看護師だからこそ伝えられること

情報が少ない場合であっても、「呼吸がいつもより速いので、Bの異常です」など、受け持ち看護師だからこそ判断できることもあります。

患者の情報と、X線検査で患者を1人にするリスクを伝えることも、効果的です。

＊

あなたの感じた「嫌な予感」を、単なる勘(主観)として片づけるのではなく、客観的に整理して伝えられるよう訓練しましょう。それが、あなたの「嫌な予感」の精度を向上させ、ひいては患者の急変の前ぶれサインに気づくことにつながるのです。

(小越優子)

文献
1) 池上敬一, 浅香えみ子 編, 日本医療教授システム学会 監修:患者急変対応コースfor Nursesガイドブック. 中山書店, 東京, 2008:50-60.

ワンポイント

- 移動中は、どうしても「患者を搬送すること」に気をとられ、患者の状態観察やモニタ監視がおろそかになりがちです。常に最悪の事態を想定しておいたほうがよいでしょう。
- 移動のために行う体位調整や、歩行が急変の誘因となることもあります。
- 心不全や呼吸不全患者、術後の初回歩行などでは、特に注意が必要です。

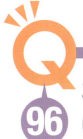

96 SBARを使ったドクターコール。「S」「B」はいいけれど、「A」「R」は伝えにくい…。

A ABCDEの観察で得られた異常所見を「伝え」、ABCDEを安定させるためにできることを実施していいか「確認する」ようにすると、うまく伝えられるはずです。

緊急時、確実な情報伝達と相手へ提言を伝えるためにSBAR（I-SBAR-C）での報告を推奨する医療機関が増えています。

ここでは、特に難しいとされる「A（アセスメント）」と「R（提案、要望）」について、報告のポイントをまとめます。

A（アセスメント）のポイント

生命を維持するためのA（気道）、B（呼吸）、C（循環）、D（意識/中枢神経系）、E（外表・体温）の異常の有無を確認し、得られた情報から、異常と判断される**所見**と、考え出される**病態予測**を医師へ伝えます。

病態予測を伝えると、状況の重大性が伝わりやすくなります（例：「呼吸困難を訴え、ショック状態です。心不全の悪化が考えられます」など）。

病態予測ができない場合は「何が起きているかわからないが、状態が悪い」と伝えましょう。

R（要望、提案）のポイント

ABCDEに問題がある場合は、生命維持（すなわちABCDE）の安定化のために**できる処置**の要望や提案を行います。ABCDEに問題がない場合は「このまま**経過観察でいいか**」確認し、「変化が生じたら診察してほしい」と伝えます。

医師が到着するまでに、自身ができそうな処置、物品の準備、他部署への連絡など、スムーズに診察・処置が展開できるよう指示を受けておくことも大切です。

図1　電話につけたSBARカードの例

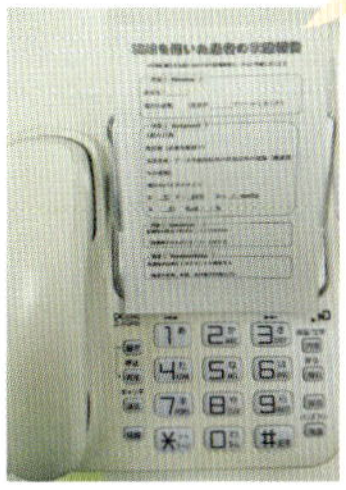

状況（situation）
患者名＿＿＿＿＿
現在の状態（患者が＿＿＿＿でコールしました）
背景（background）
入院の目的
既往歴（必要な範囲で）
異常所見・データや状況以外の情報（酸素投与の有無）
現在のバイタルサイン
K：＿℃　P：＿回/分　Bp：＿/＿mmHg
R：＿回　SpO2＿％
評価（assessment）
看護師の視点で何が起こっているのか（看護師が考えたこと）を伝える
提案（recomendartion）
看護師が必要だと考えることを提案する（検査の有無、処置、次回報告時期など）

報告は簡潔に

話が長くなると、伝えたいことが伝わりにくくなるため、簡潔明瞭に伝えることも必要です。日ごろからSBARを用いて「要領よく手短に」相手に事象が伝わる報告ができるようトレーニングする必要があります。

目につく場所にSBARカード（図1）を貼り、確認しながら報告してもよいでしょう。
（上山一樹）

文献

1) 東京慈恵会医科大学附属病院看護部・医療安全管理部 編：ヒューマンエラー防止のためのSBAR/TeamSTEPPS®. 日本看護協会出版会, 東京, 2014：41-46, 68-84.
2) 池上敬一, 浅香えみ子 編, 日本医療教授システム学会 監修：患者急変対応コース for Nursesガイドブック. 中山書店, 東京, 2008：56-60.
3) 児玉貴光, 藤谷茂樹 監修：RRS院内救急対応システム：医療安全を変える新たなチーム医療. メディカル・サイエンス・インターナショナル, 東京, 2012：141.

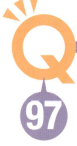

Q97 報告時、いつも医師に「何を言っているのかわからない」と言われる。どうすれば伝わる?

A ①最も伝えたいこと（症状など）、②医師にしてほしいこと（診察依頼など）、③補足情報（バイタルサインなど）の順に報告すると、伝わりやすいです。

医師への報告の方法として、I-SBAR-C（SBAR エスバー）があります ▶p.145 Check 。SBARを使うと、医師に報告する内容が、より明確になるため、有用です。

しかし、急変時など限られた時間内での報告では、省略が必要となる場合もあります。

結論から先に伝える

医師に行動を起こさせるために何を報告するかを考えるのがポイントです（図1）。

まず「緊急度が高いとわかる症状」を一番に伝えるのが効果的です。そのためには、医師に伝えたい情報を、日ごろから整理しておくことが大切です。整理した情報のなかで最も伝えたいことを一番に報告することで、医師に、何を報告したいのかが伝わりやすくなります。

その後に、一番に報告内容の理由が伝えられれば、さらに効果的です。

伝えた情報の追加として、経過やバイタルサインを伝えることも重要です。

医師にも焦りはある

状況によって度合いは異なりますが、報告時、私たち看護師は焦っています。そのため、よけいに「報告が苦手…」と思いがちです。

しかし、報告を受ける医師にも焦りがあることを、私たち看護師は理解しておく必要があります。

図1 「何を報告するか」の考え方の例

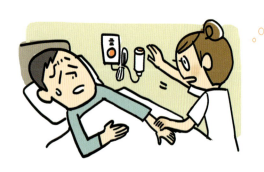

❶当直医にとっては「知らない患者」であることを忘れない

医師は、自分が担当している患者だけでなく、当直時などには担当外の患者についても状態変化の報告を受けなければならないため、緊張する状況下に置かれています。そのことを理解し、一番伝えたいことを伝えて緊急性の度合いを理解してもらってから、医師にどうしてもらいたいのか、具体的に伝えましょう。

主治医以外に報告する場合には、必要となる患者の補足情報を伝えると、より効果的な報告となります。

❷成功体験を積み重ねる

また、「苦手」という意識は、うまくいった体験を重ねると解消されていきます。ドクターコールに限らず、リーダー看護師への報告や申し送りの際など、限られた時間内で相手にわかりやすく簡潔に伝えるよう意識して訓練するとよいでしょう。

自分が報告で述べたことを紙に記入し、実践後に振り返りを行うと、報告すべき内容を明確に伝える訓練となり、報告方法は上達していきます。

（小越優子）

ワンポイント

- 担当外の患者の状況変化に関するコールを受ける際、当直医は「自分は、何を求められているのか？」を考えているといいます。逆説的に考えると、看護師は「医師に、何をしてほしいか？」を伝えればよい、ということです。
- 「○○してもらえませんか？」とダイレクトに伝えづらいなら、「△△ではないかと思うのですが…」と自分のアセスメントを伝え、医師が評価しやすくするのも1つの方法といえるでしょう。

急変対応の究極の目的は「予測できる急変は、起こさない」こと

RRSやALSなど、「起こってしまった急変への対応」の正しいスキルを身につけることは、もちろん大切です。

でも、ちょっと待ってください。患者にとって最良なのは、「急変が起こらないこと」ではないでしょうか？

急変の数時間前に、患者は何らかのサインを発している、とされています。その段階で「何か変だ」と気づいて介入していれば、患者は急変せずに済んだかもしれないのです。

急変は、医療者にとっても嫌な体験ですが、患者にとっても嫌なものです。回復が遅れ、入院期間が長引くことは、患者にとって、大きな不利益となるのです。そのことを常に念頭に置くことが、これからの急変対応には不可欠となります。

そのためには、患者に関心をもつことが、最も重要です。「時間がないから…」といって、呼吸数の測定を省略してしまっては、いけません。呼吸数は、「みる」だけで得られる重要な情報です。できれば1分間実測しましょう。

また、ヒトは、どうしても、先入観をもちます。また「見たくないものが視界に入らない」状況にも陥りがちです。そのため、「○○に該当する状況があったら、ドクターコールする」などという取り決めを、医師・看護師で設定し、共有しておくなどの工夫も大切です。

（道又元裕）

Q98 自信はないけれど、医師の指示に疑問があるとき、どう確認すれば怒られない?

A 支持口調で、疑問を抱いた理由も含めて確認するとよいでしょう。

まず確認したいのは「"怒られる／怒られない"の主体は誰か」ということです。

臨床で看護実践を行ううえでは、「医師に自分が**怒られる**」ことを一番に考えるのではなく、「看護師として、その患者に**何をすべきか**」を第一に考えてほしいと思います。

そうはいっても、現実では難しいこともあるでしょう。そんなときには、医師の指示に疑問をもった理由を、自分のなかで明らかにすることが必要です。

「疑問を抱いた理由」も伝える

先輩看護師や同僚看護師がそばにいて、確認する余裕があるのなら、相談して同一の見解を得てから、医師に相談することもできます。

しかし、マンパワーの都合で、1人で判断しなければならない場合、自分で医師に指示を確認しなければなりません。

自信がなくても「疑問を抱いた」ということは、「おやっ?」と思った理由があるはずです。「いつもと違って○○なのに…」「バイタルサインは○○なのに…」など、**理由を明確**にしたうえで、それをふまえて医師に確認しましょう。そうすれば、質問された医師が、理由があれば説明を加えてくれますし、誤っていれば指示を修正してくれます。

質問したあなたにとっても、指示に対する疑問が解消され、納得できれば、確認した意義があるはずです。

表1 クッション言葉の例

- すぐ来ていただけますか?
- 確認をお願いできますか?
- (○○について)確認したいのですが、今よろしいですか?
- 先生がいらっしゃるまでに、○○しておきましょうか?

など

クッション言葉をうまく使う

医師とのコミュニケーションでは、言い方も重要です。

真っ正面から「この指示は、まちがっている」と指摘する看護師はいないと思いますが、ここでは、人間関係を円滑にするうえで有効な**クッション言葉**を紹介します(表1)。

例えば「指示簿を見直してください」という言い方、これは命令口調です。

しかし、「患者の様子は昨日と変わりませんが、指示が変更されているので、確認してもらえますか?」と言い方を変え、**支持口調**にすると、相手も受け入れやすくなります。

こうした**コミュニケーションツール**もおおいに活用して、自分のスキルを上げるワザを磨いていくことが重要です。

(小越優子)

Part 7
「DNAR」に関するギモン

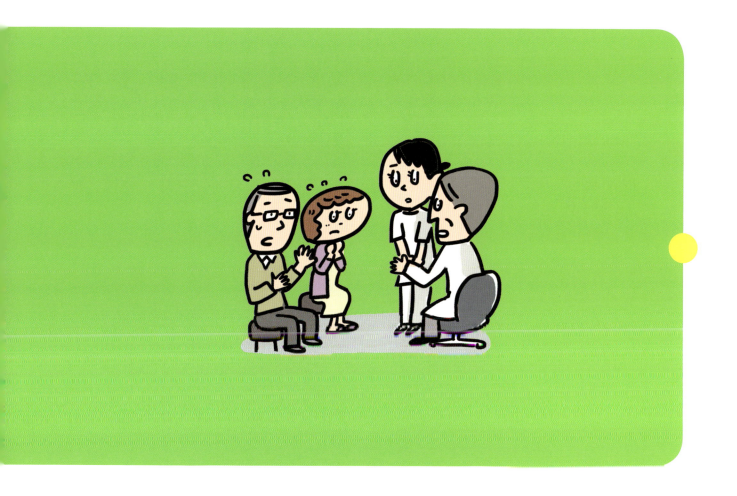

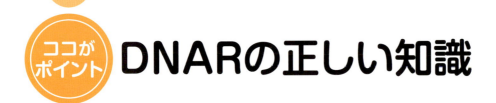

DNARの正しい知識

DNARとは「患者本人または患者の利益にかかわる代理者の意思決定を受けて心肺蘇生法を行わないこと」[1]と定義されています。DNRやNo-CPR、ナチュラルコースなどという用語も、似たような意味合いで使われています。

DNARは、心肺停止に陥ったとき、心肺蘇生を行っても蘇生する可能性が低いと考えられる場合には、心肺蘇生を試みないでほしい、という患者本人や患者の代理者の意思表示です。

言い換えれば、病状悪化によって心肺停止になった場合は心肺蘇生を行いませんが、想定外の事象（食事による窒息など）によって突発的に心肺停止となった場合は「蘇生の可能性が高い」と考え、原則として心肺蘇生を行います。

DNARの現状

本来、DNARは、あくまで心肺蘇生に関する患者の意思ですから、その他の治療（人工呼吸器、薬剤投与、輸液、経管栄養など）は無関係です。しかし、臨床では、すべての積極的治療を行わないことがDNARだと誤って理解している医療者もまだまだみられます。

また、DNAR指示は、①医師・看護師を含む多職種の間で妥当性が確認されていること、②患者またはその代理者が正しくその概念を理解して希望していること、の2つを満たしていなければなりません。欧米と異なり、わが国では、自らDNARの希望を口に出す患者は多くないため、医療者側の考えを押しつけてしまわないよう、細心の注意を払う必要があるでしょう。

なお、DNAR指示は、患者や代理者の要望があれば、いつでも変更可能です。「入院時にDNARだったから」と機械的に判断するのは避けましょう。

DNARの患者に対する急変対応

急変した場合（または急変の前ぶれサインがみられた場合）には、患者または家族に「現在でもDNARの意思があるか」を確認しましょう。「やっぱり心肺蘇生をしてほしい」と希望されたら、すみやかにDNAR指示を取り消します。

ドクターコールのタイミングにも、注意が必要です。バイタルサイン（特に心拍数）が低下してきたら、医師に状況を報告し、「今後、どのような状況になったらドクターコールすべきか」を確認しておきましょう。

家族への連絡にも、注意が必要です。事前に家族の意向を確認し、臨終以前に患者のそばについていたいという希望がある場合は、間に合うように家族に連絡します。

看護師サイドでは判断がつかない場合には、医師に状況を報告する際、「家族に連絡したほうがよいか」もあわせて確認しておくとよいでしょう。

（道又元裕）

文献
1) 日本救急医学会：医学用語解説集. http://www.jaam.jp/html/dictionary/dictionary/word/0308.htm ［2018.7.2アクセス］.

Check! 救急・集中治療における終末期の定義とその判断

定義	集中治療室などで治療されている急性重症患者に対し適切な治療を尽くしても救命の見込みがないと判断される時期である
判断	救急・集中治療における終末期にはさまざまな状況があり、例えば、医療チームが慎重かつ客観的に判断を行った結果として以下の①～④のいずれかに相当する場合などである ①不可逆的な全脳機能不全（脳死診断後や脳血流停止の確認後などを含む）であると十分な時間をかけて診断された場合 ②生命が人工的な装置に依存し、生命維持に必須な複数の臓器が不可逆的機能不全となり、移植などの代替手段もない場合 ③その時点で行われている治療に加えて、さらに行うべき治療方法がなく、現状の治療を継続しても近いうちに死亡することが予測される場合 ④回復不可能な疾病の末期、例えば悪性腫瘍の末期であることが積極的治療の開始後に判明した場合

日本救急医学会，日本集中治療医学会，日本循環器学会：救急・集中治療における終末期医療に関するガイドライン～3学会からの提言～．http://www.jaam.jp/html/info/2014/pdf/info-20141104_02_01_02.pdf［2018.7.2アクセス］．より転載

Check! DNAR指示のあり方についての勧告

1. DNAR指示は心停止時のみに有効である。心肺蘇生不開始以外はICU入室を含めて通常の医療・看護については別に議論すべきである
2. DNAR指示と終末期医療は同義ではない。DNAR指示にかかわる合意形成と終末期医療実践の合意形成はそれぞれ別個に行うべきである
3. DNAR指示にかかわる合意形成は終末期医療ガイドライン[*1]に準じて行うべきである
4. DNAR指示の妥当性を患者と医療・ケアチームが繰り返して話し合い評価すべきである
5. Partial DNAR指示[*2]は行うべきではない
6. DNAR指示は「日本版POLST—Physician Orders for Life Sustaining Treatment—（DNAR指示を含む）」の「生命を脅かす疾患に直面している患者の医療処置（蘇生処置を含む）に関する医師による指示書」に準拠して行うべきではない
7. DNAR指示の実践を行う施設は、臨床倫理を扱う独立した病院倫理委員会を設置するよう推奨する

[*1] 推奨される終末期医療ガイドライン：厚生労働省「人生の最終段階における医療の決定プロセスに関するガイドライン」、あるいは日本集中治療医学会・日本救急医学会・日本循環器学会「救急・集中治療における終末期医療に関するガイドライン ～3学会からの提言～」
[*2] Partial DNAR指示：心肺蘇生の一部のみを実施する指示（胸骨圧迫は行うが気管挿管は施行しない、除細動はかけるが気管挿管はしない、など）

日本集中治療医学会倫理委員会：Do Not Attempt Resuscitation（DNAR）指示のあり方についての勧告．日集中医誌 2017；24：208-209．より転載

ワンポイント

- 本来、DNAR指示で差し控えが考慮されるのは「心停止の際の胸骨圧迫」「心室細動の際の胸骨圧迫」「心室細動への電気ショック」の3つです。
- しかし、実際には、気管挿管や、人工呼吸器・補助循環の装着、血液浄化療法など、侵襲的な医療行為を中心とした「治療開始の差し控え」が行われている場合も少なくありません。
- 患者にとって最善の医療を提供できるよう、現状を冷静に分析し、チームで話し合ってみてはいかがでしょうか。

臨床でよくみられる「DNARに対する誤った認識」
- ✕ DNAR指示だから、急変しても治療は行わない
- ✕ 後期高齢者や認知症の患者は、DNAR指示の対象となる
- ✕ 一度DNAR指示が出されたら、変更することはできない

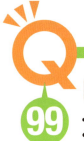

Q99 DNAR患者の急変。本当に、何もしなくていいの？

A DNARで行わない処置は「病状悪化による心停止時の心肺蘇生」のみです。その他の処置やケアは、行うことになります。

DNARの正しい認識

DNAR（蘇生適応除外）の同意がある場合は、「急変時、心肺蘇生処置は試みない」のが基本です。つまり、DNARの同意がある患者が急変して心停止に陥った場合、心肺蘇生は行いません。

DNARは、患者もしくは家族などの代理者が意思決定したことであり、その意思を尊重することは、倫理的側面から考えてもきわめて重要なことです。

しかし、勘違いされがちなのが「DNAR＝何も治療しない」という誤った認識をもつスタッフがいることです。この認識の違いが、しばしば現場の混乱を招き、倫理的ジレンマを助長します。

DNAR≠延命治療の中止

DNARは、あくまでも「心停止時に蘇生処置を試みない」ということであり、それ以外の処置やケアは行います。DNARは、延命治療の中止や縮小とは異なるということを認識することが重要です。

例えば、DNARの同意が得られている患者に「血圧低下時はカテコールアミンを増量」という指示が出ている場合があります。その場合は、DNARであっても、指示の範囲内でカテコールアミンを増量する必要があります。DNARであってもまったく何もしないわけではないのです。

「DNARだから何もしない」という誤った認識は、安易な延命治療の縮小や中止につながる恐れがあるため、慎重な対応が必要です。DNARと、終末期医療の議論や合意形成は、別々に行われるべきです。

（神田直樹）

心肺蘇生を中止せざるを得ないとき

急変（心停止）患者を発見し、すみやかに心肺蘇生を開始したとしても、残念ながら、すべての患者を救命できるとは限りません。いくら心肺蘇生を継続しても、呼吸と循環が回復しない場合には、心肺蘇生の中止を検討することになります。

心肺蘇生の継続と中止について、明確に定められたガイドラインはありません。そのため医療現場では、その患者の背景や病状などを含め、個々のシチュエーションに沿って、医師が検討しているのが実情です。

私たち医療者は、決して「○分経ったから…」などと時間で区切るような安易な考えに陥らず、患者の尊厳をおろそかにすることのないように配慮すべきです。したがって、医師だけでなく、かかわるすべての医療者、そして、患者家族などキーパーソンとの十分な合意のもとに、どのようにすべきかを決定することが不可欠となります。

（道又元裕）

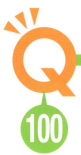

Q100 DNAR患者の急変。医師によって「どこまで実施するか」が異なる…。どうすればいい?

A あらかじめ、主治医に、急変場面を想定した具体的な指示を受けておきましょう。主治医以外が急変対応する場合には、主治医の指示をしっかり伝えられるようにしておきます。

DNAR（蘇生適応除外）が確認されていても、急変時に対応する医師によって、処置内容が異なる場合があります。

DNARの確認は、主治医と患者あるいは代理決定者（家族など）との間で行われるものです。その合意については、書面やカルテ記載で残しておくのが一般的です。しかし、その記載内容について、第三者が確認したときに理解できるものになっていないことがあります。

例えば、「急変時、蘇生処置は行わない」という記載だけでは、急変対応に当たる医師の蘇生処置のとらえ方によって、提供される医療行為が異なる可能性が考えられます。

具体的な指示がカルテに記載されていない場合には、対応する医師が「積極的な介入により救命が可能」と判断するか、「積極的な介入をしても救命は不可能」と判断するかによって、DNAR患者への対応が異なってきます。

いずれの判断にせよ、その状況で最善の方法と医師が判断するのであれば、その考えを支持し、対応することが必要です。

チームでの情報共有が大切

急変時に、必ずその患者の主治医が対応できる保証はありません。そのため看護師は、主治医以外の医師と急変対応を行うことを想定し、患者のDNAR指示の内容を、急変対応する医師に伝えられるように、あらかじめ準備しておくことが必要です。

そのためには、血圧低下時の対応、呼吸数変化時の対応、酸素化悪化時の対応など、急変場面を想定した指示をあらかじめ確認しておく必要があります。

もし、患者の状況を理解しないまま主治医の指示内容と異なる処置をする医師がいたら、指示内容を正しく伝え、合意している処置を行うよう進言することも、看護師の重要な責務です。

＊

DNAR患者の急変時対応は、個々のケースによって異なります。

そのことを認識し、患者の治療をどこまで行うのか、医療チーム内でコンセンサスを得る方法や、DNARの内容を確認・共有できるシステムを検討することが重要です▶p.160 Q103。

（神田直樹）

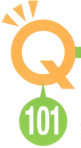

Q101 DNARの終末期患者に心室頻拍（VT）が頻発。どう対応する？家族へのフォローは？

A 積極的な治療は行いません。家族には、現在の状況をわかりやすく説明し、必要時はアラームの消音を行うなど、環境を整えていきます。

　DNAR（蘇生適応除外）の意思を確認できている終末期患者の場合、**不整脈**が頻発しても、不整脈を改善させるための積極的な治療を行うことはありません。

　しかし、多くの家族は、DNARに同意はしていても、モニタ上、明らかに通常の波形とは異なる不整脈が出現すると、患者の最期が近いことを予測し、動揺してしまいます。

　また、モニタのアラーム音や、**VT（心室頻拍）**による**血圧低下**は、家族に緊迫感を与えます。

　さらに、不整脈で「患者が苦しんでいるのではないか」などと考えることもあります。このような場合は**家族への対応**が最も重要です。

状況説明と環境調整が重要

❶状況説明はわかりやすい言葉で

　家族には、患者に起きている現在の状態を、**わかりやすい言葉**で説明します。

　電解質の異常や心機能の低下によって不整脈が出現していること、そのため、急な血圧低下や心停止の可能性があることを、家族の様子をみながら**ていねいに**伝えてください。

❷患者と家族にとって穏やかな環境を

　場合によっては、アラーム音を消し、家族にとって穏やかな環境を提供することもあります。

　終末期にある患者の家族は、患者が死にゆく過程のなかで、**安らかな死**が提供されることを望んでいます。そのため、不整脈とともにけいれんが出現した場合など、家族にとって、患者に苦痛が生じているのではないか、と心配になる状況が起こった場合には、医師と相談し、鎮静薬・鎮痛薬の投与量を調整する場合もあります。

　患者と患者周辺の環境を整えつつ、患者と家族が穏やかな最期を迎えられるような**環境調整**を行うことが、看護師の大切な役割です。

（田口裕紀子）

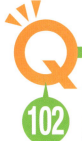

102 DNARかどうかわからない患者が心停止。家族への連絡を含め、どう対応すればいい?

A すみやかに家族へ連絡し、家族が来院するまで心肺蘇生を継続するのが基本です。蘇生処置の継続によって、患者の身体を傷める可能性にも配慮します。

　DNAR（蘇生適応除外）かどうかわからない患者が急変した場合、まずは基本的な急変対応を行い、蘇生のために最善の努力を尽くさなければなりません。

　CPR（心肺蘇生）は、医師の指示がなくても開始できます。しかし、「CPRを行わないこと」には、医師の指示が必要です。回復の見込みがなく、これからDNARの説明・同意の段階にあった場合でも、**CPRを実施**する必要があります。

対応の実際

❶家族に連絡するタイミング

　急変時、家族への連絡は、できるだけすみやかに行います。

　連絡の際には、家族が理解できるような**簡単な言葉**で、状況を**端的**に伝えます。いつから、どのような状況になったか、どのような対処をし、現在どのような状態なのか、今後の予測と事態の深刻さを含めて伝え、来院を依頼します（表1）。**家族の到着時間**のめやすは、スタッフ間で共有します。

　「患者の急変」という連絡を受け、家族は動揺します。自動車などを運転して来院する場合、事故を起こす可能性もありますので、十分に留意するよう伝える必要があります ▶p.167 Q106。

表1　連絡の実際（例）

いつから、どのような状態になったか	○時ごろ、心臓が止まりました
どのような対処をし、現在どのような状態か	心臓マッサージや薬の投与などを行いましたが、まだ心臓が動いていません
今後の予測と事態の深刻さ	危険な状態が続いています
来院の依頼	すぐに来ていただけますか？

❷蘇生処置をいつまで続けるか

　基本的には、**家族の来院**まで蘇生処置を続けます。

　治療を続けても救命の見込みがない場合は、家族の来院後、医師がそのことを十分に説明し、家族の意思を確認します。時に、家族が納得するまで蘇生処置を継続することもありますが、回復の見込みがない場合、蘇生処置によって患者の身体が傷つくことも考慮しなければなりません。

　家族が遠方に住んでいる場合は、医師から家族に電話で状況を説明し、同意を得たうえで蘇生処置の中止の判断をすることもあります。

　いずれにしても、急変の可能性が高い重篤な患者を受け持つ場合は、急変時の対応の方針と家族の所在を先に確認しておくと、落ち着いて行動できます。

（出口裕紀子）

Q103 心肺停止で再来院の患者。気管挿管後、DNARと判明。どうすれば伝達ミスがなくなる?

A DNARに関する情報を「カルテを開いたとき、最初に目に入るところ」に示すといいでしょう。電子カルテでも、紙カルテでも同様です。

　DNAR（蘇生適応除外）に関する情報を、伝達ミスなく伝えるには、カルテで内容確認できるようにするのがベストです。

　しかし、緊急時に「この患者はDNARなのか」を、たくさんあるカルテ記載のなかから見つけるのは、非常に困難です。そのため「DNARであること」が一目でわかるようにしておく必要があります。

伝達ミスをなくすコツ

❶「最初に目に入るところ」に記載する

　電子カルテの場合には、入院・外来の区別なく閲覧でき、かつ、カルテを開いたとき最初に目に入るところ、例えば「患者掲示板」のようなところに示します（図1）。

　紙カルテの場合には、表紙やカルテの一番前（または院内で決められている記載欄）に「DNARであること」を記載します。

　入院カルテと外来カルテが分かれているときには、必ず両方のカルテに記載しておきましょう。

❷いつのカルテを確認すれば詳細がわかるかも記載しておく

　DNARに関して「いつ、誰に、どのような話をしたのか」といった内容が、いつのカルテに記載されているかを明確にしなければなりません。

　「詳細は○月○日カルテ参照」と一緒に記載することで、これらの情報もスムーズに把握できます。

❸DNARの意思が変更されたときは、すみやかに記載を修正する

　DNARの同意を得たとしても、その意思は、患者の治療過程に準じて変化しうるものです。患者・家族から、迷っている発言が認められたときには、意思を再確認するようにしましょう。

　その結果、DNARの意思が変更された場合、❶で示した場所にある「DNARであること」の記載をすみやかに修正しないと、誤った対応がなされてしまう危険性もあります。

　DNARに関する話に携わったスタッフが必ず変更する、など、誰が記載を管理するのか、という点も、院内で明確にしましょう。

（徳永里絵）

文献
1) 日本循環器学会，日本移植学会，日本救急医学会，他：循環器疾患における末期医療に関する提言．http://www.j-circ.or.jp/guideline/pdf/JCS2010_nonogi_h.pdf［2018.7.23アクセス］．
2) 日本集中治療医学会，日本救急医学会，日本循環器学会：救急・集中治療における終末期医療に関するガイドライン～3学会からの提言～．http://www.jsicm.org/pdf/1guidelines1410.pdf［2018.7.2アクセス］．
3) 厚生労働省：人生の最終段階における医療・ケアの決定プロセスに関するガイドライン．https://www.mhlw.go.jp/file/04-Houdouhappyou-10802000-Iseikyoku-Shidouka/0000197701.pdf［2018.7.2アクセス］．

図1 患者掲示板と記載例（電子カルテの場合）

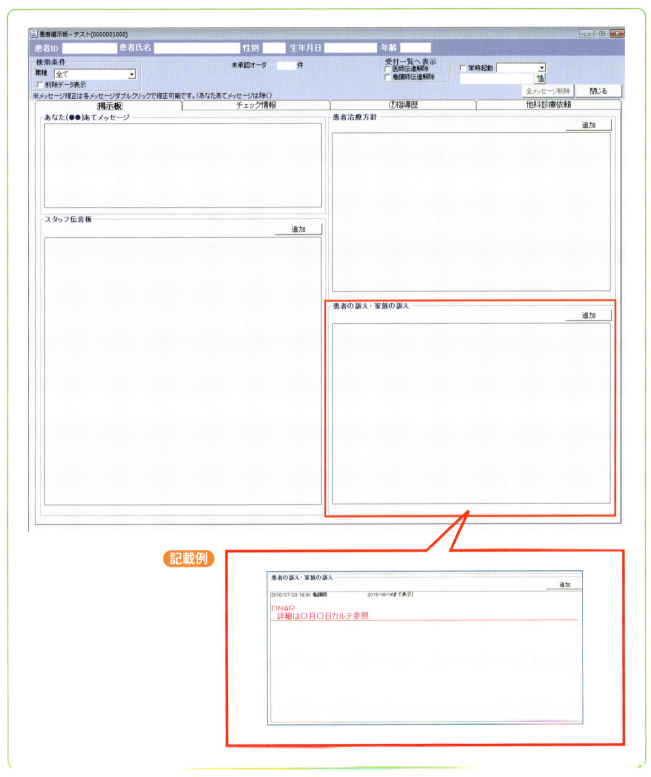

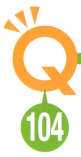

Q104 DNARの患者が心停止。すると家族が「助けてください」と言いだした。気持ちはわかるが、どうすれば？

A 家族の意向を尊重し、心肺蘇生を開始します。
「一度DNARをとったから変更できない」わけではありません。

　DNAR（蘇生適応除外）指示は、医師・看護師などの医療チーム、患者・家族すべての同意が得られないと効果を発揮しません。一度、同意を得られたとしても、患者の治療経過に準じて医療者または患者・家族から意向の変更があった場合は、指示を中止し、再度話し合いを行う必要があります。

　この質問のケースでは、患者の急変に直面した家族の心情に変化が生じ、「心肺蘇生をしない」という意向から「心肺蘇生を希望する」という意向への変更が生じています。そのため、蘇生チームはその意思を尊重し、心肺蘇生を行います。

　「DNARだから、もう蘇生は行わない」という対応をしてはいけないのです。

家族の気持ちは揺れるもの

　家族は、たとえ死を受け入れるために心の整理を行っていたとしても、実際に「患者が死んでしまうかもしれない」状況になると、動揺し混乱することがあります。私たち看護師は、そういった家族の心情を理解したうえでかかわることが大切です。

　そして、DNAR指示がなされる状況、つまり、蘇生行為を行っても蘇生成功の可能性が少ない状況であることをふまえ、再度、医師・看護師などの医療チームと家族が治療方針について話し合えるように調整します。

　状況によっては、蘇生現場への立ち会いも考慮するなど、家族にとって悔いの残らない選択ができるように援助を行う必要があります。

（徳永里絵）

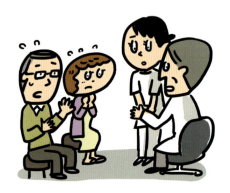

文献
1）日本集中治療医学会，日本救急医学会，日本循環器学会：救急・集中治療における終末期医療に関するガイドライン〜3学会からの提言〜．http://www.jsicm.org/pdf/1guidelines1410.pdf［2018.7.2アクセス］．
2）水野俊誠，前田正一：終末期医療．赤林朗 編，入門・医療倫理Ⅰ 改訂版，勁草書房，東京，2017：318．
3）水谷希美：CPAOA患者家族への対応．山勢博彰 編著，看護師による精神的援助の理論と実践，メディカ出版，大阪，2010：156．

Part 8
「コミュニケーション」に関するギモン

- 家族とのコミュニケーション
- スタッフとのコミュニケーション
- 医師とのコミュニケーション

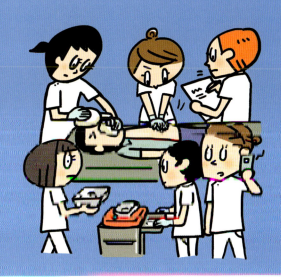

急変時のコミュニケーション

　急変時には、スタッフや医師など、**多職種**と効率よくコミュニケーションをとらなければなりません。
　コミュニケーションをとる相手は、医療者だけではありません。

　意識のある患者であれば**患者**とも、また、電話連絡などを通じて**家族**ともコミュニケーションをとることが必要となります。

医療者とのコミュニケーション

❶ 他職種とのコミュニケーション

　医療者とのコミュニケーションでは「必要なことを効率よく伝え合う」ことが求められます。
　前述した**ドクターコール** ▶p.145 Check も、広い意味では「医師とのコミュニケーション」に含まれます。
　たとえ、相手が医師であっても「言いにくくても、伝えるべきことは、しっかり伝える」ことが大切です。この際、自分の意見を押し通すのではなく、相手の意見も尊重しつつ、対等に誠実に話すこと、つまり**アサーティブ**なコミュニケーションが大切です。

❷ 看護師どうしのコミュニケーション

　看護師どうしのコミュニケーションも大切です。日勤↔夜勤の**引き継ぎ**や**申し送り**、新人↔先輩、スタッフ↔リーダーなど、さまざまな場面が考えられます。
　「忙しそうだから、後で伝えよう…」などと考えているうちに、忙しさに紛れて、大事な情報を伝えそびれてしまうことも考えられます。
　コミュニケーション不全によって必要な情報がこぼれ落ちないようにしなければなりません。

患者や家族とのコミュニケーション

　患者や家族からの**情報収集**も、広い意味ではコミュニケーションに含まれます。
　急変時のアセスメントでは、主訴や病歴も大事な情報となります。「いつもの○○だろう」などと決めつけず、しっかり情報収集をしましょう ▶p.122 Q77 。
　なお、問診時には、**言いづらいことや言うほどでもない症状**がないか、確認してみることをお勧めします。急変の前ぶれサインである精神的な不安などは、患者自身が軽視していることもあるためです。

　普段の患者をよく知っている家族だけが気づいている症状もあります。

＊

　急変対応、特に心肺蘇生は**時間が勝負**です。コミュニケーションがしっかりとれていないと、迅速に対応できず、結果的に患者に不利益をもたらしかねないことを、私たち看護師は、肝に銘じておく必要があります。

（道又元裕）

Check! 知っておきたい「アサーティブなコミュニケーション」

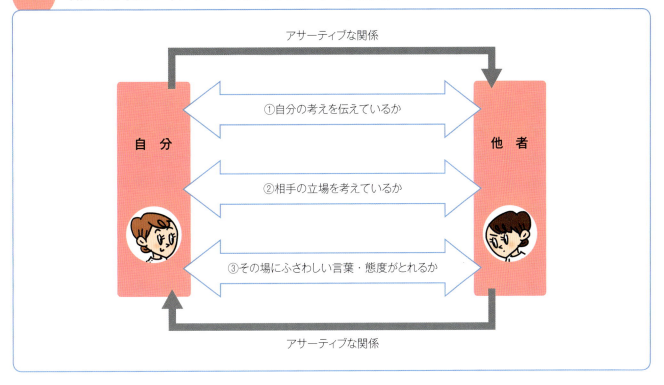

ワンポイント

- アサーティブなコミュニケーションは、コミュニケーションをとる相手が誰であっても大切です。常に「相手の意見も尊重しつつ、対等に誠実に話すこと」を意識しながらコミュニケーションをとるようにしましょう。
- 医師の指示に疑問がある場合には、あいまいにせず、アサーティブなコミュニケーションを意識しながら、「なぜその指示なのか／その指示では不安が残る」ことを伝え、医師指示の真意を知ろうとすることが大切です。医師の答えを聞いても納得できない場合には「まだ心配や不安が残っている」と伝えてもよいでしょう。
- 新人看護師とのコミュニケーションで悩む場合は「報告しづらい／話しかけにくい」状況に陥っていないか、一度振り返ってみましょう。「これくらいは、わかっているだろう」と考えず、大事なことは具体的に説明し、チェックバック（言われた内容を復唱して再確認すること）を行うよう心がけることも大切です。意図的に先輩看護師やプリセプターがフォローの声かけをしてみてもよいかもしれません。

家族とのコミュニケーション

Q105 急変時、どのタイミングで家族へ連絡する? 医師の指示を得てから? それともすぐ?

A 医師と家族、同時に連絡するのが理想です。ただし、夜間などで主治医と連絡がとれないときは、臨機応変に対応しましょう。

患者の急変時、どのタイミングで家族へ連絡するかの判断は、とても難しいものです。

しかし、患者のそばで最も長く接している看護師だからこそ、患者のちょっとした状態の変化や急変にいち早く気づくことができます。そのため、あらかじめ、家族がどんなときに連絡してもらいたいのか（ささいな状態変化でも連絡するのか、生命の危険がある場合に連絡するのか、など）希望を聞いておくことも大切です。

「自分が患者家族だったら、どうしてもらいたいか」を考え、寄り添った対応を心がけましょう。

「医師への報告と同時」が理想

最も理想的なのは、医師に連絡しつつ、同時に家族へも連絡することです。

ただし、夜間などで主治医と連絡がとれないときは、看護師の判断で、先に家族へ連絡することもあるでしょう。

スムーズに連絡をとるためには、普段から、患者の家族とコミュニケーションをとり、医師の治療方針や家族背景・家族の希望などを把握して、それらの情報を看護師間で共有することが大切です。

夜間に急変した場合は、当直医に対応してもらう必要があるため、I-SBAR-C を使って報告するとよいでしょう ▶p.145 Check 。

この際、医師が来棟したとき、誰に状況を聞けばいいかわかるように、報告のはじめに、部署名と氏名を名乗るようにします。

すぐに対応してもらいたいのか、とりあえず、指示がもらえればよいのかなど、してもらいたいことをはっきり報告しましょう。

（坂本直美）

ワンポイント

- 夜間の急変では、当直医へドクターコールし、すぐに主治医へも報告を入れましょう。
- その際、主治医には「当直医に対応してもらうこと」を伝え、指示をもらいます。

家族とのコミュニケーション

Q106 急変した患者の家族への連絡。どう伝えれば、落ち着いて理解してもらえる?

A 落ち着いて、必要なことだけを簡潔に伝えます。
家族と信頼関係が築けているスタッフが連絡するのが望ましいです。

まずは自分が落ち着くこと

患者が急変し、生命に危険がある場合、適切な蘇生処置を行うと同時に、落ち着いて患者の**キーパーソン**（主として家族）に連絡しなければなりません。

家族は、患者に関する不安でいっぱいの状況です。そんななか、あわてた口調の看護師から連絡を受けたら、よりいっそう不安が募ることでしょう。

連絡している自分が落ち着くためにも、まず**一呼吸**置いてから、「夜分遅く申し訳ありません」「お忙しいところをすみません」など、一言添えて話しはじめることが大切です。また、早口にならないように、**ゆっくり**とした口調で話すよう心がけましょう。

できれば、家族への連絡は、リーダー看護師や受け持ち看護師など、日ごろから、患者・家族としっかりかかわって信頼関係が築けており、患者の病状や経過を把握している看護師が行うのが理想です。

説明のポイント

❶状況を把握し、簡潔に説明する

「どこまでの治療を家族が望んでいるのか」を正確に把握してから、患者のキーパーソンに連絡する必要があります。

詳しい病状は、来院後、医師が説明するため、電話で**長々と説明しない**ようにしましょう。

ただし、ただちに来院してもらいたい場合や、家族があまり状況を理解できていないような場合には、「呼吸や心臓が止まりかけている」など、具体的に説明する必要があります。

❷到着時間を確認し、気遣いの一言を添える

到着予定時刻を確認しておき、医師に報告することも大切です。

また、家族がこの連絡を受けて、来院途中にあわてて事故を起こさないようにするため、電話の最後に、「お気をつけてお越しください」など一言添えることも忘れてはいけません。

❸到着後は待たせない

家族が到着したら、待たせることなく、すぐに対応しましょう。

多くの場合、**待機場所**を提供し、治療・処置が終わるまで待ってもらいます。場合によっては、病室に案内し、治療している様子を見てもらってもよいでしょう。

（坂本直央）

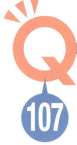

家族とのコミュニケーション

107 急変後の家族対応。どうすれば、こじれずに済む?

A 最も重要なのは「正確な事実の説明」です。看護師は、説明の場の設定をはじめ、環境調整や心理的支援を行います。

予期せぬ急変は、医療者のみならず、家族も同様に混乱させます。

治療過程で、ある程度予測できる合併症の発生であればまだしも、予測困難な急変、特に生命の危機に至る可能性のある重篤な状況だと、時に、家族が怒りや不信感を抱くことがあります。

急変後の家族の対応の基本は、①家族のニーズに配慮した正確な情報提供と環境調整、②心理・身体的支援です。

事実を正確に説明する

家族は正確な情報を強く求めています。そのため、急変後の家族対応では、まず、事実の説明を行います。病状悪化に至った経緯を、時間経過に沿って、ていねいに説明することが重要です。

説明内容には、病態や治療経過が含まれるため、窓口を一箇所に決め、主治医から説明を行うべきです。ただし、看護師には、説明の場にふさわしい静かな個室を準備し、家族の思いを十分表出できる環境を設定する役割があることを忘れてはいけません。

突然死の家族の心理は、衝撃・疑問を抱く・否認・現実逃避などが複雑に混在し、わずかな時間経過のなかで微妙に変化するといわれています[1]。

生命の危機的状態に陥ることもある予期せぬ急変に直面した家族も、同様の心理過程をたどると考えられます。そのため、看護師は、主治医による説明の場に同席し、家族の表情や心理状態を観察し、家族の心情を言語化さ

表1 家族の感情を言語化させるための留意点

- 何でも安心して話せる雰囲気をつくる
- 先入観をもたない
- そばに寄り添い、家族を孤独にしない
- タッチングなどを効果的に用い、家族を心配していることを伝える
- 相手の話を否定したり、修正しない
- 相手の言葉の反復
- 家族専門の看護師が対応する

せ[2]、家族の思いにていねいに対応する必要があります（表1）。

面会は、なるべく早く

急変処置が落ち着いたら、可能な限り早急に、家族に面会してもらいます。急変処置中であっても家族対応できるよう人員を配置し、現在行われている処置の状況や経過などの概要を説明し、常に家族への配慮を忘れないようにしましょう。

また、面会に備えて、すみやかにベッド周囲の環境を整理します。可能な限り、血液などで汚染された寝衣やシーツは交換しますが、時間的な余裕がなければ少なくとも目に触れないようにすることも必要です。

（福田ひろみ）

文献
1) 高山裕喜枝：CPA患者家族の心理プロセスの分析（第2報）. 日本救急看護学会雑誌 2002；3（2）：59-65.
2) 山勢善江 編：救急・クリティカルケアにおける看取り. 学研メディカル秀潤社, 東京, 2008：81.

家族とのコミュニケーション

108 急変対応を行ったが、患者が亡くなってしまった場合、家族にどう対応すればいい?

A 医師からの説明時、亡くなった患者との面会時には、必ず同席します。経時記録をしっかり残しておくことも大切です。

　予期せぬ急変によって患者が亡くなった場合、家族は衝撃を受けて激しく動揺し、涙を流す、怒る、疑問を抱くなどの反応をみせます。

　家族の気持ちに寄り添い、誠実かつ冷静に対応しますが、医師からの説明時や面会時には、配慮が必要です。

対応のポイント

❶ 説明時

　看護師は、医師からの説明時には必ず同席し、説明内容や家族の反応・理解度・受容状況を確認します。残された家族が、高齢である場合や理解力に乏しい場合は、協力できる別の家族の同席を促すことも必要です。

　家族の状況について医療者間で情報共有し、統一した対応ができるようにします。

❷ 面会時

　面会前には、患者や周囲の環境を整えましょう。急変時の処置により、患者の身体や衣類が血液や吐物により汚れていたり、ベッド周囲が散らかっていたりするためです。

　面会時には、家族の気持ちを受け止め、感情の表出を促し、否定も肯定もせずそばにいる必要があります。患者と家族の最期の時間を大切にし、死亡確認は家族が死を受け止めるまで待つこともあります。これらはベッドサイドで可能な悲嘆ケア（表1）です。

❸ 記録は経時的に

　記録には、急変時の様子や対応、医師の指示、行った処置などを経時的に記載します。患者の死に対する家族の様子や認識・とらえ方も、カルテへ記載します（表2）。

　医療事故につながる可能性のある急変・死亡の場合、リーダー看護師や看護師長へ報告し、医療安全対策室へ報告する必要があります。

（本荘弥生）

文献
1) 山勢善江 編：救急・クリティカルケアにおける看取り. 学研メディカル秀潤社, 東京, 2008.
2) 大野美香, 明石惠子：救急看護師に求められる遺族へのケア. エマージェンシーケア 2011；24（2）：24-27.

表1　看護師が病棟で行える悲嘆ケア

患者	● 血液や体液で汚染されていたら取り除く ● 衣類を着せ、掛け物をする
ベッド周囲	● 汚れている部位（血液付着など）は拭くか、見えないようにする ● 必要ないもの（救急カート、エコーなど）は片づける ● カーテンを閉め、椅子を用意するなど、患者と最期の時間を過ごせる空間をつくる
家族	● すみやかに面会できるように調整する ● 家族の気持ちを受け止め、背中をさするなど、感情の表出を促す ● 否定も肯定もせず、沈黙のままそばにいる ● 患者に触れたり、声をかけたりしてよいことを伝える ● 死亡宣告後は、お別れの時間をとる ● エンゼルケアは、家族に確認し、希望があれば一緒に行う

表2　カルテに記載する内容

● 急変を発見したときの様子、その後の対応・処置の経時記録
● 医師から説明したときの家族の反応や様子
● 家族の理解していること、受容状況
● ベッドサイドでの家族の様子
● 看護師が実施したこと、家族に説明した内容

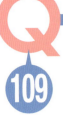

スタッフとのコミュニケーション

Q109 2人の患者が同時に急変し、救急カートの奪い合いに…。こんなとき、どうする?

A 可能なら他部署から借用します。難しければ、緊急度の高い患者に救急カートを優先し、もう一方の患者が使う物品はトレイなどで運搬します。

急変が重なったときの対応

❶ 他部署に応援要請し、救急カートも依頼する

同じ病棟で急変が重なり、対応が困難になっている場合は、他部署に**応援を要請**します。その際、可能であれば、**救急カートも借用**します。

救急カートを借りた場合は、貸した部署での急変に備え、必要最小限の時間で返却してください。

部署ごとに救急カートの薬剤や物品が違う病院があるかもしれません。しかし、応援体制や、医師が複数の病棟にかかわることを考えると、院内の救急カートの内容は、できるだけ一緒になるように調整しておく必要があるでしょう。

❷ 救急カート1台で対応する場合は、優先順位を考える

急変時、救急カート内のすべての薬剤・物品を使用することは、ほとんどありません。そのため、救急カート1台で対応しなければならない場合は、どちらの患者が救急カート使用の**優先順位が高いか**を考えます。

急変対応の優先順位は、重症度より**緊急度**です。つま

図1　救急カートの例

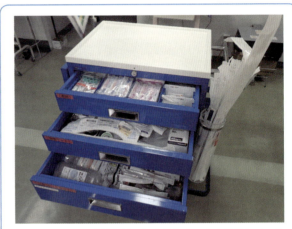

当院では、ICUと病棟で統一した救急カートを使用している

り、緊急性の高さによって判断することになります。

優先順位を決めたら、もう一方の急変患者への対応には、救急カートから必要と考える物を取り出し、トレイなどに入れて持っていくのもよいでしょう。そのためにも、救急カート内の薬剤や物品をしっかり把握しておくことが重要です（**図1**）。

（藤永純一）

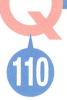

スタッフとのコミュニケーション

110 急変時、落ち着いてほしい師長がパニックに。どうすれば冷静に対応してもらえる？

A 一歩引いた位置でマネジメントに徹してもらうように伝えましょう。他部署との連絡・調整や家族対応など、具体的に依頼するといいかもしれません。

　急変現場は、救命を最優先に、全スタッフが総力を挙げて取り組むため、人・物・時間・情報の管理が重要です。

　本来、混乱した現場を最も冷静にとらえ、これらの管理を適切に行う存在が師長です。師長がパニックになる状況は、師長が、本来の役割を果たせていない状況です。なぜ、そのような状況になるのでしょうか？

師長の役割はマネジメント

❶ 応援到着後は指示に徹してもらう

　師長が本来の役割を果たせない原因として「救命処置に直接かかわっている」ことが考えられます。応援が到着するまでは、当然、処置に直接かかわってもらいますが、ある程度の人員が確保できたら一歩引いた位置に移動してもらうと、冷静な対応が期待できます。

　リーダーの役割は、急変現場の混乱を平静化させること[1]ですから、師長には、急変現場のマネジメントの役割を担ってほしいことを伝え、具体的に依頼することが必要です。

❷ タイムリーに状況を報告する

　スタッフは、師長に、処置の経過や、今後予測される検査・治療について、タイムリーに報告しましょう。

　状況によっては、血管撮影や手術などが必要になることもあります。その場合、放射線科や検査室、手術室への迅速な情報提供がカギとなります。チーム内で共有した「情報の管理」をとおして、他部署との連絡・調整につなげてもらいます。

❸ 家族対応を依頼する

　急変処置中、家族対応を担当する人員を確保できない場合には、師長に家族への連絡や、来院中の家族対応を依頼してもよいでしょう。

　師長は、毎日の病棟ラウンドをとおして、家族とのかかわりをもっています。また、多様な家族とのかかわりによる多くの経験も有しています。

　急変によって混乱した家族への対応は、師長の力量が発揮される場でもあります。

❹ 対応後の「振り返り」にも参加してもらう

　急変対応後には、チーム全体で振り返りを行いましょう。臨床上の問題だけでなく、マネジメントの側面から今後の課題を検討するためにも、振り返りは重要です。

（福田ひろみ）

文献
1) 林下浩士：Rapid Response System（RRS）リーダー医師の役割とteam building．Lisa 2011；18（7）：670-672．
2) 児玉貴光，藤谷茂樹監修：MET/RRTにおいてリーダーが果たす役割と重要性．メディカル・レビュー社インタラクティブ東京 2012；70-83．

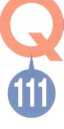

スタッフとのコミュニケーション

Q111 経験の浅いスタッフが、少なくとも「リーダーに報告できる」ようにするには、どう指導する?

A 一度の指導では、身につきません。日ごろの報告も、急変時の報告と同じスタイルで訓練・指導するとよいでしょう。

緊急時、焦りから、状況をダラダラ話し続けてしまうのは、新人看護師だけではありません。しかし、その結果、聞き手は「何が言いたいの?」となってしまいます。

日ごろからSBARで報告

報告を受けるリーダー看護師が、まず知りたいことは、**起こっている状況**です。そのため、報告者は相手が一番知りたいこと、すなわち**結果**から伝えることが重要です。

伝えたい相手に、わかりやすく伝えるスキルが、ドクターコールによく使われるSBAR(I-SBAR-C)です▶p.145 Check。緊急時に的確に報告できるように、日ごろの報告の際から、SBARを使って訓練・指導しておくことが、最も有用です(**表1**)。

報告しやすい環境づくり

「先輩が忙しそうで声をかけにくい」「こんなことを報告したら怒られるかも…」など、新人看護師が困惑する場面もあります。

報告は、報告する側と受ける側との**相互作用**で成り立ちます。例えば、作業中だったら手を止めて、相手の目を見て相づちをうちましょう。また、相手が話している途中で否定せず、相手の言葉を聴いて受け止めてから返答しましょう。**聴く**姿勢と、相手を尊重した**対話**を重んじると、**話しやすい雰囲気**ができます。

よいコミュニケーションからは多くの情報が集まり、患者の安全やよい看護に結びつきます。報告しやすい環境づくりはリーダー看護師の必須スキルです。(髙西弘美)

文献
1) 田村富美子,安田英美:発見者・応援者・新人 急変時の役割別動きかた.月刊ナーシング 2013;33(6):69-80.

表1 SBARを使ったリーダー看護師への報告の例

S situation(状況)	「○○号室のAさんが、突然激しい胸痛を訴えています」 ● この内容で、聞き手は「何が問題なのか」「緊急事態か否か」をすぐに把握できる 　➡これだけでは患者の正しい状況がわからないので、続く「B」で補足する
B background(背景)	「○○の既往があり、○○で入院した患者で、○○したときに胸痛が出たそうです」 ● 入院病名や既往歴、何をしているときに症状が出現したのか、現在の身体所見を短く報告する 　➡これだけでは、聞き手が状況を絞り込めないため、続く「A」で補足する
A assessment(アセスメント)	「○○の可能性があります」「何が起こっているかわかりませんが、状態悪化しています」 ● アセスメント結果を短く報告する。「状態悪化」も立派なアセスメントである
R recommendation(提案・依頼)	「とにかく、すぐに診に来ていただけませんか?」 ● 急変の際には、誰にどうしてほしいのか、相手にはっきりと伝えることが重要である。相手に望むことを率直に伝える

医師とのコミュニケーション

Q112 急変時、医師がたくさん来て、誰の指示を受ければいいかわからない。どうすればいい?

A 誰が「適切なリーダーシップを発揮できるか」を見きわめ、指示を一元化してもらうよう、依頼しましょう。

　皆さんの施設では、患者の急変時、どのように対応していますか?

　コードブルーや**スタットコール**を示す隠語で医療者を急変現場に招集する施設や、**院内救急対応システム**（RRS：ラピッドレスポンスシステム）を立ち上げて特定の救急対応チームを招集する施設もあるでしょう。

　RRSでは、チームのなかでリーダーシップをとる医師が必ず存在するため、指示受けで混乱することは、まず、ありません。

指示を一元化してもらうには

　しかし、RRSを導入していない施設では、急変コールがかかると、多くの医師が現場に駆けつけます。すると、それぞれの医師から「気管挿管するから準備して」「静脈輸液路確保して」「ガス（動脈血液ガス分析）採るから」など、さまざまな指示が飛び交うことになります。そうなると、**医療事故のもと**となりかねません。

　そのようなとき、筆者は、招集した医師のなかから、リーダーシップを発揮できる医師を探し、「リーダーは〇〇先生でいいですか?」と確認するようにしています。

すると、たいていの場合、「いいよ」と返事が返ってくるので、「では、指示出しは、〇〇先生から一元化してください」とお願いします。これで、たいていの場合は、うまくいくはずです。

　誰がリーダーシップを発揮できるかわからない場合は、大きな声で「誰がリーダーをしますか?」と聴いてみるのも、1つの手です。

（山中雄一）

文献
1) 児玉貴光, 藤谷茂樹 監修：RRS院内救急対応システム. メディカル・サイエンス・インターナショナル, 東京, 2012.

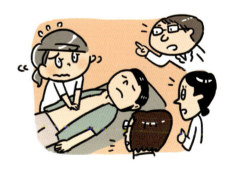

医師とのコミュニケーション

Q113 急変時、主治医が来てくれず、なかなか治療方針が立たない…。どうすればいい？

A アサーティブな自己表現の方法を身につけましょう。主治医が無理なら別の医師に依頼します。患者のために「使える手段は何でも使う」がポイントです。

　皆さんは、患者急変時、主治医に伝えるべき患者情報を、簡潔に伝えられているでしょうか？

　主治医は、外来担当や手術、検査、他の患者との面談などで、連絡してもすぐに対応できない状況にあることが多いです。そのような場合、情報提供者であるあなたが、要点をまとめて内容を伝えられないと、後回しにされてしまいます。

　しかし、急変時には、主治医の用事が済むまで待ってなどいられません。では、どのように伝えるべきなのでしょうか？

「簡潔に」伝える方法

　大切なのは、結論から伝えることです。
SBAR（I-SBAR-C）▶p.145 Checkを使えば、簡潔明瞭に伝えることが可能です。S（situation）で「A先生、Bさんがショックです！」そう聴いて、悠長にかまえている医師はいないはずです。たとえ、主治医がすぐに対応できなくても、代理の医師をすぐに寄越してくれるでしょう。

　また、相手も尊重したうえで、誠実に、率直に相手に伝えるコミュニケーションの方法の1つに、DESC法（図1）があります。DESC法も、SBARと同様に、患者に何が起こっているのかを簡潔に伝え、「何をしてほしいのか」をアサーティブに伝え、コミュニケーションを図

図1　DESC法の概要

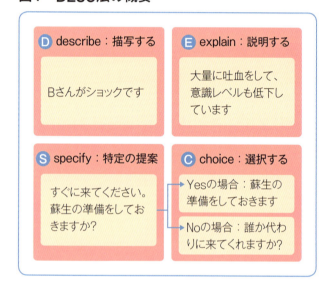

るツールです。

　当院の救命救急センターの病棟では、救急科以外の入院患者であっても、患者急変時には、近くにいる救急科の医師に相談し、初期対応を依頼することが多いです。

　患者中心に考えると、使える手段は何でも使う必要があるのです。

（山中雄一）

文献
1）日本救急看護学会. 外傷初期看護ガイドラインJNTEC eラーニング. https://www.jaen.or.jp/portal/elearn［2018.7.2アクセス］.

医師とのコミュニケーション

Q114 医師が、蘇生ガイドラインに沿った指示を出してくれないときは、どうすればいい?

A 指示内容に疑問があれば、必ずその場で確認しましょう。日ごろから、院内全体に蘇生ガイドラインを浸透させることも大切です。

指示内容を確認する

医師の指示には意味があります。しかし、一刻を争う蘇生の場面では、蘇生ガイドラインと違っていても、ディスカッションをする余裕はありません。

「ガイドラインに沿っていない指示」の内容にもよりますが、その場では「○○でいいですね?」「ガイドライン上は○○になっていますが、よろしいですね?」など、確認する必要があります。

可能であれば、蘇生処置の後、医師と蘇生場面の振り返りを行ってもいいと思います。

ガイドラインを浸透させる

心肺蘇生は、チームで取り組むことがとても重要です。日ごろから、院内全体に蘇生ガイドラインを浸透させていきましょう。

そのためには、院内でチーム(CPCRチームなど、図1)を組織するのも有効です。医師や他の医療者も含めて、みんなで蘇生ガイドラインを共有していくことが必要です。

図1　当センターのCPCRチームの活動

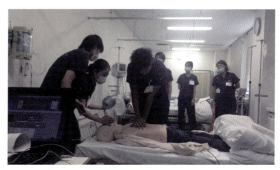

蘇生ガイドラインの共有のため、人形を用いたシミュレーションでスタッフに指導することも大切

しかし、1人の看護師がチームを組織するのは容易ではありません。部署長や先輩看護師に相談してみましょう。

また、院内のスタッフ(医師・看護師)が、ICLSコースなどのプロバイダーコースを受講することなども、蘇生ガイドラインに沿ったBLS・ALSの知識・技術の浸透に有効です。

(藤永純一)

医師とのコミュニケーション

Q115 気管挿管のため、かなり長く胸骨圧迫を中断。医師に「心肺蘇生が優先」と伝えてよい?

A 胸骨圧迫の中断は、最小限にしなければなりません。医師の立場を尊重しながら、誠実かつ率直に意見を述べましょう。

心肺蘇生を行うときに重要なことは、あらゆる医療者がチームとして治療に当たることです。医療において、効果的なチームワークは、患者安全に直接的な好影響を及ぼす[1]といわれています。

チーム医療のカギは、注目されるポジションでもあるリーダーです。心肺蘇生などの救急初期診療において、リーダーは医師であるため、看護師は、**メンバーシップ**の役割を担うことで、チーム医療へ貢献することになります。

意見をまとめ、方向づけることは、メンバーの立場からでも十分可能です。そのためには、自分の意見に固執せず、他者の意見を傾聴し、受け入れる姿勢が重要です。そうすることが、他のメンバーの刺激となり、チームを活性化させるのです。

「アサーティブ」が大切

チームをうまく機能させるためには、それぞれ専門性をもつメンバーが、同じ方向を向いて連携することが大切です。医療の質を向上させ、安全性を確保するためにも、コミュニケーションは、非常に重要なスキルです。特に、医療安全の面からみると、医療事故の7割に、**コミュニケーションエラー**が関係しているといわれています。

コミュニケーションは、①攻撃的、②非主張的、③アサーティブの3タイプに分けられますが、チームをうまく機能させるには、**アサーティブ**なコミュニケーションが重要です。

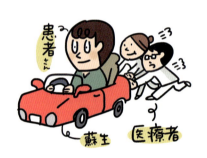

チーム医療の役割として、リーダーとメンバーには、**情報の共有化**、そして、**報告・連絡・相談**の義務があります。潜在的に危険な状況が発生したときは、リーダーとメンバーが協議しなければなりません。

また、患者に望ましい結果をもたらすケアについて、メンバーがリーダーに提言しなければならないこともあります。そのようなとき、相手(医師)の立場を尊重しながら、誠実かつ率直に意見を述べ、相手の意見を傾聴しながら、建設的に意見を述べる必要があります。

しかし、あまりに対応が進まない場合には、**別の医師へのコール**が必要となります。

(小池伸享)

文献
1) Baker DP, Gustafson S, Beaubien J, et al. Medical teamwork and patient safety: the evidence-based relation. Literature review. https://archive.ahrq.gov/research/findings/final-reports/medteam/ [2018.7.2アクセス].
2) 日本蘇生協議会 監修:JRC蘇生ガイドライン2015. 医学書院, 東京, 2016.

医師とのコミュニケーション

Q116 急変時、医師が指示を出してくれない…。どうすればいい？

A ガイドラインに沿って、看護師主導で対応します。処置を実施する際は、そのつど医師に伝え、許可を得てから進めていきましょう。

　急変時に医師が指示を出してくれないときでも、救命処置は実施しなければなりません。

　救命処置に関する共通言語である蘇生ガイドラインに沿って対応していきますが、医師の指示がないと実施できない処置などは、どのように進めていけばいいでしょう？

看護師主導で医師を巻き込む

　医師からの指示が出ない場合でも、まずは、指示を待たずに行えるBLS（一次救命処置）を開始します。そして、BLSを行いながら、再度、医師に指示を確認し、対応していきます。その場合、BLSなど蘇生に関する資格をもつ看護師がリーダーとなり、ガイドラインに沿った救命処置を展開するのが望ましいでしょう。

　医師がその場にいる場合は、そのままALS（二次救命処置）に移行できるため、ガイドラインに沿って薬剤を使用していくことを、リーダー看護師から医師へ伝え、ALSを展開していきます。その際、医師には「気管挿管による気道確保をお願いします」など、具体的に依頼内容を伝えていくとスムーズに救命処置が行えます。

　ここで注意すべきことは、医師へ「ガイドラインに沿って救命処置を行う」旨を伝え、医師許可のもとで対応することです。

蘇生チームに依頼する

　院内に、救急コールやRRS（院内救急対応システム）などの蘇生チームがある場合は、対応を依頼するのも1つの方法です。これらのシステムの名称やコール基準・方法などは施設によって異なるため、確認しておきましょう。

＊

　蘇生ガイドラインは、5年ごとに国際蘇生連絡委員会（ILCOR）が作成した国際コンセンサスをベースに各国で策定されています。

　更新された最新ガイドラインを把握しておくことが、医療者には求められています。

（牛島めぐみ）

おさらい！ 緊急度判定のながれ

緊急度の判定は、急変対応を考えるうえで、非常に重要です。患者のベッドサイドを訪れるとき、"デキる先輩看護師"は、この流れに沿ってアセスメントをしています。ポイントを表にまとめますので、参考にしてください。

なお、バイタルサインを確認するとき、「すべての患者に対して、1分間、脈拍と呼吸をみる余裕がない…」という悩みが寄せられることもあります。

呼吸も脈拍も、機械のように狂いなく刻まれているわけではありません。そのため、呼吸や循環に異常がないかを正しく判断するためには、ある程度継続して観察する必要があります。急変が疑われる場合はなおさらです。呼吸パターンの乱れや、脈拍の欠損などを把握するためには、やはり、1分間の観察が必要です。

そうはいっても、忙しい病棟業務のなかで、すべての患者に対して1分間の観察を行うのは難しいかもしれません。最低でも20秒の観察を行い、その結果を3倍して計算するようにしてください。20秒あれば、呼吸も脈拍も、異常を察知することが可能になるでしょう。

ただし、急変を疑う患者の場合は、1分間の観察を行ってください。

（道又元裕）

第一印象	● まず、全体の印象を把握する ● 意識状態、呼吸状態、循環状態に大きな異常があった場合、その後の対応を考えると「一人では対応困難」なので、応援（他のナースや医師など）を呼ぶ必要がある	
初期アセスメント	1. 視診・聴診・触診で外観・第一印象を見る ● 生理学的評価による異常（ABCDE）がないか迅速に調べる	
	Ⓐ（airway）：気道の開通状況の評価	● 会話できていれば、おおまかに気道は開通している ●「急速に声が出づらくなっている」「頸部が急速に腫脹している」などは気道閉塞の所見であり、注意が必要である
	Ⓑ（breathing）：換気（呼吸）状態の評価	● 理学的所見（呼吸数、呼吸音、呼吸様式、視診、打診、聴診など）をとる ● 第一印象は数秒しか観察していないため、「患者が呼吸しているか」を観察することが重要
	Ⓒ（circulation）：循環状態の評価	● 皮膚の状態（冷感、冷汗、チアノーゼの有無）、脈拍の強さ・速さを確認する ● CRT（毛細血管再充塡時間：爪を5秒ほど押さえた後、2秒以内で元に戻るか）も参考にする ● 循環動態に影響するような出血の有無を確認する
	Ⓓ（disability）：意識レベルの評価	● 意識レベルの低下では「脳自体の問題」「脳への酸素供給が低下した状態」が考えられる。つまり、低酸素状態やショックであれば、脳自体に問題がないこともある ● ABCの問題が解決したにもかかわらず、意識レベルの低下や呼吸調節機構の異常がある場合は、脳自体の異常を疑う
	Ⓔ（exposure/environmental control）：体温の評価	● 低体温や高体温は、それだけでも代謝に影響を及ぼすことから、結果的に呼吸数・症状にも影響が及ぶ ● 処置として、低体温であれば保温、高体温であればクーリングが必要 ● 明らかな出血など、外傷を示唆する所見がないか観察する
重点的アセスメント	● バイタルサインの確認（生理学的評価の再評価）を行う ● 問診とフィジカルイグザミネーション（系統的な情報収集）を行う	

Part 9
「わかるのに、できない」に関するギモン

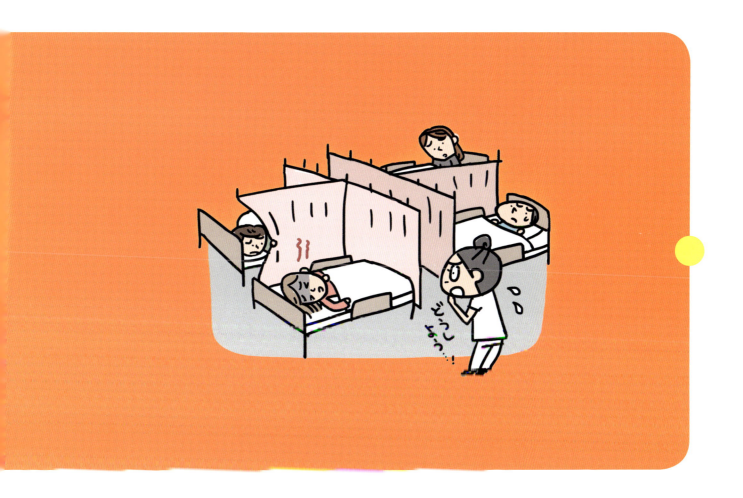

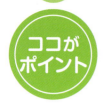

"わかる"を"できる"にする方法

「手順は理解していて、誰かに質問されたら、正しく説明することもできる。しかし実際に急変の場面に遭遇すると動けなくなり、後悔ばかりが残る…」そんな思いを抱える方も、少なくないことでしょう。日ごろ急変があまり起こらない病棟で勤務している場合は、なおさら不安になると思います。

この「わかる」と「できる」の間には、非常に大きな違いがあります。

臨床で看護を展開するうえでは、「頭で**わかっている**ことを、**実践**できる」ことが求められます。教科書やガイドラインをはじめ、さまざまな本を読み、知識をつけることはもちろん重要ですが、それだけでは、いざ、その場に立ったときに実践することは難しいのです。

「経験」から学ぶこと

❶ 急変対応は3段階

急変対応を考えるとき、看護師が感じる「なんとなく」といった**違和感**が重要な第一歩となります。違和感を感じ取れるようになるためには、必要な情報を収集する力と、情報を解釈する知識が必要です。

そして、感じ取った違和感をもとに**臨床判断**を進め、今後の展開を予測していきます。ここでは、看護過程を展開する力と、病態の知識が、必要となってくることでしょう。

今後の展開が予測できたら、あとは**行動**あるのみです。特に心肺蘇生は、決まった手順（アルゴリズム）に沿って実施できるようにトレーニングすればよいので、新人研修などで学んでいることが多いと思います。「いざ」というときに困らないよう、定期的に訓練しておく必要があります。

❷ 「違和感の察知」「臨床判断」には経験が不可欠

急変対応を「できる」ようになるためには、違和感を察知し、予測してかかわることが不可欠です。この力は、経験から学ぶしかありません。

病棟で起こった急変を振り返ることも、大切な経験の1つです。**振り返り**の際には、「よかったこと／悪かったことの両者を挙げる」「次に急変が起きた際、どうすればよりよい対応ができるか」に焦点を当てて、話し合うとよいでしょう。くれぐれも、不慣れなスタッフを一方的に責めるようなことはせず、建設的に話し合うことが重要です。

急変があまり起こらない病棟の場合は、他の病棟の事例や、市販のシナリオ集、事例が展開されている書籍などを活用し、「自分たちなら、どうするか」を話し合うとよいでしょう。**シミュレーションラーニング**は、高価なシミュレーター（患者モデル）がなくても、十分に実践できるのです。

（道又元裕）

Check! 「急変対応」をどう学習するか

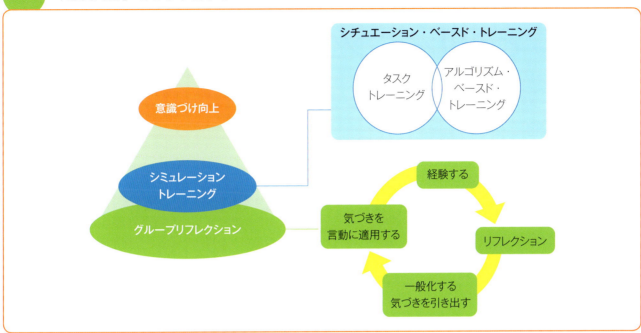

Check! エキスパートの臨床判断

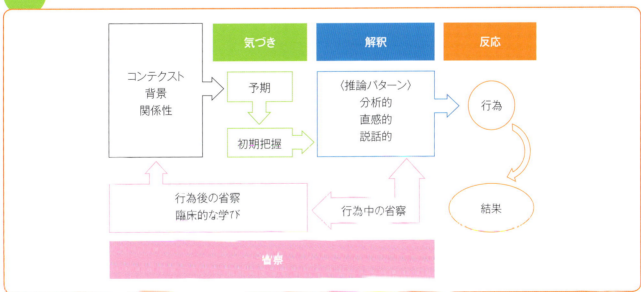

Tanner CA. Thinking like a nurse: a research-based model of clinical judgment in nursing. J Nurs Educ 2006, 45(6), 204-211.

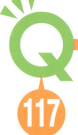

Q117 頭ではわかるのに、その場に立つと何もできない。どうトレーニングしたら動けるようになる?

A 日ごろから、シミュレーションを活用したトレーニングを行うことが効果的です。

「頭ではわかっているのに体が動かない…」という状況は、急変対応の場面だけでみられるものではありません。

身近なところでは、自動車の運転もそうでしょう。本を読み、運転方法を学んでも、実際に乗ってみるとうまくいかない…。筆者も免許を取りたてのころは「習うより慣れろ」で、親の車を借りて、毎日乗っていたのを思い出します。

教科書の知識だけでは動けない

日常生活における「わかっているのに、体が動かない」という場面を、皆さんは、どのように克服したでしょうか? イメージトレーニングしたり、友達と一緒に練習したり、上手な人にコツを教えてもらったり、教科書や文献に書いてあること"プラスα"で学んできたことでしょう。

基礎看護技術においても同様です。教科書で理論や原則を学び、記述評価も受け、よい成績を修めたとしても、いざやってみると「ベッドメイキングがうまくいかない」「洗髪をすると耳に水が入っちゃう!」などといったことが起こります。むしろ、そのような失敗体験があるからこそ「うまくなりたい」という向上心が生じるのだと筆者は考えています。

頼れる先輩たちも、このような体験を重ね、さまざまな努力をしています。何度も苦手なところを反復したり、状況が変わった場合を想定して練習を重ねたりしているのです。

シミュレーションは重要

「失敗」から学ぶことは多いとはいえ、生身の人間で急変を再現することはできませんし、急変場面を待ちかまえるわけにもいきません。そこで、最もよいトレーニングの1つとして挙げられるのがシミュレーションラーニングです。

シミュレーションラーニングには、タスクトレーニングからアルゴリズム・ベースド・トレーニング、シチュエーション・ベースド・ラーニングなどがありますが、「何を学習したいか」を決めて指導者と一緒に学ぶのが最大の特徴です。

失敗しても問題ありません。むしろ、その失敗を振り返ることで学びが深まります。「備えあれば憂いなし」で、日ごろからシミュレーションを活用したトレーニングをすることが、体が動かない場面を克服する第一歩かもしれません。

(渕本雅昭)

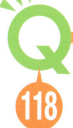

Q118 頭ではわかっているのに、いざ急変が発生すると、何を優先すべきかわからない…。

A 「第一印象」で状態を見きわめることが、優先順位を判断する最大のコツです。日ごろからのトレーニングが重要となります。

「第一印象」が最も大事

一般的に、急変とは、予測される臨床経過から大きく外れる変化であり、バイタルサインの変化を伴い、時には死に至る可能性のある状況変化を意味します。

急変に遭遇した場合、最も優先順位が高いのは「この状況は、本当に急変か」を判断することです。意識障害かと思ったら深く眠っていただけ…ということもあるためです。

「本当に急変か」を見きわめる際に重要となるのが、患者の外観、いわば遭遇したときの第一印象（表1）です。これらの判断を、患者と接した最初の数秒でパッと行い、緊急システムを稼働させたり、「危険な徴候はない」と判断したりすることこそが、優先順位の判断につながります。

「観察」する癖をつける

第一印象からのアセスメントをパッと行えるようになるためには、日ごろから「患者のいつもの状態」を知っておくことが大切です。いつもの状態を知らなければ「あれ？」「おかしいな」と気づくことも難しいのです。

そして、前述の質問 p.182 Q117 で述べたように、万が一に備えて、日ごろから看護師自身のスキルトレーニングも欠かさないようにしましょう。そうすれば、スキルの自信もつき、ひいては優先順位を判断する自信にもつながることでしょう。

（渕本雅昭）

表1 患者の第一印象

外観	「反応は？」「苦しくないか？」などに焦点を当てて観察 →急変を疑う徴候：無反応、朦朧としている、呂律が回らない、何となくぼーっとしている、表情に活気がない　など
呼吸	「速さは？」「努力様？」などに焦点を当てて観察 →急変を疑う徴候：頻呼吸、徐呼吸、不十分な呼吸数、努力様、吸気・呼気の異常音　など
循環	「顔色は？」「冷たくない？」などに焦点を当てて観察 →急変を疑う徴候：顔面や皮膚の蒼白、四肢冷感、冷汗、ブランチテスト（CRT）はどうか　など

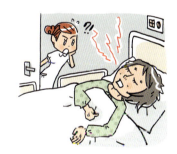

文献
1) 渕本雅昭：できるナースと言われるために3年目までにクリアしておく30のこと．月刊ナーシング 2016；36（10）：83-85．
2) 渕本雅昭：メディカルシミュレーションによる技術教育・教育に必要な準備／画面判定の方法．救急看護＆トリアージ 2012；2（4）：74-78．
3) 渕本雅昭：看護基礎教育における模擬患者養成プログラムの実践とその検証．SCU J Des Nurs 2012；6（1）：3-10．
4) 石松伸一 編：急変対応のABCD．照林社，東京，2014．
5) 中村美鈴 編：わかる！できる！急変時ケア 第3版．学研メディカル秀潤社，東京，2012．

Q119 病棟スタッフに「急変対応」への意識づけを促すには、どんな勉強会が効果的?

A 病棟で起こった急変事例をもとに、そのときの対応を振り返るグループリフレクションが効果的です。定期的な急変対応のシミュレーショントレーニングも実施しましょう。

急変は超緊急事態です。そのため、病棟スタッフ全員が急変対応を理解していなければなりません。このことをスタッフ全員に意識づけるには、その病棟で、実際にあった急変患者の対応に関する**グループリフレクション**が効果的です。

チームでの振り返りが重要

リフレクションは実践の積み重ねを助けるものであり、それが経験として蓄積され、看護師の基盤の1つになるといわれ、学習・成長の中核になるものだと考えられています。

複数の他者とのリフレクションは、臨床体験を多面的にとらえなおすことになり、客観的・複眼的・**柔軟な視点**の向上に効果的です。また、ディスカッションは、従来の講義形式の勉強会よりも、**学習定着率**が高まるといわれています。実際に急変対応を行った事例で、グループリフレクションを行い、**反省点**だけでなく、**よかった点**も見いだすようにディスカッションすると、スタッフの動機づけや意識づけにつながります。さらに、急変対応に関する新しい情報や知識を加えれば、より洗練された急変対応が実施可能となります。

トレーニングは定期的に

グループリフレクション後は、定期的な**シミュレーショントレーニング**を行います（図1）。シミュレーショントレーニングは、患者モデルを使用するため、安全に繰り返し訓練することができ、スタッフの意識づけ・動

図1 効果的な勉強会のイメージ

```
終着点を見すえたファシリテーション
 ↓
急変対応した患者の情報整理
 ↓
グループリフレクション
 ● よい点・悪い点をディスカッション
 ● 反省点に対する対応策を検討
 ↓
実際にその対応でよいか、
シミュレーションを実施
 ↓
定期的なシミュレーショントレーニング
を行い、スタッフ全員の共通理解を図る
```

機づけにもつながります。

その際には、あらかじめ「その事例から、何を学び得るのか」という目標（終着点）を決めておき、そこに向かってファシリテーション[*1]することが重要です。

（竹内真也）

文献
1) Dewey J著, 市村尚久訳：経験と教育. 講談社, 東京, 2004.
2) 長田真美, 五十嵐清治, 沢辺千恵子 他：臨床実習の学習過程におけるグループリフレクションの教育的効果. 北海道医療大学歯学会雑誌 2008；27（1）：62.
3) 阿部幸恵：医療におけるシミュレーション教育. 日集中医誌 2016；23：13-20.
4) 浅香えみ子：看護にいかすインストラクショナルデザイン. 医学書院, 東京, 2016：119-125.

[*1] ファシリテーション：参加者の発言や参加を促したり、話の流れを整理したり、参加者の認識の一致を確認したりする行為で介入し、合意形成や相互理解をサポートすることにより、参加者の活性化や協働を促進させること。

略語一覧　本書に登場する略語をまとめました。

A

ACP	advance care planning	アドバンスケアプランニング
ACS	acute coronary syndrome	急性冠症候群
AED	automated external defibrillator	自動体外式除細動器
ALS	advance life support	二次救命処置
ATP	adenosine triphosphate	アデノシン3リン酸
AVIR	accelerated idioventricular rhythm	促進性心室固有調律
AVNRT	atrioventricular node reentry tachycardia	房室結節回帰性頻拍
AVRT	atrioventricular reciprocating tachycardia	房室回帰性頻拍

B

BLS	basic life support	一次救命処置

C

CAG	coronary angiography	冠動脈造影
CPA	cardio pulmonary arrest	心肺停止
COPD	chronic obstructive pulmonary disease	慢性閉塞性肺疾患
CPCR	cardiopulmonary cerebral resuscitation	心肺脳蘇生
CPR	cardiopulmonary resuscitation	心肺蘇生
CRT	capillary refilling time	毛細血管再充満時間

D

DC	direct current defi brillator	直流除細動器
DNAR	do not attempt resuscitation	蘇生適応除外
DOAC	direct oral anticoaglants	直接経口抗凝固薬

E

EACTS	European Association for Cardiothoracic Surgery	欧州心臓・胸部外科学会
EDD	esophageal detector devices	食道挿管検知器

F

F_IO_2	fraction of inspired oxygen concentration	吸入気酸素濃度

G

GCS	Glasgow Come Scale	グラスゴーコーマスケール

I ● ● ●

IABP	intraaortic balloon pumping	大動脈内バルーンパンピング
ICLS	immediate cardiac life support	日本救急医学会による医療者のための蘇生トレーニングコース

J ● ● ●

JCS	Japan Come Scale	ジャパンコーマスケール

M ● ● ●

MET	medical emergency team	メディカルエマージェンシーチーム

N ● ● ●

NPPV	non-invasive positive pressure ventilation	非侵襲的陽圧換気

P ● ● ●

$PaCO_2$	partial pressure of arterial carbon dioxide	動脈血二酸化炭素分圧
PaO_2	partial pressure of arterial oxygen	動脈血酸素分圧
PCI	percutaneous coronary intervention	経皮的冠動脈インターベンション
PEA	pulseless electrical activity	無脈性電気活動
PEEP	positive end expiratory pressure ventilation	呼気終末陽圧換気
PPE	personal protective equipment	個人用防護具
pVT	pulseless ventricular tachycardia	無脈性心室頻拍

R ● ● ●

ROSC	return of spontaneous circulation	自己心拍再開
RRS	rapid response system	ラピッドレスポンスシステム

S ● ● ●

SpO_2	saturation of percutaneous oxygen	経皮的酸素飽和度
STEMI	ST elevation myocardial infarction	ST上昇型心筋梗塞

T ● ● ●

TIA	transient ischemic attack	一過性脳虚血発作

V ● ● ●

VA-ECMO	veno arterial extracorporeal membrane oxygenation	体外式膜型人工肺
VF	ventricular fibrillation	心室細動

索 引

●●● 和 文 ●●●

あ

あえぎ呼吸	123
アサーティブ	174, 176
圧迫骨折	62
アドバンスケアプランニング（ACP）	90
アドレナリン	24, 51, 52
アナフィラキシーショック	48
アミオダロン	52

い

意識障害	48, 59, 89, 112, 119, 124
意識消失	18, 58, 63, 118, 139, 146
意識の混濁	112
意識レベル低下	29, 58, 83, 119
意思決定	156
医師指示	14, 32, 152
移送	62, 84
一次救命処置（BLS）	14, 20, 34, 92, 96, 177
一過性脳虚血発作（TIA）	139
移動	26, 86
いびき	119
易疲労感	121
イレウス	128

う

受け持ち看護師	96, 148, 167
うっ血性心不全	121
運動麻痺	112

え

エアマットレス	22
エア漏れ	28
エレベータでの急変	86
延命治療の中止	156

お

応援要請	12, 82, 86, 101, 102, 104
嘔気	7, 43, 124, 128, 139
嘔吐	30, 124, 128, 139
大部屋での急変	26, 82, 84

か

開胸術	24
開胸心マッサージ	24
咳嗽	132
外傷	17, 59, 80, 83, 106
外傷性くも膜下出血	63
外来での急変	88
顔色不良	112
下顎挙上法	17
下顎呼吸	29, 123
下肢挙上	60

か（右段続き）

家族対応	158, 168, 171
家族の訴え	114
家族への連絡	102, 159, 167, 171
片肺挿管	49
肩枕	47
片麻痺	124
カテコールアミン	51, 52
カフリークテスト	137
換気障害	123
感染症	138
顔面蒼白	58
関連痛	124

き

既往歴	89
器械出し看護師	87
気管支喘息	121
気管切開	56
気管挿管	30, 48, 50
気胸	132
起座呼吸	55, 120
気づき	4, 116
気道異物	27
気道確保	17, 27, 29
気道浮腫	137
気道閉塞	18, 27, 29, 48, 56, 118, 137
吸引	56, 140
救急カート	101, 170
救急受診の判断	90
急性冠症候群（ACS）	15
急性硬膜下血腫	63
急性心筋梗塞	111, 124, 132
急性心不全	60, 121
急性大動脈解離	124
急性虫垂炎	124, 136
急性腹膜炎	128
急変回避	122
急変の前兆	96, 114, 118
胸骨圧迫	19, 20, 22, 26, 176
狭心症	58, 111, 132
狭心痛	124
強心薬	52
胸痛	110, 124, 132, 146
胸部外傷	132
胸部絞扼感	121
胸部不快感	43, 124, 146
虚血症状	131
キラーシンプトム	114
記録	64, 66
緊急コール	99, 102, 118, 146
緊急脱気	22
緊急度	74, 96, 108, 118, 150, 170
筋硬直	136
筋性防御	136

く

くも膜下出血	139
グラスゴーコーマスケール（GCS）	63

グループリフレクション・・・・・・・・・・・・・・・・184

け

警告頭痛・・・・・・・・・・・・・・・・・・・・・・139
経時記録・・・・・・・・・・・・・・・・・・・・・・169
頸椎保護・・・・・・・・・・・・・・・・・・・・・・・62
傾眠・・・・・・・・・・・・・・・・・・・・・・・・・119
けいれん・・・・・・・・・・・・・・・・・・・・58, 63
外科的気道確保・・・・・・・・・・・・・・・・・・・18
血圧低下・・・・・・・・・・・44, 48, 52, 115, 130, 142, 146, 158
血圧変動・・・・・・・・・・・・・・・・・・129, 140
検査室での急変・・・・・・・・・・・・・・・・・・・86
健診センターでの急変・・・・・・・・・・・・・・・・88
倦怠感・・・・・・・・・・・・・・・・・・・・・・・124

ご

交感神経症状・・・・・・・・・・・・・・・・・・・124
抗凝固薬・・・・・・・・・・・・・・・・・・・・・・129
抗けいれん薬・・・・・・・・・・・・・・・・・・・・59
高血圧・・・・・・・・・・・・・・・・・121, 124, 129
抗血小板薬・・・・・・・・・・・・・・・・・・・・・63
抗血栓薬・・・・・・・・・・・・・・・・・・・・・・129
交互脈・・・・・・・・・・・・・・・・・・・・・・・121
甲状腺機能亢進・・・・・・・・・・・・・・・・・・126
喉頭展開・・・・・・・・・・・・・・・・・・・・・・47
後頭部痛・・・・・・・・・・・・・・・・・・・・・・139
高二酸化炭素血症・・・・・・・・・・・・・・・・・・38
抗不整脈薬・・・・・・・・・・・・・・・・・・・・・52
高齢者・・・・・・・・・・・・・・17, 63, 122, 124, 136
誤嚥・・・・・・・・・・・・・・・・・・・・・・27, 30
コードブルー・・・・・・・・・71, 86, 99, 101, 118, 173
コール基準・・・・・・・・・・・・・・・・・・72, 118
鼓音・・・・・・・・・・・・・・・・・・・・・・・・132
呼吸音減弱・・・・・・・・・・・・・・・・・・・・132
呼吸困難・・・・・・・・・・・・・・38, 55, 110, 120
―――感・・・・・・・・・・・・・・・・・・・・132
呼吸数増加・・・・・・・・・・・・・・・・・・・・132
呼吸促迫・・・・・・・・・・・・・・・・・・・・・131
呼吸停止・・・・・・・・・・・・・・12, 56, 118, 140
呼吸不全・・・・・・・・・・・・・・・・・・121, 127
呼吸抑制・・・・・・・・・・・・・・・・・・・48, 59
個人用防護具（PPE）・・・・・・・・・・・・・・・13
骨折・・・・・・・・・・・・・・・・・・・・・・・・83
コミュニケーションエラー・・・・・・・・・・・・176
昏睡・・・・・・・・・・・・・・・・・・・・・58, 119

さ

再開胸・・・・・・・・・・・・・・・・・・・・・・・24
再挿管・・・・・・・・・・・・・・・・・・・・・・・137
在宅での急変・・・・・・・・・・・・・・・・・・・・90
酸素投与・・・・・・・・・・・・・・・・・14, 36, 38

し

シーソー呼吸・・・・・・・・・・・・・・・・・・・137
自己心拍再開（ROSC）・・・・・・・・・・・・14, 20
事故抜去・・・・・・・・・・・・・・・・・・・・・・59
支持口調・・・・・・・・・・・・・・・・・・・・・152
四肢の麻痺・・・・・・・・・・・・・・・・・・・・124

死戦期呼吸・・・・・・・・・・・・・・・・12, 118, 123
持続性VT・・・・・・・・・・・・・・・・・・・・・146
失語・・・・・・・・・・・・・・・・・・・・・・・・124
失神・・・・・・・・・・・・・・・・44, 63, 110, 124
シバリング・・・・・・・・・・・・・・・・・・・・・8
しびれ感・・・・・・・・・・・・・・・・・・・・・134
シミュレーション・・・・・・・・・・・100, 182, 184
重症心身障害児・・・・・・・・・・・・・・・・・・・92
重症低血糖・・・・・・・・・・・・・・・・・・・・124
重症度・・・・・・・・・・・・・・・・・・・・74, 108
重症不整脈・・・・・・・・・・・・・・・・・・・・110
重積けいれん・・・・・・・・・・・・・・・・・・・・59
終末期患者・・・・・・・・・・・・・・・・・・16, 158
主治医・・・・・・・・・・・・・・・・・・・・72, 157
手術室での急変・・・・・・・・・・・・・・・・・・・87
出血・・・・・・・・・・・・・・・・・・83, 129, 140
出血性ショック・・・・・・・・・・・・・・・・・7, 134
消化管穿孔・・・・・・・・・・・・・・・・・・・・136
消化管浮腫・・・・・・・・・・・・・・・・・・・・・7
消化器症状・・・・・・・・・・・・・・・・・・・8, 48
小脳出血・・・・・・・・・・・・・・・・・・・・・139
食道挿管検知器（EDD）・・・・・・・・・・・・・・49
食道送気・・・・・・・・・・・・・・・・・・・・・・27
食欲不振・・・・・・・・・・・・・・・・・・・・・121
徐呼吸・・・・・・・・・・・・・・・・・・・・・・123
除細動・・・・・・・・・・・・・・・・・・・・24, 33
ショック・・・・・・・・・・・3, 52, 84, 128, 130
―――指数・・・・・・・・・・・・・・・・・・116
―――徴候・・・・・・・・・・・・・・・・・・・83
―――の5P・・・・・・・・・・・・・・・・・・131
徐脈・・・・・・・・・・・・・24, 34, 41, 48, 52, 56, 111
心筋梗塞・・・・・・・・・・・46, 110, 124, 129, 131
神経筋疾患・・・・・・・・・・・・・・・・・・・・112
心原性ショック・・・・・・・・・・・・・・・・・・・60
人工呼吸管理・・・・・・・・・・・・・・・・・36, 132
心室細動（VF）・・・・・・31, 33, 34, 44, 52, 110, 146
心室性期外収縮・・・・・・・・・・・・・・・・・・110
心室性不整脈・・・・・・・・・・・・・・・・・・24, 52
心室頻拍（VT）・・・・・・・・・42, 44, 52, 146, 158
新人看護師・・・・・・・・・・・・・・・・・・98, 101
心静止・・・・・・・・・・・・24, 31, 34, 44, 110
振戦・・・・・・・・・・・・・・・・・・・・・・・・58
心臓喘息・・・・・・・・・・・・・・・・・・・・・121
心タンポナーデ・・・・・・・・・・・・・・・・・・124
心停止・・・・・・・・・・18, 26, 48, 52, 56, 118, 123
心肺蘇生（CPR）・・・・・・・12, 14, 88, 92, 96, 176
心肺停止（CPA）・・・・・・・1, 12, 24, 80, 83, 84, 88
心不全・・・・・・・・・・・・7, 55, 120, 126, 129
腎不全・・・・・・・・・・・・・・・・・・・・・・・89

す

髄膜刺激症状・・・・・・・・・・・・・・・・・・・139
睡眠障害・・・・・・・・・・・・・・・・・・・・・126
睡眠薬・・・・・・・・・・・・・・・・・・・・・・・63
頭重感・・・・・・・・・・・・・・・・・・・・・・129
スタットコール・・・・・・・・・・・・・・・・118, 173
頭痛・・・・・・・・・・・・・・・・124, 129, 139
スニッフィングポジション・・・・・・・・・・・・・47

スペース確保·····50	デファンス·····136
スローVT·····46	てんかん·····63
	電子カルテ·····160
せ	伝達ミス·····160
精神疾患·····112	転倒·····17, 62, 70, 132
背板·····22	転落·····17, 59, 70, 83, 132
咳·····38, 136	転落外傷·····22
脊髄損傷·····17, 83, 112	電話報告·····73
脊椎運動制限·····62	
舌根沈下·····137	**と**
狭いスペースでの急変·····80	トイレでの急変·····80
セロトニン·····139	頭蓋内圧亢進·····139
前哨頭痛·····139	動悸·····43, 44, 58, 124, 146
先輩看護師·····98	同期CPR·····30
前負荷の増大·····60, 120	透析患者·····129
喘鳴·····48, 56, 121	当直医·····72, 151
せん妄·····55, 112, 124	糖尿病·····89, 122, 124, 139
	頭部後屈あご先挙上法·····29
そ	ドクターコール·····118, 146
早期除細動·····31, 32, 34	特別支援学校·····92
蒼白·····131	吐下血·····80
促進型心室固有調律(AVIR)·····46	徒手的正中中間位固定法·····62
蘇生適応除外(DNAR)·····16, 102, 156, 160, 162	突然死·····146
外回り看護師·····87	ドパミン·····54
	努力呼吸·····112
た	ドレナージ体位·····142
第一印象·····183	
体位調整·····142	**な**
体重増加·····121	ナースコール·····12, 70
代償機転·····1, 115, 121, 130	
大動脈解離·····132	**に**
他患者のケア·····70	二次救命処置(ALS)·····3, 14, 20, 177
多形性VT·····146	二次損傷·····62
脱水·····142	尿意·····127
打撲·····83	認知症·····112, 124
痰·····38	
単形性非持続性VT·····146	**ね**
胆嚢炎·····124	ネックカラー·····62
	熱傷·····35
ち	眠れない·····126
チアノーゼ·····56, 89	
チーム医療·····176	**の**
致死的不整脈·····15, 52, 58, 110	脳虚血·····124
失神·····18, 56	脳梗塞·····127, 139
中枢神経症状·····58, 110, 124	脳挫傷·····63
腸管浮腫·····128	脳出血·····127, 129, 139
貼付薬·····35	脳腫瘍·····127
腸閉塞·····128	脳卒中·····129, 139
チョークサイン·····56	脳内血腫·····63
直接経口抗凝固薬(DOAC)·····63	脳浮腫·····129, 139
	ノルアドレナリン·····52
つ	
対麻痺·····124	**は**
	肺炎·····121
て	敗血症·····128, 138
低血圧·····110	――性ショック·····5, 128, 138
低血糖·····58, 124	肺水腫·····52, 121
低酸素血症·····38, 140	バイタルサイン·····5, 89, 90, 108, 115

189

背部叩打法‥‥‥‥‥‥‥‥‥‥‥‥‥‥‥18
肺胞虚脱‥‥‥‥‥‥‥‥‥‥‥‥‥‥‥140
肺胞低換気‥‥‥‥‥‥‥‥‥‥‥‥‥‥38
ハイムリック法‥‥‥‥‥‥‥‥‥‥‥‥18
拍動性腫瘤‥‥‥‥‥‥‥‥‥‥‥‥‥134
発汗‥‥‥‥‥‥‥‥‥‥‥‥‥‥124, 130
バッグバルブマスク‥‥‥‥‥‥‥‥27, 28
────────換気‥‥‥‥‥‥30, 56
バックボード‥‥‥‥‥‥‥‥‥‥‥‥‥22
発熱‥‥‥‥‥‥‥‥‥‥‥‥‥‥124, 136
反跳痛‥‥‥‥‥‥‥‥‥‥‥‥‥‥‥136

ひ

皮下気腫‥‥‥‥‥‥‥‥‥‥‥‥56, 132
引きずり法‥‥‥‥‥‥‥‥‥‥‥‥‥80
鼻出血‥‥‥‥‥‥‥‥‥‥‥‥‥‥‥140
悲嘆ケア‥‥‥‥‥‥‥‥‥‥‥‥‥‥169
非典型的な症状‥‥‥‥‥‥‥‥‥‥‥124
非同期CPR‥‥‥‥‥‥‥‥‥‥‥‥‥30
標準予防策‥‥‥‥‥‥‥‥‥‥‥‥‥13
病態予測‥‥‥‥‥‥‥‥‥‥‥‥76, 149
頻呼吸‥‥‥‥‥‥‥‥‥‥‥‥‥112, 115
頻脈‥‥‥‥‥‥41, 54, 58, 111, 112, 115, 121, 131

ふ

ファーストコール‥‥‥‥‥‥‥‥‥‥72
フィードバック器具‥‥‥‥‥‥‥‥‥19
フィジカルアセスメント‥‥‥‥‥‥‥90
フィンガースイープ‥‥‥‥‥‥‥‥‥18
不穏‥‥‥‥‥‥‥‥‥‥‥‥‥‥‥‥112
不均衡症候群‥‥‥‥‥‥‥‥‥‥‥129
腹水‥‥‥‥‥‥‥‥‥‥‥‥‥‥‥‥128
腹痛‥‥‥‥‥‥‥‥‥‥‥‥8, 128, 134, 136
腹部大動脈解離‥‥‥‥‥‥‥‥‥‥‥134
腹部大動脈瘤‥‥‥‥‥‥‥‥‥‥‥134
腹部膨満‥‥‥‥‥‥‥‥‥‥‥‥8, 128
────────感‥‥‥‥‥‥128, 134
腹膜炎‥‥‥‥‥‥‥‥‥‥‥‥‥‥136
腹膜刺激症状‥‥‥‥‥‥‥‥‥‥‥136
浮腫‥‥‥‥‥‥‥‥‥‥‥‥‥‥‥121
不整脈‥‥‥‥‥‥‥‥40, 48, 52, 110, 140
2人夜勤‥‥‥‥‥‥‥‥‥‥66, 71, 100
振り返り‥‥‥‥‥‥‥‥100, 151, 171, 182
ふるえ‥‥‥‥‥‥‥‥‥‥‥‥‥‥124
ブルンベルグ徴候‥‥‥‥‥‥‥‥‥136
プレショック‥‥‥‥‥‥‥‥‥‥‥131

へ

閉塞性ショック‥‥‥‥‥‥‥‥‥‥124
ペーシング‥‥‥‥‥‥‥‥‥‥‥‥24
ペースメーカ‥‥‥‥‥‥‥‥‥‥‥23
便意‥‥‥‥‥‥‥‥‥‥‥‥‥‥‥127
ベンゾジアゼピン系鎮静薬‥‥‥‥‥59
便秘‥‥‥‥‥‥‥‥‥‥‥‥‥‥‥134

ほ

包括的指示‥‥‥‥‥‥‥‥‥14, 32, 39
縫合不全‥‥‥‥‥‥‥‥‥‥‥‥‥136

ポータブルトイレ上での急変‥‥‥‥82
保健師助産師看護師法‥‥‥‥‥‥‥32
母指球法‥‥‥‥‥‥‥‥‥‥‥‥27, 28
ホメオスタシス‥‥‥‥‥‥‥‥‥‥‥1

ま

前ぶれサイン‥‥‥‥‥‥‥‥‥‥4, 148
マギール鉗子‥‥‥‥‥‥‥‥‥‥‥‥18
末梢循環不全‥‥‥‥‥‥‥‥‥‥‥‥7
末梢冷感‥‥‥‥‥‥‥‥‥‥‥112, 134
マネジメント‥‥‥‥‥‥‥‥‥‥‥171
麻痺‥‥‥‥‥‥‥‥‥‥‥‥‥‥‥89
慢性心不全‥‥‥‥‥‥‥‥‥‥‥‥127
慢性腎不全‥‥‥‥‥‥‥‥‥‥‥‥124
慢性閉塞性肺疾患（COPD）‥‥‥‥‥38
マンパワー‥‥‥‥‥‥‥50, 100, 102, 118

み

脈ありVT‥‥‥‥‥‥‥‥‥‥‥‥‥42
脈なしVT‥‥‥‥‥‥‥‥‥‥‥‥43, 146

む

無気肺‥‥‥‥‥‥‥‥‥‥‥‥‥‥140
無症候性心筋虚血‥‥‥‥‥‥‥‥‥111
無症候性心筋梗塞‥‥‥‥‥‥‥‥‥124
無脈性心室頻拍（pVT）‥‥‥33, 34, 43, 110, 146
無脈性電気活動（PEA）‥‥‥‥34, 44, 110

め

めまい‥‥‥‥‥‥‥‥‥‥‥44, 139, 146

も

毛細血管再充満時間（CRT）‥‥‥‥7, 89, 134
モニタ装着‥‥‥‥‥‥‥‥‥‥42, 112

や

役割采配‥‥‥‥‥‥‥‥‥‥‥‥‥104

ゆ

優先順位‥‥‥‥‥‥‥‥‥‥50, 73, 183
輸液ポンプ‥‥‥‥‥‥‥‥‥‥‥‥54

よ

腰痛‥‥‥‥‥‥‥‥‥‥‥‥‥‥‥134
腰背部痛‥‥‥‥‥‥‥‥‥‥‥‥‥134

ら

ラピッドレスポンスシステム（RRS）‥‥‥‥173

り

リーダー看護師‥‥‥‥‥‥‥‥‥72, 102
リコール機能‥‥‥‥‥‥‥‥‥‥66, 111
リズムチェック‥‥‥‥‥‥‥‥‥‥51
リドカイン‥‥‥‥‥‥‥‥‥‥‥‥52

れ

冷汗‥‥‥‥‥‥‥‥‥‥‥7, 58, 130, 146
冷感‥‥‥‥‥‥‥‥‥‥‥‥‥‥56, 58

欧文その他

A

ACP（アドバンスケアプランニング）・・・・・・・・・・・・・・・・・・・・・・・・・・・90
ACS（急性冠症候群）・・・・・・・・・・・・・・・・・・・・・・・・・・・・・・・・・・・・15
AED（自動体外式除細動器）・・・・・・・・・・・・・・・・・・31, 32, 34, 92
ALS（二次救命処置）・・・・・・・・・・・・・・・・・・・・・・・・・・・・・3, 14, 20
AVIR（促進型心室固有調律）・・・・・・・・・・・・・・・・・・・・・・・・・・・・46

B

BLS（一次救命処置）・・・・・・・・・・・・・・・・・・・・2, 14, 88, 92, 96

C

CO_2ナルコーシス・・・・・・・・・・・・・・・・・・・・・・・・・・・・・・・・・・・・・・38
coarse crackles ・・・・・・・・・・・・・・・・・・・・・・・・・・・・・・・・・・・・121
cold shock ・・・・・・・・・・・・・・・・・・・・・・・・・・・・・・・・・・・・・8, 128
COPD（慢性閉塞性肺疾患）・・・・・・・・・・・・・・・・・・・・・・・・・・・・38
CPA（心肺停止）・・・・・・・・・・・・・・・・・・・・・・・・・・・・・・・・・・・・・24
CPR（心肺蘇生）・・・・・・・・・・・・・・・・・・・・・・・・・・・14, 92, 96
CRT（毛細血管再充満時間）・・・・・・・・・・・・・・・・・・・・・・・・7, 89

D

DC（直流除細動器）・・・・・・・・・・・・・・・・・・・・・・・・・・・・・・・・・・33
DESC法 ・・174
DNAR（蘇生適応除外）・・・・・・・・・・・16, 90, 156, 158, 160, 162
DOAC（直接経口抗凝固薬）・・・・・・・・・・・・・・・・・・・・・・・・・・・63

E

EC法・・27, 29
EDD（食道挿管検知器）・・・・・・・・・・・・・・・・・・・・・・・・・・・・・・49

G

GCS（グラスゴーコーマスケール）・・・・・・・・・・・・・・・・・・・・・・・63

I

I-SBAR-C ・・・・・・・・・・・・・・・・・・・・・71, 73, 149, 150, 172, 174

O

OPQRST・・・・・・・・・・・・・・・・・・・・・・・・・・・・・・・・・・122, 135

P

PEA（無脈性電気活動）・・・・・・・・・・・・・・・・・・・・・34, 44, 110
PPE（個人用防護具）・・・・・・・・・・・・・・・・・・・・・・・・・・・・・・・13
pVT（無脈性心室頻拍）・・・・・・・・・・・・・・・・・・・・31, 33, 34, 43

Q

qSOFA ・・・・・・・・・・・・・・・・・・・・・・・・・・・・・・・・・・・・116, 138
QT延長・・・146

R

ROSC（自己心拍再開）・・・・・・・・・・・・・・・・・・・・・・・・・・14, 20
RRS（ラピッドレスポンスシステム）・・・・・・・・・・・・・・・・・・86, 173

S

SBAR ・・・・・・・・・・・・・・・・・・・・・73, 149, 150, 172, 174
SpO_2低下・・・・・・・・・・・・・・・・・・・・・・・・・・・・・132, 140, 142
STEMI（ST上昇型心筋梗塞）・・・・・・・・・・・・・・・・・・・・・・・・15
stridor ・・・137

T

TIA（一過性脳虚血発作）・・・・・・・・・・・・・・・・・・・・・・・・・・・139

V

VF（心室細動）・・・・・・・・・・・・・・・・・・・31, 33, 34, 44, 52, 110
VT（心室頻拍）・・・・・・・・・・・・・・・・・・・・42, 44, 52, 146, 158

W

warm shock ・・・・・・・・・・・・・・・・・・・・・・・・・・・・・・・・・8, 128
wheeze ・・・121

その他

$α$-グルコシダーゼ阻害薬・・・・・・・・・・・・・・・・・・・・・・・・・・・・・・・58
12誘導心電図・・・・・・・・・・・・・・・・・・・・・・・・・・・・・・15, 40, 111

いまさら聞けない 急変対応Q&A

2018年9月1日　第1版第1刷発行	編　著	道又　元裕
2022年7月10日　第1版第3刷発行		露木　菜緒

発行者　有賀　洋文
発行所　株式会社　照林社
　　　　〒112-0002
　　　　東京都文京区小石川2丁目3-23
　　　　電話　03-3815-4921（編集）
　　　　　　　03-5689-7377（営業）
　　　　http://www.shorinsha.co.jp/
印刷所　共同印刷株式会社

●本書に掲載された著作物（記事・写真・イラスト等）の翻訳・複写・転載・データベースへの取り込み、および送信に関する許諾権は、照林社が保有します。
●本書の無断複写は、著作権法上の例外を除き禁じられています。本書を複写される場合は、事前に許諾を受けてください。また、本書をスキャンしてPDF化するなどの電子化は、私的使用に限り著作権法上認められていますが、代行業者等の第三者による電子データ化および書籍化は、いかなる場合も認められていません。
●万一、落丁・乱丁などの不良品がございましたら、「制作部」あてにお送りください。送料小社負担にて良品とお取り替えいたします（制作部☎0120-87-1174）。

検印省略（定価はカバーに表示してあります）
ISBN978-4-7965-2444-5
©Yukihiro Michimata, Nao Tsuyuki/2018/Printed in Japan